자궁경부암
Cervical Cancer

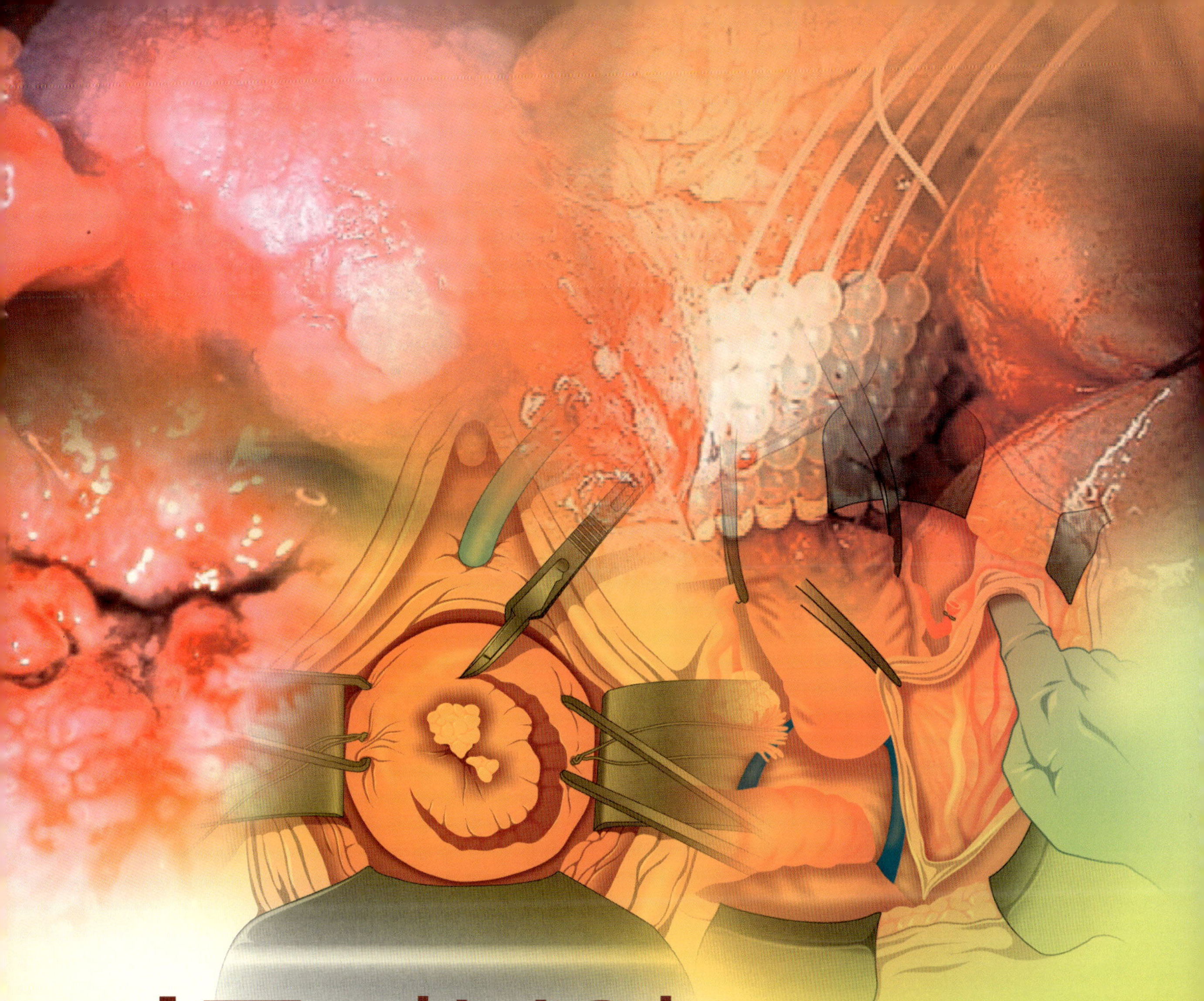

자궁경부암

Cervical Cancer

대표저자 **이 규 완** 저

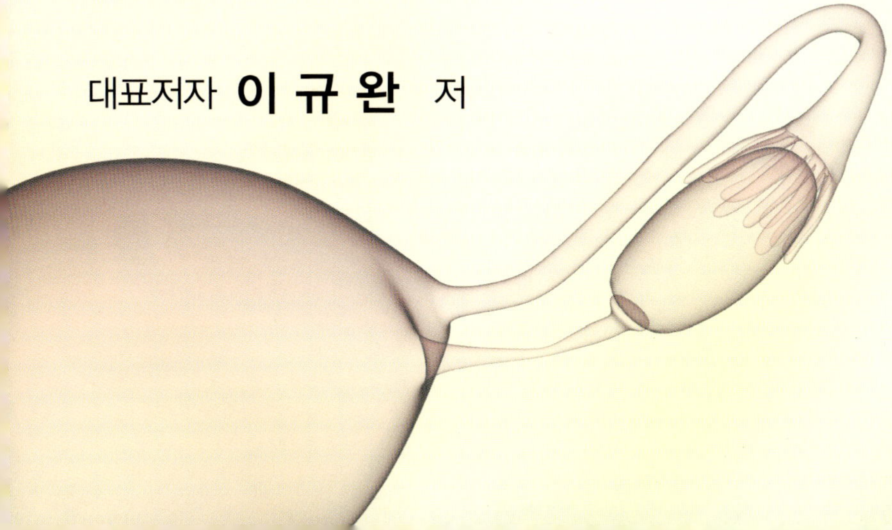

고려의학

발간사

자궁경부암은 전세계 여성에서 발생하는 암 중 두 번째로 가장 흔하고 사망률로는 세 번째를 기록하는 암입니다. 대부분 개발도상국과 같이 사회경제적으로 어려운 계층에서 호발하며, 우리나라 또한 자궁경부암 발생률이 높고 발생 연령이 점차 낮아지는 경향을 보여 더욱 관심이 필요합니다. 그러나 자궁경부암은 주기적인 조기 검진을 통한 정확한 병리학적 진단을 시행함으로써 전암병변 단계에서 적절한 진단 및 치료가 가능하며, 최근인유두종바이러스 백신의 실용화로 인하여 자궁경부암의발생율은 현저히 감소될 것으로 기대됩니다.

이는 부인종양학에 몸담고 계신 산부인과 의사들이 어려운 대내외적인 현실에도 불구하고 연구에 매진하며 헌신적으로 환자들을 치료함으로써 이루어낸 성과라고 해도 과언이 아닐 것 입니다. 또한 로봇이나 복강경 수술과 같은 수술적 술기의 발달과 동시항암화학방사선요법 같은 비수술적 치료요법의 향상으로 부인종양학은전문적이며 지속적으로 성장하고 있는 학문입니다.

지난 30여년간 대한부인종양콜포스코피학회회장등을 역임하면서부인암분야에서 진료, 연구, 교육에 매진하여 온 경험을 바탕으로 여러 전문지식을 갖춘 각 분야의 교수님들과 자궁경부암에 대해 정리하는 마음으로 이 책을 출판하게 되었습니다. 일반 의료인과 산부인과 전문의에게 도움이 되고자 하는 소망과 조금이나마 이 교과서로 말미암아 국민건강증진에 기여할 수 있기를 바랍니다.

그 동안 바쁘신 와중에도 물심양면으로 많은 노고를 해주신 고려대학교 의과대학 산부인과학교실의 교실원과발간을 위해 애써주신 모든 부인종양학 집필진 여러분께 진심으로 감사의 말씀을 드립니다.

앞으로도 부인종양학은 여러분들의끊임없는 연구를 바탕으로지속적으로 눈부신 발전을 이룰 수 있기를 바라며 이러한 노력의 일환으로 만들어진 이 책이 자궁경부암을 이해하고 연구와 진료에 기여할 수 있기를 간절히 바랍니다.

감사합니다.

2012년 2월

고려대학교 의과대학 산부인과학교실

이 규 완 교수

축 사

존경하는 이규완 교수님의 정년퇴임을 맞아 그 동안 교수님께서 일구어 놓으신 업적과 발자취를 엿볼 수 있는 '자궁경부암' 발간을 진심으로 축하드립니다.

이규완 교수님께서는 1984년 4월부터 지금까지 27년 11개월이라는 긴 세월동안 고려대학교 안암병원 산부인과에서 진료, 연구, 교육에 온 정성과 수고를 아끼지 않으셨습니다. 정년퇴임을 맞는 오늘날까지 학문에 대한 변함없는 열정으로 수많은 논문을 집필하시고 후학들의 학술, 논문 활동을 지도 감독하시며 학자로서의 모범을 보이셨습니다.

교수님께서는 1989년 고려대학교 안산병원의 진료부장을 시작으로, 고려대학교 의료원과 의과대학에 오랫동안 보임하여주시면서 의료원과 병원, 대학 발전을 위해 다각적으로 헌신하셨습니다. 대외적으로는 대한부인종양콜포스코피학회 및 그 외 다수의 국내 학회의 회장 등을 역임하셨으며, 현재까지도 국방부 의무자문관은 물론 다양한 학회의 학술위원 및 이사직을 맡아 일임하고 계십니다.

또한 그 동안 산부인과학교실에서 약 150여명의 산부인과 전문의를 배출하셨고, 미국 MD Anderson 암센터 및 Texas 대학에서 부인종양학을 연수하였고, 일본 게이오 대학에서는 부인종양학 교환교수로서 연수하시며 고려대학교 산부인과학교실, 더 나아가 우리나라 산부인과학계와 부인종양학의 학술 및 임상적 진보와 의사 교육을 선구적으로 이끌어 오셨습니다. 교수님의 240편의 국내외 논문과 4권의 저서는 그간 교수님께서 우리나라 의학 발전을 위해 봉사하시며 보여주신 깊은 사랑과 열정, 수고의 결정체입니다.

본서를 통해 불모지와 같은 우리나라 산부인과학계의 여러 가지 어려움과 현실적 난관에도 불구하고 끊임없이 연구와 교육에 매진하시며 부인종양학의 선진 임상 술기 및 치료기법을 발전시켜 오신 교수님의 학문을 향한 열정과 풍부한 경륜을 그대로 체험할 수 있을 것이라 확신합니다.

끝으로 교수님의 건강과 가정의 행복을 기원하며 다시 한 번 교수님의 소중한 저서 발간을 축하드립니다.

2012년 2월 20일

고려대학교 의과대학장 겸 의학전문대학원장

한 희 철

집필진

구유진
김용민
김재원
민경진
박경화
박영제
소경아
송용중
송재윤
신진우
이규완
이낙우
이상훈
이재관
이종민
이종현
이 찬
정난희
정언석
최윤선
황종하

목 차

c·h·a·p·t·e·r 01

자궁경부암의 역학 및 총론

I. 서론

자궁은 자궁몸통에 해당하는 체부(Corpus)와 자궁입구에 해당하는 경부(Cervix)로 나누는데, 자궁경부에 발생하는 암을 자궁경부암이라고 한다. 현재 자궁경부암은 여성에서 발생하는 암 중 유방암 다음으로 가장 흔하고, 사망률로는 세 번째를 기록함으로써 전세계적인 공중 보건 문제로 인식되고 있다. 세계보건기구(WHO)에 의하면 2008년 한 해 동안 약 530,000명의 자궁경부암 환자가 발생하였고, 275,000명의 자궁경부암 환자가 사망하였다[1]. 특히 전세계 자궁경부암 환자의 약 85%는 아시아, 아프리카, 라틴아메리카 등의 개발도상국에서 발생하는 것으로 나타났다 (그림 1-1).

우리나라의 경우, 1995년까지는 자궁경부암이 여성에서 가장 흔한 암이었으나 이후 지속적인 감소를 보여 연간 평균 약 4.5%의 발생률 감소가 있었다. 그 결과 2008년에는 갑상선, 유방, 위, 대

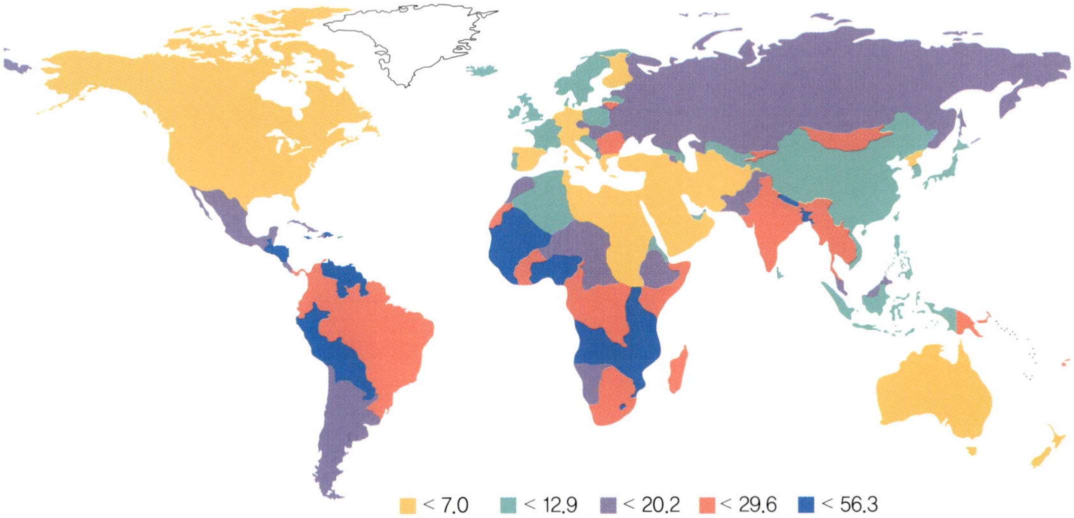

그림 1-1. 자궁경부암의 지역별 연령 보정 표준화 발생률, 100,000명당, 2008년[1]

장, 폐에 이어 자궁경부암은 발생률 6위이며(그림 1-2) , 연간 약 3,800명의 자궁경부암 환자가 새로이 발생한 것으로 조사되었다[2].

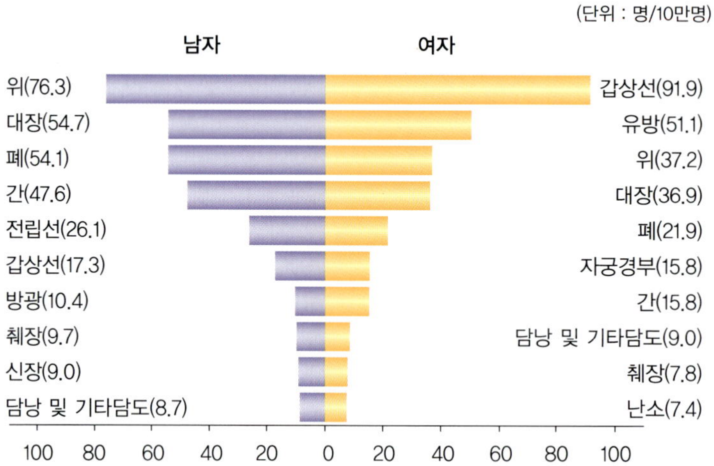

그림 1-2. 성별 10대 암종 조발생률, 2008년[1]

II. 본론

1 연령

자궁경부암은 20세까지는 매우 낮은 비율로 발생하고 30세 이후부터 증가하기 시작하여 50대 이후에는 거의 일정한 발생률을 보인다. 세계적으로 자궁경부암이 가장 호발하는 나이는 55~59세이나(그림 1-3), 최근 성생활을 시작하는 연령대가 어려지고 젊은 여성의 흡연이 증가하면서 자궁경부암 발생 연령이 점점 어려지는 추세이다. 또한 선별검사의 필요성에 대한 인식 향상과 교육수준의 향상으로 젊은 층에서 조기 진단되는 경우가 증가하는 것도 하나의 원인으로 생각되고 있다. 유럽의 경우에도, 영국과 웨일스에서 1971년 25~34세 사이에 자궁경부암의 발생률은 십만 명당 8.6명이었던 것에 비해, 1981년에는 약 두 배가 증가한 16.1명/100,000명을 보였다[3].

2002년 미국 보고(National Survey of Family Growth)에 의하면, 16세 여성의 40%, 18세 여성의 70%에서 최소한 한 명 이상의 성교 상대자가 있는 것으로 보고되어, 이에 근거하여 미국 백신 권고안(Advisory Committee on Immunization Practices; ACIP)과 미국 산부인과학회(American College of Obstetrics and Gynecologists; ACOG), 미국 소아학회(American Academy of Pediatrics; AAP), 미국 가정의학회(American Academy of Family Physicians; AAFP), 미국 암 학회(American Cancer Society; ACS)에서는 모두 11-12세를 1차 예방접종 권고 연령(routine

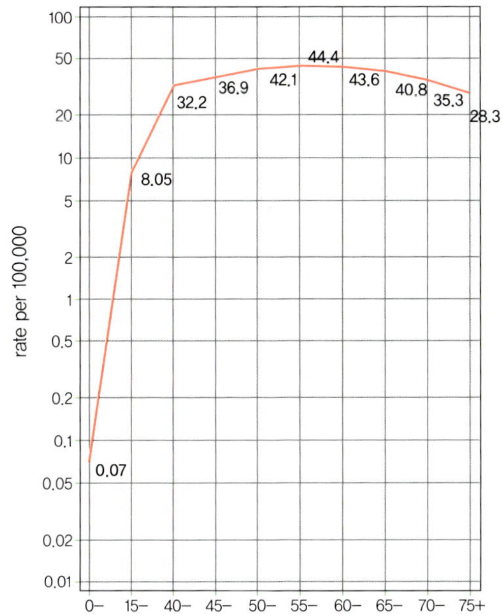

그림 1–3. 연령대별 자궁경부암 발생률 (여성인구 100,000명당), 2008[1]

vaccination)으로, 11~12세 이후의 추가접종 권장 대상 연령(catch-up vaccinations)을 미국 암 학회(ACS)에서는 18세까지, 미국 백신 권고안(ACIP), 미국 산부인과학회(ACOG), 미국 소아학회(AAP), 미국 가정의학회(AAFP)에서는 26세로 정하고 있다. 국내 여성들의 성생활 양상에 대한 연구에서는 평균 첫 성경험 연령(sexual debut)이 21세이며, 중앙값(Median age)이 20세인 점과, 19세에 25%의 여성에서 첫 성경험이 이루어진다고 하였다(그림 1–4)[4]. 이런 이유로 대한 부인종양 · 콜포스코피학회의 가이드라인에 따르면 한국여성에서의 최적 접종 연령은 15~17세로, 9세 이상의 여아에서부터 접종이 가능하며 따라잡기 백신 접종은 18~26세까지를 권고하고 있다.

2 지역과 인종

전세계 자궁경부암의 약 60%가 아시아에서 발생하고, 15%가 아프리카, 12%가 라틴아메리카와 카리브해 지역에서 발생한다(그림 1–5). 한 지역 내에서도 인종에 따라 발생률에 차이를 보이며, 미국의 경우 라틴아메리카계인이 십만 명 당 13.8명, 비라틴아메리카계 흑인이 십만 명 당 12.9명의 높은 발생률을 보이는 데 반해, 비라틴아메리카계 백인은 십만 명 당 7.7명의 낮은 발생률을 보였다[5]. 이러한 경향은 자궁경부암이 사회경제적으로 뒤떨어진 계층에 호발하는 양상을 반영한다. 저소득계층의 빈곤한 의료 혜택, 무질서한 생활 양식, 불량한 위생 상태 등을 그 원인으로 들 수 있다.

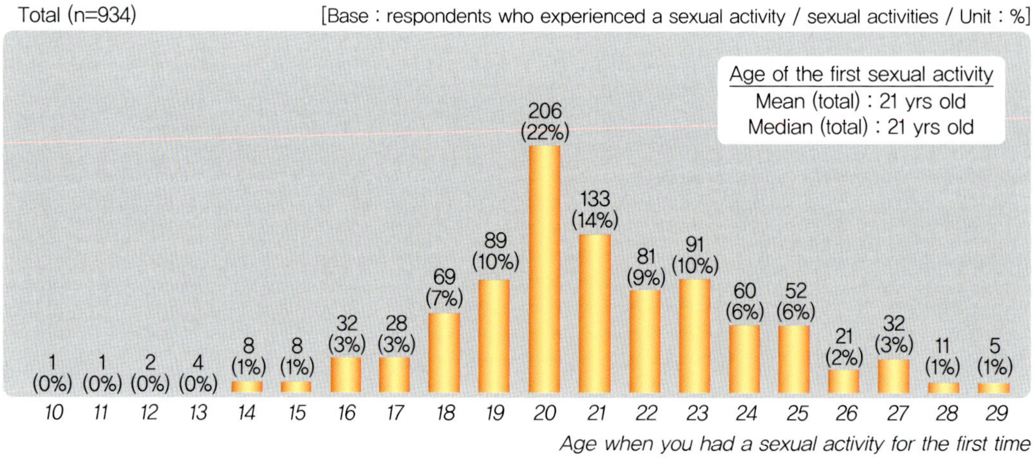

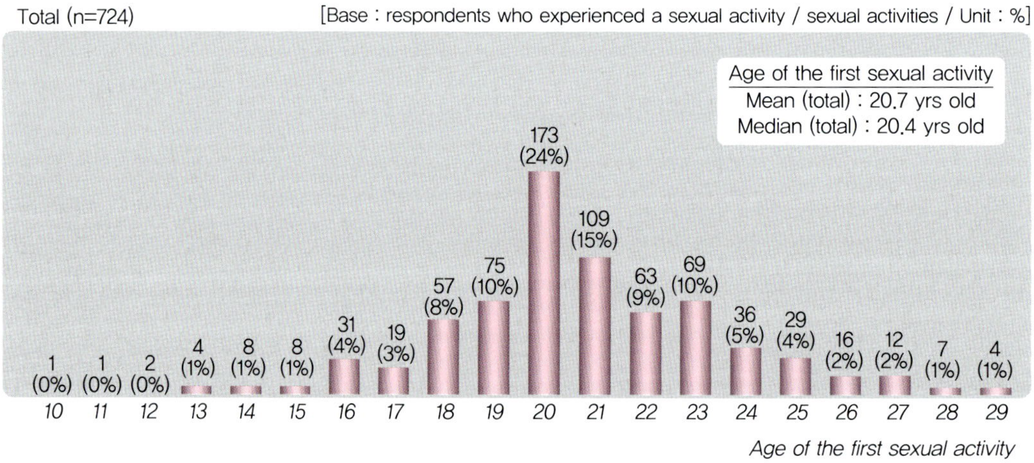

그림 1-4. 첫 성경험 연령 (A) 전체 여성 (n=2,400), (B) 미혼 여성 (n=2,190)[4]

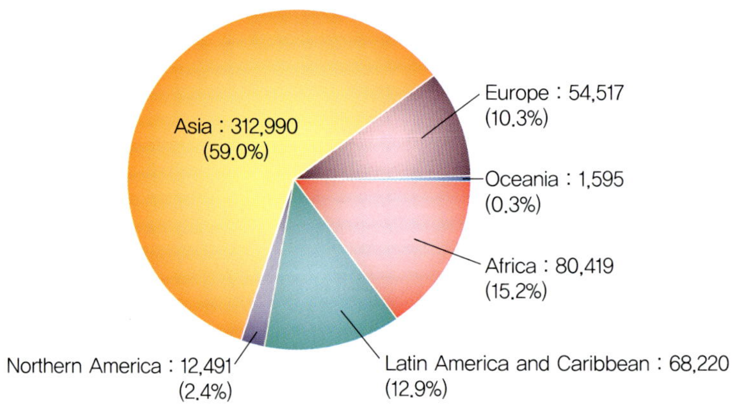

그림 1-5. 자궁경부암의 지역별 발생환자 수, 2008년[1]

3 자궁경부암 조기 검진

우리가 자궁경부암의 중요성을 정확히 인식해야 하는 이유는, 전세계적으로 자궁경부암의 발생률은 높지만 자궁경부 상피내 종양(Cervical intraepithelial neoplasia; CIN)이라는 전암 단계를 조기 진단함으로써 침윤성 자궁경부암의 예방이 가능하기 때문이다. 이러한 점은 자궁경부암의 발생률과 사망률의 감소를 기대할 수 있게 한다는 점에서 매우 중요하다. 개발도상국에서 자궁경부암이 많이 발생하는 이유는 효과적인 선별 검사 방법이 취약하고 낮은 국민 의식으로 저조한 조기검진 수검율을 보이기 때문이다.

WHO는 35~64세 여성에 대한 자궁경부암 조기 발견 사업을 매년 또는 2년에 한 번 시행할 경우, 자궁경부암 발생률을 93% 감소시킬 수 있다고 보고하였다[6]. 실제로 활발한 조기검진을 통해 미국에서는 자궁경부암 발생이 1975년에 십만 명 당 14.8명에서 2006년에 6.5명으로 약 50%가 감소했으며, 영국에서도 연간 약 7%의 발생률 감소를 보이고 있다[7].

우리나라에서도 1999년부터 국가 암 조기검진 사업을 실시하고 있고, 현재는 자궁경부암을 포함한 5대 암종인 위암, 간암, 대장암, 유방암에 대해 검진 사업을 시행하고 있다. 자궁경부암의 경우, 30세 이상 여성에 대해 2년마다 자궁경부 세포검사(Pap test)를 시행하고 있으며, 2001년 국립암센터와 대한산부인과학회의 주관으로 제안된 자궁경부암 조기검진 표준 권고안에 따르면, 성경험이 있는 만 20세 이상 여성에서 1년 간격으로 자궁경부 세포검사를 시행할 것을 권장하고 있다. 최근 우리나라에서 자궁경부암 발생률이 감소하고 있는 것도 이러한 암 조기 진단에 대한 국민적 이해가 증가하여 수검율이 높아지고 자궁경부 세포 이상에 대한 진단이 더욱 정확해졌기 때문이다. 특히 자궁경부암은 5대 암 중 수검율이 59.9%로 가장 높으나, 이는 2004년 58.3%였던 것에 비해 뚜렷한 증가를 보이지 못하고 있으므로 향후 지속적인 국민 교육과 홍보가 필요한 부분이라고 할 수 있다(그림 1-6).

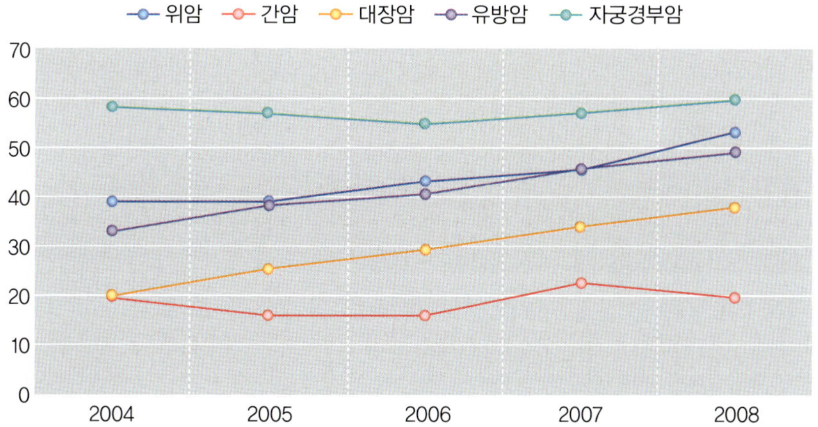

그림 1-6. 2004년-2008년 암종별 권고안 이행 수검률[2]

또한, 자궁경부암의 발생 원인에서 자세히 다루겠지만, 자궁경부암의 원인은 인유두종바이러스(Human papillomavirus; HPV)에 의한 부분이 가장 많이 차지한다. 이런 이유로 고위험군 인유두종바이러스를 발견하기 위한 검사 방법의 중요성이 부각되고 있다. 미국 암 학회(ACS)와 미국 산부인과학회(ACOG) 에서는 자궁경부암의 조기검진을 위한 가이드라인에 인유두종 바이러스 검사 방법을 추가하여 액상세포검사(Liquid-based cytology)와 인유두종 바이러스 검사를 동시에 시행할 수 있다고 하였다[8, 9]. 미국 질확대경 및 자궁경부 병리학회 (American Society for Colposcopy and Cervical Pathology; ASCCP) 에서도 인유두종바이러스의 중요성을 인식하여 2006년 권고안에 인유두종바이러스 검사에 대한 내용을 추가하였다[10]. 또한 2009년에는 인유두종바이러스 16/18의 역할을 추가하여 인유두종바이러스 유전형 검사(HPV genotyping)의 사용을 권장하였다.

4 자궁경부암의 조직학적 분류 및 발생 빈도

조직학적 분류에 의하면 2008년 자궁경부암 전체 발생 건수 3,888건 가운데 암종(carcinoma)이 96%, 육종(sarcoma)이 0.4%를 차지 하였다. 암종 중에서는 편평세포암(Squamous cell carcinoma)이 78.2%로 가장 많고, 그 다음으로는 선암(Adenocarcinoma)이 12.6%를 차지하였다(표 1-1).

표 1-1. Incidence rate of cervical cancer, Histology type, 2008[1]

조직학적 형태(Histological group)	발생건수(cases)	%
1. 암종(Carcinoma)	3,731	96.0
1.1 편평 세포 암(Squamous cell carcinoma)	3,041	78.2
1.2 선암(Adenocarcinoma)	490	12.6
1.3 기타 명시된 암(Other specified carcinoma)	132	3.4
1.4 상세불명 암(Unspecified carcinoma)	68	1.8
2. 육종(Sarcoma)	16	0.4
3. 기타 명시된 악성 신생물(Other specified malignant neoplasm)	8	0.2
4. 상세불명의 악성 신생물(Unspecified malignant neoplasm)	133	3.4
총 계	3,888	100.0

III. 결론

자궁경부암은 전세계 여성에서 발생하는 암 가운데 두 번째로 흔하고 사망률은 세 번째인 암이다. 대부분 개발도상국과 같은 사회경제적으로 어려운 계층에서 호발하며, 우리나라 또한 자궁경부암 발생률이 높고 발생 연령이 점차 낮아지는 경향을 보여 더욱 관심이 필요하다. 그러나 자궁경부암은 주기적인 조기검진을 통한 정확한 병리학적 진단을 시행함으로써 전암 단계에 적절한 진단 및 치료가 가능한 질병이다. 따라서 국가 암 검진사업의 대상을 지속적으로 넓혀나가고 국민 의식 향상을 위한 꾸준한 홍보 및 교육이 이루어져야 한다. 또한 세포 병리 의사와 산부인과 전문의 뿐만 아니라 일차 진료에 관여하는 모든 의료진들도 조기검진법의 진단적 가치와 시행 방법에 대해 잘 숙지하고 있어야 한다.

☞ 참고 문헌

1. Ferlay J, Shin HR, Bray F, Forman D, Mathers C, Parkin DM. Estimates of worldwide burden of cancer in 2008: GLOBOCAN 2008. Int J Cancer. 2010; 127(12): 2893-917.
2. 한국중앙암등록본부. 국가암등록사업 연례 보고서 (2008년). 2011.
3. Russell JM, Blair V, Hunter RD. Cervical carcinoma: prognosis in younger patients. Br Med J (Clin Res Ed). 1987; 295(6593): 300-3.
4. Kim CJ, Kim BG, Kim SC, Kim YT, Kim YM, Park SY, et al. Sexual behavior of Korean young women: preliminary study for the introducing of HPV prophylactic vaccine. Korean J Gynecol Oncol. 2007; 18(3): 209-18.
5. Barnholtz-Sloan J, Patel N, Rollison D, Kortepeter K, MacKinnon J, Giuliano A. Incidence trends of invasive cervical cancer in the United States by combined race and ethnicity. Cancer Causes Control. 2009; 20(7): 1129-38.
6. WHO (World Health Organization). Tumors of the uterine cervix. In: Tavassoli FA DP, editor. Pathology and Genetics Tumors of the Breast and Female Genital Organs; 2003.
7. Flannelly G. The management of women with abnormal cervical cytology in pregnancy. Best Pract Res Clin Obstet Gynaecol. 2010; 24(1): 51-60.
8. Mahoney MC, Saslow D, Cohen CJ. ACS guideline for the early detection of cervical cancer. Am Fam Physician. 2003; 67(8): 1677-8, 80; discussion 80.
9. ACOG Practice Bulletin no. 109: Cervical cytology screening. Obstet Gynecol. 2009; 114(6): 1409-20.
10. Apgar BS, Kittendorf AL, Bettcher CM, Wong J, Kaufman AJ. Update on ASCCP consensus guidelines for abnormal cervical screening tests and cervical histology. Am Fam Physician. 2009; 80(2): 147-55.

c·h·a·p·t·e·r 02

자궁경부암의 원인

I. 서론

현재까지 알려진 자궁경부암 발생 위험 요인 중 가장 중요한 것은 인유두종바이러스(Human papillomavirus; HPV)의 감염이다. 그 외에 위험 요인으로는 일찍 시작된 성관계, 다수의 성교 상대자, 고위험 남성 요인, 흡연, 경구 피임약의 장기 복용, 성적 접촉성 감염질환, 인간면역결핍 바이러스(HIV) 감염, 면역 기능의 저하, 사회경제적 저위층, 영양소 결핍 등이 알려져 있다[1-4].

II. 본론

1 인유두종바이러스(Human papillomavirus; HPV)

인유두종바이러스는 Papovaviridae 과에 속하며 약 7,900 염기 쌍을 가진 구형의 DNA 바이러스이다(그림 2-1)[5]. Capsid (L1)의 염기 배열의 차이에 따라 현재까지 알려진 150여 종의 인유두종바이러스 중 대부분 손, 발, 피부 상피세포의 사마귀 생성의 원인 병원체로 알려져 있으나, 40여 종이 생식 기관에서 발견되며 성병을 유발하며 성기사마귀(condyloma acuminatum), 항문생식기암, 후두암 등에서 검출된다고 알려져 있다.

자궁경부암과 관련된 15종의 인유두종바이러스 중 특히 8종(16, 18, 31, 33, 35, 45, 52, 58)이 전체 자궁경부암의 80%를 차지하며 16번은 자궁경부암의 54~55%, 자궁경부 상피내암의 45%를 차지하는 것으로 알려져 있어 바이러스의 유형이 암화 과정(Carcinogenesis)에 중요한 요인이 된다[6].

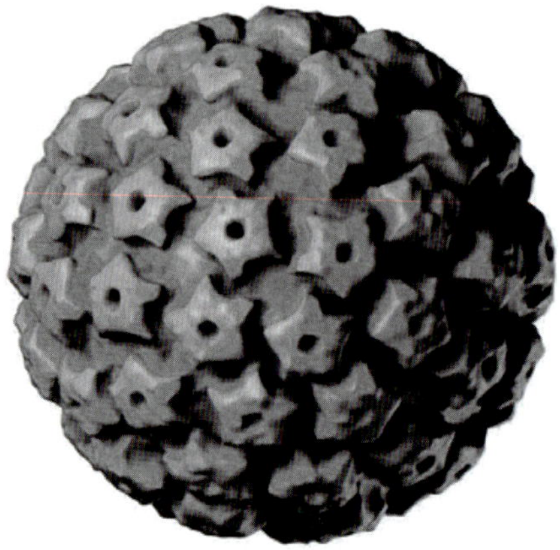

그림 2-1. Human papillomavirus[5]

암 발생 기전과 관련하여 고위험군(high-risk group)과 저위험군(low-risk group) 바이러스로 구분되는데 저위험군 바이러스는 대개 일과성 감염으로 시간이 지나면 소실되는 경우가 많지만, 일부의 고위험군 바이러스는 지속적인 감염상태를 유지하여 자궁경부암을 유발시킨다. 메타 분석의 결과 인유두종바이러스 중 16, 18, 45번이 자궁경부암으로 진행될 가능성이 가장 높으며 특히 16, 18번은 전세계적으로 70% 이상의 자궁경부암에서 발견되었다(그림 2-2)[7, 8]. 발암성이 높은 고위험군은 이 외에도 31, 33, 35, 39, 45, 51, 52, 56, 58, 59, 66, 68, 69, 73번이 있으며, 자궁경

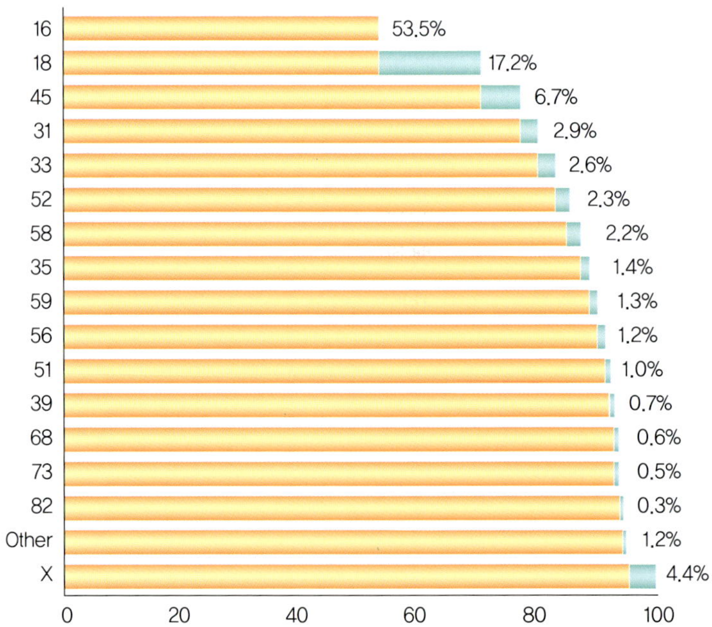

그림 2-2. Cervical cancer cases attributed to the most frequent HPV types[7, 8]

부의 양성 병리적 변화인 성기 사마귀 등에서 발견되는 저위험군 바이러스는 6, 11, 34, 40, 42, 3, 44, 54, 61, 70, 72, 81번 등이 있다[9]. 국가에 따른 인유두종바이러스의 감염양상은 다소 차이를 보여 외국의 경우 HPV 16, 18이 전체 감염의 70%를 보이고 31, 45 등의 순으로 관찰되는 반면 한국의 경우 HPV 16, 18의 감염이 전체의 58%를 차지하고 52, 58 등의 감염이 외국에 비하여 상대적으로 많이 관찰된다(표 2-1)[10].

표 2-1. Distribution of HPV Genotypes in 275 HPV-Infected Commercial Sex Workers[10]

HPV	N(%)	HPV	N(%)
6	10 (3.6)	43	7 (2.5)
11	13 (4.7)	44	13 (4.7)
16	114 (41.5)	45	17 (6.2)
18	51 (18.5)	51	24 (8.7)
31	12 (4.4)	52	23 (8.4)
33	15 (5.5)	56	25 (9.1)
34	14 (5.1)	58	38 (13.8)
35	23 (8.4)	59	12 (4.4)
39	14 (5.1)	66	9 (3.3)
40	30 (10.9)	68	19 (6.9)
42	11 (4.0)	69	16 (5.8)

One hundred thirty-four commercial sex workers were infected with multiple types. Percentage values are indicated in parenthesis.

인유두종바이러스는 주로 성관계를 통해 매개되며 성기에 접촉되는 손 또는 물건에 의해 전파되기도 하는데 성관계 시 점막 상피의 미세한 상처를 통해 들어와 자궁경부 기저세포층(basal cell layer)에 도달하게 된다[11]. 인유두종바이러스에 감염된 숙주의 자궁경부 기저세포에서는 유전자 부체(episome) 형태로 바이러스 복제(replication)가 일어나며 암 발생을 억제하는 데 중요한 인체의 종양억제유전자로부터 만들어지는 단백질들의 기능을 억제함으로써 암을 유발시킨다[12]. 이때 바이러스 복제의 정도와 감염 병변의 크기에 의해 인유두종바이러스의 부하량(viral load)이 결정되는데 연구자마다 다소 상반된 결과를 보고하고 있으나 최근 높은 인유두종바이러스의 부하량은 고등급 자궁경부 상피내 종양(high-grade cervical intraepithelial neoplasia) 및 자궁경부암과 관련되어 있으며 자궁 경부 상피내 종양의 추적 관찰 중 고등급 병변으로 진행하는데 관련되어 있어 인유두종바이러스 감염 환자 및 저등급 자궁경부 상피내종양(low-grade cervical intraepithelial neoplasia)으로 진단된 환자에서 병변 진행의 예후 지표로 사용될 수 있다[13].

숙주 유전자에 인유두종바이러스 유전자가 통합(integration)되는 과정은 자궁경부암의 암화 과정에서 필수적인 요소로 통합을 통해 인유두종바이러스의 E1, E2 전사 해독 틀(open reading frame; ORF)의 붕괴를 야기하여 E6 및 E7 종양단백의 발현을 증가시키고 이로 인한 p53, Rb 감염 세포의 형질전환(transformation)과 세포의 불멸화(immortalization)을 유발한다. 따라서 인유두종바이러스의 통합 상태는 자궁경부 상피내 종양의 고등급 병변으로의 진행의 유용한 지표로 사용될 수 있다(그림 2-3)[14, 15].

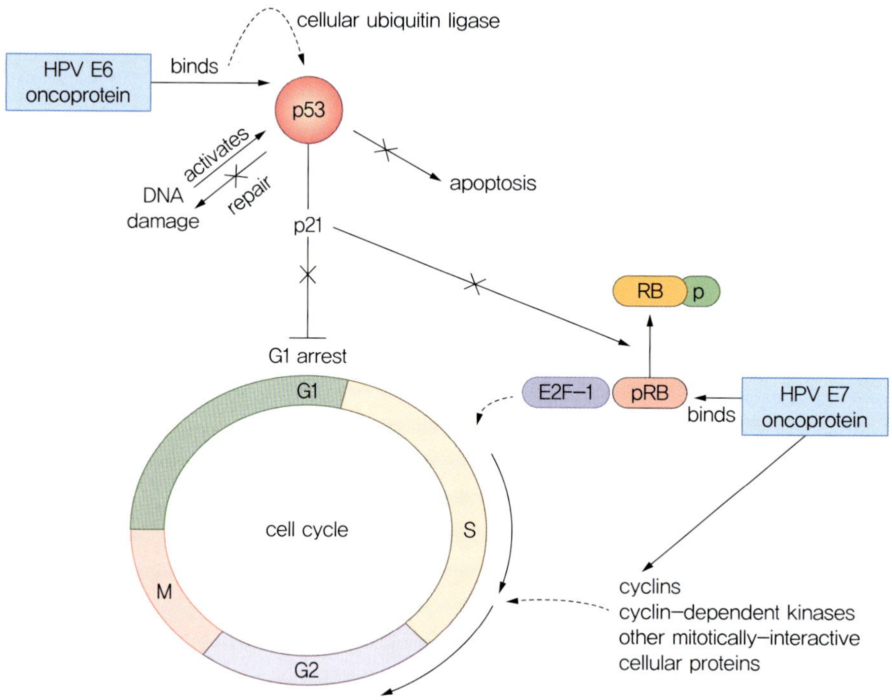

그림 2-3. Pathogenesis of oncogenic HPV[14, 15]. HPV E6 and E7 genes encode multifunctional proteins that bind primarily to cellular p53 and pRB proteins, disrupt their functions, and alter cell cycle regulatory pathways, leading to cellular transformation.

성생활을 하는 여성의 75~85%가 일생에 한번은 자신도 모르게 인유두종바이러스에 감염되며, 아무런 징후나 증상이 없기 때문에 자신의 감염 사실을 모른 채 다른 사람에게 바이러스를 전염시킬 수 있다[16]. 역학 연구에 따르면, 16세 이전에 일찍 성관계를 가진 여성, 여러 남성과 성관계를 가진 여성, 여러 명의 여성과 성관계를 가진 배우자를 둔 여성일수록 자궁경부암 발생률이 높은 것으로 알려져 있으며 이는 성관계로 전파될 수 있는 인유두종바이러스에 감염될 가능성이 더 증가하기 때문이다.

비록 인유두종바이러스 감염이 자궁경부암의 주요 원인이지만, 인유두종바이러스 감염이 반드시 자궁경부암을 유발하는 것은 아니다. 인유두종바이러스 감염의 약 90%는 면역시스템에 의해 특별한 치료 없이 자연 소멸된다[4]. 그러나 자궁경부 변형대(transformation zone)에서 인유두종바이러스 감염이 지속되는 경우 자궁경부 상피내 종양을 초래하며, 보통 인유두종바이러스의 초기 감염에서 고등급 자궁경부 상피내 종양이나 침윤성 암이 발생하기까지는 평균 15년 가량 걸린다고 알려져 있다[17].

2 성행위 및 남성 요인

젊은 층의 자궁경부암 발병은 첫 성교 연령이 어릴수록 위험이 높고 성교 대상의 수가 많을수록 발생 빈도가 높다. 아직 면역학적으로 불충분하거나 미숙한 시기인 어린 나이에는 성교로 인한 외상으로 침입한 미생물 또는 바이러스에 대한 감수성이 매우 높기 때문이다[4, 16]. 남성 요인으로 포경수술을 받은 남성에서 음경 인유두종바이러스 감염률이 낮고 여성 파트너의 자궁경부암 발생 위험이 적다[6, 18]. 그리고 이전에 자궁경부암 여성의 남편이었던 남성들의 다음 부인들에서도 자궁경부암이 발생한 위험이 증가를 보인다는 연구들이 있다[4].

3 흡연

담배를 피우는 여성은 담배를 피우지 않는 여성에 비하여 자궁경부암에 걸릴 위험이 1.5~2.3배 정도 높다. 흡연은 면역을 억제시키며 담배에서 나오는 발암 물질은 여성 호르몬의 신진 대사에 영향을 주고 유전자 손상을 일으킨다. 흡입된 니코틴은 코티닌(cotinine)으로 전환되어 자궁경부에 침착되며 세포 매개 면역에 필요한 랑게르한스(Langerhans) 세포에 부정적인 영향을 준다[19].

4 경구 피임약

24개의 역학연구를 분석한 결과 최근 경구 피임약의 복용자에서 복용기간이 5년 이상인 경우 침윤성 자궁경부암의 상대적 발생 위험이 1.9배 가량 증가하였고, 사용 중단 이후 위험은 감소하였으며 10년 이상 중단 시 복용하지 않은 사람들과 동일한 수준으로 자궁경부암 발생이 감소하였다[20].

경구 피임약의 사용은 자궁경부에서 인유두종바이러스 유전자의 발현을 증가시키고 바이러스 유전자의 숙주 염색체로의 삽입을 촉진시킨다. 또한 에스트로겐과 높은 분만력은 외자궁경부(ectocervix)의 변형대를 유지시켜 강한 산성의 질 환경과 인유두종바이러스에 노출되는 것을 증가시킨다[19].

5 성병

염증반응과 관련하여 클라미디아(Chlamydia trachomatis)와 단순 헤르페스 바이러스(Herpes simplex virus)는 자유 라디칼(free radical)을 생성하여 유전자 불안정성을 발생시킨다[19]. 따라서 자궁경부암의 발생 위험을 줄이기 위해서는 이러한 성 접촉성 감염 질환을 예방하는 것이 중요하다.

6 기타

사회, 경제적 계층이 낮은 경우에 상류층보다 5배나 위험도가 높으며 비타민 A, C, 카로틴, 엽산 등의 영양소 결핍도 관계가 있으며 비만인 경우 자궁경부암의 발생 위험이 증가한다[21]. 인간면역결핍바이러스에 감염된 경우, 장기이식 등으로 인하여 면역 억제 치료를 받고 있는 경우 등도 자궁경부암의 발생률이 높은 것으로 나타나고 있다.

III. 결론

인유두종바이러스 감염 후 암으로 발전하는 시간은 15년 정도로 길기 때문에 조기 발견이 가능하고 자궁경부암으로 발전하기 전 단계에서 발견할 경우 완치 가능하다. 따라서 성관계를 시작하기 전에 자궁경부암 백신을 접종하고, 성관계 시작 후 1년에 한 번씩 정기적으로 검진을 받는 것만으로도 자궁경부암을 예방할 수 있다. 그리고 좋은 영양 및 스트레스의 감소로 신체 면역기능을 잘 유지하는 것이 중요하며 흡연 등의 환경적 위험요인을 제거해야 한다. 조기 성생활은 인유두종바이러스의 감염으로 암 발생률을 높이기 때문에 바람직하지 못하며 성 파트너가 많은 경우도 위험하다. 본인 및 파트너의 성병은 즉시 치료해야 되며 깨끗한 성생활 위생을 유지해야 한다.

☞ 참고 문헌

1. Franco EL, Harper DM. Vaccination against human papillomavirus infection: a new paradigm in cervical cancer control. Vaccine. 2005; 23(17-18): 2388-94.
2. Australian Institute of Health and Welfare. Cervical Screening in Australia 2006-2007 Cancer. series no. 47. CAN 43. Canberra; 2009.
3. Lowy DR, Solomon D, Hildesheim A, Schiller JT, Schiffman M. Human papillomavirus infection and the primary and secondary prevention of cervical cancer. Cancer. 2008; 113(7 Suppl): 1980-93.
4. Bosch FX, Iftner T. The etiology of cervical cancer. NHSCSP (NHS Cancer Screening Programmes); Publication No 22. 2005.
5. Baker TS, Newcomb WW, Olson NH, Cowsert LM, Olson C, Brown JC. Structures of bovine and human papillomaviruses. Analysis by cryoelectron microscopy and three-dimensional image reconstruction. Biophys J. 1991; 60(6): 1445-56.
6. Munoz N, Bosch FX, de Sanjose S, Herrero R, Castellsague X, Shah KV, et al. Epidemiologic classification of human papillomavirus types associated with cervical cancer. N Engl J Med. 2003; 348(6): 518-27.
7. Clifford GM, Smith JS, Aguado T, Franceschi S. Comparison of HPV type distribution in high-grade cervical

lesions and cervical cancer: a meta-analysis. Br J Cancer. 2003; 89(1): 101-5.

8. Munoz N, Bosch FX, Castellsague X, Diaz M, de Sanjose S, Hammouda D, et al. Against which human papillomavirus types shall we vaccinate and screen? The international perspective. Int J Cancer. 2004; 111(2): 278-85.
9. de Villiers EM, Fauquet C, Broker TR, Bernard HU, zur Hausen H. Classification of papillomaviruses. Virology. 2004; 324(1): 17-27.
10. Choi BS, Kim SS, Yun H, Jang DH, Lee JS. Distinctive distribution of HPV16 E6 D25E and E7 N29S intratypic Asian variants in Korean commercial sex workers. J Med Virol. 2007; 79(4): 426-30.
11. Moscicki AB. Impact of HPV infection in adolescent populations. J Adolesc Health. 2005; 37(6 Suppl): S3-9.
12. Winer RL, Lee SK, Hughes JP, Adam DE, Kiviat NB, Koutsky LA. Genital human papillomavirus infection: incidence and risk factors in a cohort of female university students. Am J Epidemiol. 2003; 157(3): 218-26.
13. Ylitalo N, Sorensen P, Josefsson AM, Magnusson PK, Andersen PK, Ponten J, et al. Consistent high viral load of human papillomavirus 16 and risk of cervical carcinoma in situ: a nested case-control study. Lancet. 2000; 355(9222): 2194-8.
14. Peitsaro P, Johansson B, Syrjanen S. Integrated human papillomavirus type 16 is frequently found in cervical cancer precursors as demonstrated by a novel quantitative real-time PCR technique. J Clin Microbiol. 2002; 40(3): 886-91.
15. Burd EM. Human papillomavirus and cervical cancer. Clin Microbiol Rev. 2003; 16(1): 1-17.
16. Weaver BA. Epidemiology and natural history of genital human papillomavirus infection. J Am Osteopath Assoc. 2006; 106(3 Suppl 1): S2-8.
17. Collins Y, Einstein MH, Gostout BS, Herzog TJ, Massad LS, Rader JS, et al. Cervical cancer prevention in the era of prophylactic vaccines: a preview for gynecologic oncologists. Gynecol Oncol. 2006; 102(3): 552-62.
18. Castellsague X, Bosch FX, Munoz N, Meijer CJ, Shah KV, de Sanjose S, et al. Male circumcision, penile human papillomavirus infection, and cervical cancer in female partners. N Engl J Med. 2002; 346(15): 1105-12.
19. Trottier H, Franco EL. The epidemiology of genital human papillomavirus infection. Vaccine. 2006; 24 Suppl 1: S1-15.
20. Grunbaum JA, Kann L, Kinchen S, Ross J, Hawkins J, Lowry R, et al. Youth risk behavior surveillance--United States, 2003. MMWR Surveill Summ. 2004; 53(2): 1-96.
21. Kulie T, Slattengren A, Redmer J, Counts H, Eglash A, Schrager S. Obesity and women' s health: an evidence-based review. J Am Board Fam Med. 2011; 24(1): 75-85.

c·h·a·p·t·e·r 03

자궁경부암의 진단

I. 서론

자궁경부암은 인유두종바이러스의 감염이 병인으로 알려져 있으며 전암성 병변인 상피내 종양이 시간이 지남에 따라 자궁경부암으로 발전하게 된다. 실제로 자궁경부암은 암이 발생하기 전 전암성 병변인 상피내 종양을 발견하고 치료함으로써 침윤암의 발생을 막는 방향으로 선별검사 및 진단이 이루어진다. 자궁경부 상피내 종양은 증상이 없는 경우가 많고 대부분 선별검사를 통해 발견되며 자궁경부암은 약 20%의 환자가 발견 당시 증상을 나타내지 않고 관련된 증상의 대부분이 다른 부인과 질환들에서 보일 수 있는 비특이적 증상인 경우가 많다. 이러한 특징으로 인해 자궁경부암은 침윤암으로 진행하기 전에 발견하고 치료하는 하는 것이 중요하며 예방 및 조기진단을 위한 체계적인 선별검사가 필요하다.

따라서 이번 단원에서는 상피내 종양 및 자궁경부암의 선별검사와 여러 가지 진단 방법에 대해 알아보고 자궁경부암 및 조기 진단을 위해 어떻게 접근할 것인지에 대해 소개하고자 한다.

II. 본론

1 자궁경부 상피내 종양 및 자궁경부암의 진단

1) 전통적인 자궁경부 세포검사(Conventional Papanicolaou smear cytology)

자궁경부암 선별검사의 일차적인 표준검사법은 자궁경부 세포검사이다. 그러나 불행하게도 이 검사방법은 위음성률이 높은 것이 단점인데 많은 학자들이 6~55%의 위음성률을 보고하고 있다. 여러 학자들이 위음성률의 대부분은 선별검사 자체의 오류(screening error)보다는 세포 채취 방법의 오류(sampling error)와 세포 준비 과정상의 오류(preparation error)에 기인한다고 보고하였다. 위와 같이 자궁경부 세포 검사가 높은 위음성률로 인하여 선별검사로서의 문제점이 제기되고 있으나 선별검사로서 간편하고, 고등급 병변에서는 비교적 정확하며, 경제적 이득 등의 장점과 더불어 현재까지 인정된 방법 중 가장 효과적인 자궁경부암 선별검사이다. 자궁경부 세포 검사의 보고 양식으로 The Bethesda system 2001이 제정되어 현재 전 세계적으로 통용되고 있다[1](표 3-1).

표 3-1. The 2001 Bethesda System for Reporting Cervical Cytologic Diagnoses

Specimen adequacy may be the single most important quality assurance component of the system. Specimen classifications are as follows:
Satisfactory for evaluation (note presence/absence of endocervical/transformation zone component)
Unsatisfactory for evaluation (specify reason)
Specimen rejected/not processed (specify reason)
Specimen processed and examined, but unsatisfactory for evaluation of epithelial abnormality because of (specify reason)
General categorization (optional) is as follows:
Negative for intraepithelial lesion or malignancy
Epithelial cell abnormality
Other
Possible interpretations/results are as follows:
Negative for intraepithelial lesion or malignancy
Observed organisms (eg, Trichomonas, Candida, bacteria) and cellular changes consistent with herpes simplex virus are reported.
Reporting other non-neoplastic findings is optional (ie, inflammation, atrophy)
Epithelial cell abnormalities
Squamous cell
Atypical squamous cells (ASC)
ASC of undetermined significance (ASCUS)
ASC, cannot exclude high-grade squamous intraepithelial lesion (ASC-H)
Low-grade squamous intraepithelial lesion (LSIL)
Encompassing: human papillomavirus/mild dysplasia/cervical intraepithelial neoplasia (CIN) 1
High-grade squamous intraepithelial lesion (HSIL)
Encompassing: moderate and severe dysplasia, carcinoma in situ, CIN 2, and CIN 3
Squamous cell carcinoma
Glandular cell
Atypical glandular cells (AGC) (specify endocervical, endometrial, or not otherwise specified)
AGC, favor neoplastic (specify endocervical or not otherwise specified)
Endocervical adenocarcinoma in situ (AIS)
Adenocarcinoma
Other (List not comprehensive)
Endometrial cells in a woman aged 40 years or older

(1) The 2001 Bethesda System

처음에는 자궁경부 세포검사 결과를 세포의 양상에 따라 5단계로 구분하였으나, 1973년 세계보건기구(WHO)에서는 세포학적인 검사결과와 조직학적인 검사결과의 연관성을 확보하기 위하여 자궁경부 상피 이형증(dysplasia)과 상피내암(carcinoma in situ)이라는 개념이 포함된 기준을 제시하였다. 1988년 미국 국립보건원(NIH)에서는 자궁경부 세포검사의 판독에서 용어의 통일성과 자궁경부 상피내 종양의 발암과정에서 인유두종바이러스의 연관성을 포함함은 물론 검사 결과에 따른 임상적인 처치의 기준이 설정되도록 하기 위하여 새로운 체계인 'The Bethesda System'을 제안하였다. 1991년에 이 체계의 효용성에 대한 재검토가 이루어졌고 이에 따라 'The 1991 Bethesda System'이 발표되었다. 이 체계는 결과 기술에 있어서 다음의 3가지를 포함하도록 하고 있는데, 검체의 적정성[Satisfactory for evaluation, Satisfactory for evaluation but limited by (SBLB), unsatisfactory], 결과의 구분(within normal limit, benign cellular changes related to inflammation, 그리고 epithelial abnormality), 결과의 기술적 진단 등이다. 크게, 양성 세포변화(benign cellular changes)와 상피세포 병변(epithelial cell abnormalities)으로 나누고 상피세포 병변은 다시 편평상피세포(squamous cell)와 선세포(glandular cell)로 나누며, 자궁경부 편평상피세포 이상을 비정형 편평상피세포(atypical squamous cells of undetermined significance; ASC-US)와 편평상피내 병변(squamous intraepithelial lesion; SIL) 및 편평상피세포암(squamous cell carcinoma; SCC)으로 분류하였다.

1991년에 자궁경부 세포 검사 결과 체계가 도입된 지 10년 만인 2001년에 그동안 발표된 자료에 근거하여 개정된 'The 2001 Bethesda System'(표 3-1)을 발표하였는데, 목적은 검사실과 담당의사 사이에 자궁경부 세포검사 결과에 대한 의사소통을 더욱 원활히 하고 결과에 따른 보다 명확한 진료 지침을 제시하는 데 있다. 이와 같은 새로운 분류에 따라 미국 질확대경 및 자궁경부 병리학회(American Society for Colposcopy and Cervical Pathology; ASCCP)는 2001년 9월 비정형 편평상피세포(ASC-US)와 저등급 편평상피내 병변(LSIL)의 적절한 처치 방법과 인유두종바이러스 검사법의 적절한 적용 기준에 대한 임상 지침을 제시하였고, 향후 보다 통일된 진료 지침과 근거중심의학(evidence based medicine)의 근거가 될 수 있을 것으로 사료된다.

① 검체의 적정성(Adequacy of the specimen)

검체의 적정성에 대한 기술은 1991년의 3단계 평가 분류가 2001년도에는 만족(Satisfactory) 및 불만족(Unsatisfactory)으로 이분화되었다. SBLB가 삭제된 이유는 이 용어가 많은 의사들로 하여금 혼란을 일으키게 하였고 결과적으로 불필요한 검사의 반복을 유발하였기 때문이다. 검체의 적정성을 가름하는 최소 세포의 수도 검체 채취법에 따라 달리 구분하였는데 일반적인 자궁경부 세포검사는 8,000~12,000개 이상, 액상검사를 이용한 검사의 경우는 5,000개 이상으로 정하였다. 자궁경관세포 혹은 변형대 세포의 수는 완전한 형태로서 10개 이상이라는 기준은 그대로 유지하였다.

② 일반 분류(General categorization)

일반 분류에서는 정상 범주(within normal limit; WNL)와 양성 세포변화(benign cellular change;

BCC)를 합하여 상피내 병변 또는 암에 대해 음성(Negative for intraepithelial lesion or malignancy)으로 통합하였는데, 반응성 변화(reactive change)라는 불명확한 용어가 음성(negative)이라는 보다 정확한 용어로 대체되었다. 상기 두 가지 이외에 'other'라는 개념이 추가되었는데, 세포의 형태학적인 이상은 없으나 40세 이상에서 자궁내막세포가 관찰되는 등의 좀더 위험도가 증가한다고 사료되는 경우 등이다.

③ 판독 및 결과(Interpretation/Result)

자궁경부 세포검사는 진단적인 검사가 아니라 검진(screening)이라는 의미를 가지므로 과거 진단 기술(descriptive diagnosis)이라는 부분이 판독 및 결과(interpretation/result)라는 용어로 바뀌었다.

ㄱ. 상피내 병변 또는 암에 대해 음성(Negative for intraepithelial lesion or malignancy)

상피세포의 이상이 관찰되지 않는 경우를 말하며 양성 감염소견이 있는 경우에는 감염원을 기술하도록 하고 있다.

ㄴ. 상피 세포 이상(Epithelial cell abnormality)

a. 비정형 편평상피 세포(Atypical squamous cells; ASC)

2001년도 분류는 불명확한 의미의 비정형 편평상피 세포(ASCUS)라는 용어 대신 비정형 편평상피세포(ASC)라는 용어를 도입하였는데, 이는 상피내 병변의 가능성이 없다는 배제적인 의미를 갖는 것이 아니라 오히려 상피내 병변의 가능성이 있다는 것을 의미하는 것으로 규정하였다. 불명확한 의미의 비정형 편평상피 세포(ASCUS)와 관련하여 1991년도 분류는 반응성의(favor reactive), 이형증의(favor dysplasia) 및 이에 해당하지 않는 분류되지 않는(ASCUS-NOS, not otherwise specified) 등으로 세분하였으나, 2001 체계에서는 불명확한 의미의 비정형 편평상피 세포(atypical squamous cells-undetermined significance; ASC-US)와 고등급 병변을 배제할 수 없는 비정형 편평상피 세포(atypical squamous cells-cannot exclude high grade SIL; ASC-H)로 나누었다. 즉 반응성의 비정형 편평상피 세포(ASCUS, favor reactive)라는 용어는 삭제되었는데 추적 검사상 대부분에서 고등급 병변이 발견되지 않기 때문이다. 분류되지 않는 결과와 이형증의 비정형 편평상피 세포라는 분류는 통합되었는데 비록 저등급 이형증(low-grade dysplasia)의 위험도는 다르지만 임상적 중요성에서 차이가 거의 없기 때문이다. 고등급 병변을 배제할 수 없는 비정형 편평상피 세포(ASC-H)에서는 불명확한 의미의 비정형 편평상피 세포 (ASC-US)에 비하여 이형증 (dysplasia)의 가능성뿐 아니라, 특히 고등급 병변(high-grade dysplasia)의 빈도가 높다는 점이 중요하다.

b. 비정형 선세포(Atypical glandular cells; AGC)

과거 불명확한 의미의 비정형 선세포(AGUS)라고 명명되었던 부분은 불명확한 의미의 비정형 편평상피 세포(ASCUS)와 혼돈을 유발할 수 있어서 비정형 선세포(atypical glandular cells; AGC)로 개정하였고, 세포의 기원에 대하여 자궁경관 세포(endocervical cell) 혹은 자궁내막 세포(endometrial cell), 그렇지 않으면 분류되지 않는(not otherwise specified)이라고 명기하도록 하였다. 과거의 불명확한 의미의 비정형 선세포(AGUS)와 선상피내암(Adenocarcinoma in situ; AIS) 사이에 종양 가능성이 있는 비정형 선세포(AGC-favor neoplastic)라는 개념을 두었고 과거의 선상피내암(AIS)은 자궁경관 선상피내암(endocervical AIS)이라고 명명하도록 하였다.

ㄷ. 그 외(Other)

과거에는 폐경 이후에만 기술하도록 하였으나 이번에는 40세 이상의 여성에서 자궁내막 세포(endometrial cell)가 발견되는 경우를 기술하도록 하였다.

④ 자동화된 재조사와 보조 검사(Automated Review and Ancillary Testing)

Papnet, AutoPap 등의 자동화 시스템에 의한 검사의 여부를 기술하도록 하고 있고 동시에 검사에 사용된 기기와 방법에 대한 기술도 요구하고 있다.

(2) 세포검사의 정확도

자궁경부 세포검사를 한 후 비정상 예에서 조직검사를 시행하고 그 상관성을 살펴보는 것은 산부인과 진료와 세포병리검사실의 정도 관리(quality control)하는 방법인데, 자궁경부 세포검사의 정도 관리 결과에 영향을 미치는 요소들은 다음과 같다

① 검체 수집(Smear collection)
② 검체 준비(smear preparation)
③ 검체 고정(smear fixation)
④ 검체 가공 및 염색(smear processing and staining)
⑤ 검체 선별 검사(smear screening)
⑥ 검체 진단(smear diagnosis)
⑦ 자궁경부 검사 및 질확대경 검사(cervical examination/colposcopy)
⑧ 조직검사 검체 수집(biopsy collection)
⑨ 조직검사 검체 고정(biopsy fixation)
⑩ 조직검사 검체 가공 및 염색(biopsy processing and staining)

⑪ 조직검사 평가 범위 확정(extent of biopsy evaluation)

⑫ 조직검사 검체 진단(biopsy diagnosis)

세포학적 진단과 조직학적 진단이 불일치하는 원인들 중 대부분은 검체 채취상의 오류와 검체 준비 상의 오류로 알려져 있다[2]. 또 다른 이유로는 그 비율이 적기는 하지만 판독오류인데 판독오류는 판독자 간의 차이(interobserver differences in interpretation)에 기인한다. Soost 등(1991)은 자궁경부 세포검사의 민감도는 80%, 특이도는 99.4%였고, 경증과 중등도 이형증의 민감도는 78.1%, 중증 이형증과 상피내암의 민감도는 81.4%이고 침윤성 자궁경부암의 민감도는 82.3%라고 보고하였다. DiBonito 등(1993)은 민감도가 76.3%이며 자궁경부 상피내 종양의 등급이 증가할수록 민감도가 증가하고 특이도는 93.0%, 양성 예측도(positive predictive value)는 80.2%, 음성 예측도(negative predictive value)는 91.3%라고 보고하였다. Joste 등(1995)은 56,497 예의 자궁경부 세포검사 상 비정상 예들 중에서 2개월 내에 자궁경부 조직 생검이나 자궁내경관 조직검사를 시행한 1,582예를 대상으로 상관성을 연구하였는데 175예(조직검사의 11%, 세포검사의 0.3%)의 불일치가 있었으며, 159예가 검체 채취상의 오류(sampling error)이고, 6예가 검체 준비상의 오류(smear error)였는데 이 중 5예가 판독오류(interpretation error)이고 1예가 선별 오류(screening error)였으며, 10예가 조직검사상의 오류(biopsy error)였는데 이 중 5예가 과다 진단(overdiagnoses)이고 5예가 underdiagnoses였다고 보고하였다.

1994년과 1995년에 미국병리학회에서 미국의 348개 병리검사실에 설문지를 보내 실시한 22,439예의 상관관계에 대한 자궁경부 조직검사와 세포검사의 상관성이라는 대단위 연구에 의하면 전반적인 불일치 비율은 평균 16.5%이며 11%에서 47%까지의 분포를 보였으며, 세포검사의 민감도는 89.4%, 특이도는 64.8%, 양성 예측도는 88.9%이며 불일치의 대부분은 세포검사나 조직검사의 검체 채취상의 오류에 기인한다고 하였다. 또한 검사실의 민감도와 특이도 사이에는 통계학적으로 유의한 역 상관관계(inverse relationship)가 있었다고 보고하였다.

(3) 검사주기

질경을 삽입한 후 육안적 검사에서 자궁경부의 이상이 없으며 정상 세포 검사 결과를 보이는 여성에서 자궁경부암 선별검사로서 세포검사를 어느 정도의 주기로 시행하여야 하는가에 관해서는 뚜렷이 정해진 주기는 없다. 미국암학회는 1988년에 성적 활동이 있는 18세 이상의 모든 여성은 증상이 없더라도 매년 자궁경부 세포검사와 골반진찰을 받는 것이 바람직하며 3회 이상 연속하여 검사가 정상으로 나오면 담당 의사의 신중한 판단에 의하여 검사 주기를 다소 연장할 수 있다는 검진지침을 발표하였다.

미국국립보건원은 1996년 미국암학회의 검진지침을 지지하였고, Colgan 등은 여성의 건강을 위하여 매년 세포검사를 시행하는 것이 좋다고 보고하였다. IARC working group은 "유럽의 자궁경부암 선별검진 프로그램에 관한 평가"라는 대단위 연구에서 국가적으로 체계화된 자궁경부암 선별검진 프로그램이 훨씬 더 효과적이므로 필요하고, 선별검진 연령은 일차적으로 35~60세 사이의 여성을 대상으로 하나 35세 이전부터 시작하여야 하며, 선별검진 주기는 3년 이하로 한다고 발표하였다. 미국암학회는 '2004년도 암 선별검진 지침'에서 자궁경부암은 성적 활동이 있는 18세 이상의 모든 여성에게 매년 자궁경부 세포검사를 시행하는 것이 원칙이며, 늦어도 21세부터는 매년 시행하여야 하고, 10대 성교여자는 성경험 3년 후부터 시행하며, 액상 자궁경부 세포검사(Liquid-based Pap test)를 시행할 경우는 2년 간격으로 하고, 30세 이상의 여성으로서 세포검사 결과가 연속 3회 정상인 경우는 2~3년 간격으로 검사를 하며, 70세 이상의 여자로서 과거 10년 간 세포검사에 이상이 없는 경우나 자궁절제수술을 받은 여자는 세포검사를 중단할 수 있다고 발표하였다. 저자의 소견으로는 의료사고 및 의료분쟁이 많은 우리나라 현실에서는 병력검사, 골반진찰을 포함한 이학적 검사, 질경 삽입 후 육안적 검사 및 세포검사에서 정상인 경우에는 매년 검사를 시행하고, 연속적으로 3회 정상인 경우에는 2년 간격으로 시행하는 것이 타당하다고 판단된다.

2) 액상 자궁경부 세포 검사

자궁경부 세포검사 과정은 검체 채취(Sampling), 검체 준비(Preparation), 검체 선별(Screening), 검체 판독(Interpretation)으로 이루어지는데, 이 중에서 검체 채취와 준비 과정에서의 오류를 최소화하기 위하여 개발, 발전 및 향상시켜 현재 임상에 이용되고 있는 최신 검사방법이 액상 자궁경부 세포 검사이고, 현재 임상에서 ThinPrep Pap test, SurePath Pap test 및 MonoPrep Pap test 등이 이용되고 있다.

(1) ThinPrep Pap Test

액상 자궁경부 세포검사의 주종을 이루는 ThinPrep Pap Test는 미국 Cytyc 회사에서 새로운 자궁경부암 및 자궁경부 상피내 종양 선별 검사법으로 개발하여 1996년 5월에 미국 FDA에서 기존의 자궁경부 세포검사를 대치할 수 있는 검사 방법으로 승인을 받았다. 이 방법은 의료진이 기존 방식대로 손으로 세포를 채취하여 슬라이드에 도말하지 않고 세포를 채취한 기구를 특수 보존액이 담겨있는 통 (vial)에 담그고 철저히 세척함으로써 휴지통으로 버려지던 많은 세포들을 보존하고 세포의 형상을 보호한다. 이 통을 검사실로 보내어 자동화된 ThinPrep Processor 기계에 의하여 질적으로 보다 선명하고 얇게 도말된 슬라이드를 제작함으로써 슬라이드 준비(preparation)를 향상시키는 새로운 자궁경부 세포검사 방법으로 현재 미국과 유럽을 중심으로 시도, 전파 및 발전되고 있으며 전 세계의 많은 검사실들이 점차로 대치해 나가고 있는 실정이다[3].

ThinPrep Pap Test의 장점은, ① 많은 점액, 단백질 및 적혈구의 제거, ② 일정한 세포의 분포, ③

세포 형태의 향상, ④ 진단에 유용한 세포 군집의 유지, ⑤ 최적화된 검체 고정, ⑥ 향상된 세포 검체 채취, ⑦ 세포 밀도의 조절, ⑧ 상세한 핵 내부의 관찰, ⑨ 검체 준비의 불확실성 감소, 및 ⑩ 건조될 때 발생할 수 있는 인공물의 제거 등이다[3]. Lee 등(1997)과 Roberts 등(1997)은 기존의 자궁경부 세포검사보다 편평상피세포내 병변 진단율의 향상과 부적절한 검체의 감소와 검체 채취 오류(sampling error)의 현저한 감소를 보였다고 보고하였다. ThinPrep Pap Test의 유용성에 관한 많은 논문들이 불명확 의미의 비정형 편평상피 세포(ASC-US) 비율의 감소, 부적합한 검체와 부적절한 결과 및 그로 인한 반복 세포검사의 감소, 인유두종바이러스 검사나 클라미디아(Chlamydia) 검사 등을 추가로 할 경우에 환자가 다시 병원을 방문함이 없이 용액 통에 남아 있는 용액으로 검사할 수 있다는 점, 그리고 저등급 병변과 고등급 병변을 훨씬 더 많이 진단할 수 있는 장점 등을 꾸준히 지속적으로 보고해 오고 있다.

(2) SurePath Pap test

SurePath (AutoCyte) PREP (formerly AutoCyte Inc., Burlington, NC, USA) Test는 이전의 CytoRich (formerly Roche Image Analysis Systems, Inc., Elon College, NC, USA)로서 현재는 TriPath Imaging Inc. (Burlington, NC)에서 SurePath라는 이름으로 생산하고 있는 또 다른 종류의 액상 자궁경부 세포검사 방법이다. 이 SurePath PREP은 AutoCyte-Screen과 함께 작용하도록 고안되고 개발되었는데, 1999년에 FDA의 승인을 받았다. ThinPrep에 비하여 SurePath에서는 샘플 채취 도구인 Broom type의 Rover's Cervex-Brush의 헤드 부위가 분리되어 채취된 세포의 거의 100%가 액상vial에 담겨서 병리검사실로 보내지고, 필터 여과 방식이 아닌 침전(sedimentation) 방식을 이용하며, PrepMate라는 자동화 시스템에서 검체 48개를 동시에 처리할 수 있는 장점이 있다. 또 다른 차이점은 ThinPrep에서는 보존액의 주성분이 54% methanol인데 반해서 SurePath에서는 24% ethanol로 세포의 형태학적 변화가 기존의 고식적인 자궁경부 세포검사 방법과 동일하므로 별도로 병리의사의 교육이 불필요하다는 점이다. 많은 연구들이 AutoCyte PREP이 검체의 적정성과 병변의 발견에 있어 기존의 세포검사보다 우수하다고 보고하였다. Austin과 Ramzy (1998)는 Split-sample study에서 AutoCyte PREP이 기존의 세포검사보다 저등급 병변을 10% 더 많이 발견하였다고 보고하였고, Vassilakos 등은 AutoCyte PREP 48,057예를 가지고 시행한 연구에서 AutoCyte PREP이 저등급 이상의 병변을 진단하는 데 있어 기존의 세포검사보다 227%의 증가율을 보였다고 보고하였다. 또한 Vassilakos 등(1999)은 스위스와 프랑스에서 검사한 AutoCyte PREP 111,358예를 가지고 시행한 대단위 연구에서 AutoCyte PREP이 검체의 적정성을 현저히 증가시켰고, 불확실한 의미의 비정형 편평상피 세포(ASC-US)와 그 이상 (ASC-US/LSIL+) 비율을 유의하게 감소시켰으며, 저등급 병변과 고등급 병변의 진단율을 유의하게 향상시켰다고 발표하였다. Austin과 Ramzy (1998)는 기왕에 발표된 액상 자궁경부 세포검사 자료를 분석하여 연구하였는데 Split-sample study에서 ThinPrep Pap Test가 저등급 이상의 병변을 진단하는데 있어 기존의 세포 검사보다 14.1%의 증가율을 보였다고 발표하였고, Dunton (2000)은 여러 저자들의 ThinPrep에 관한 논문들을 비교하면서 ThinPrep Pap Test가 저등급 이상의 병변을 진단하는 데 있어 기존의 세포검사보다 13%에서 244%까지의 증가율을 보였다고 보고하였다. Diaz-Rosario와 Kabawat (1999)는 ThinPrep Pap Test 56,339예와 기존의 세포검사 74,756예를 대상으로 시행한 대단위 연구에서 ThinPrep Pap Test의 경우 저등급 이상의 병변 진단율이 75.4% 증가하였고, 불확실한 의미의 비정형 편평상피 세포(ASC-US)/편평상피내 병변(SIL) 비는 2.07에서 1.26으로 39.1% 감소하였다고 주장하였다.

3) 인유두종바이러스 검사(HPV test)

인유두종바이러스는 절대적으로 핵 내에서 증식하며, 대개 세포질 내에서 발견된다. 30여 종이 생식기 종류이며 그중 10~15종이 암을 유발한다[4]. 인유두종바이러스에 의한 생식기 감염의 임상 양상은 아무 증상이 없는 잠복 감염(latent infection)에서 육안 관찰로는 보이지 않으나 질 및 자궁경부 확대경이나 조직검사로 진단되는 무증상 감염(subclinical infection), 사마귀(warts)와 콘딜로마(condyloma) 같은 전형적인 양성 돌출 병변 및 자궁경부 전구 질환과 침윤성 자궁경부암까지 매우 다양하다. 인유두종바이러스 유병률은 선진국에서는 약 10%, 개발도상국에서는 약 15%를 보이며, 세계적으로 3억 2500만 여성에서 관련 병변을 보이고 35세 이상의 여성에서 종양유발 인유두종바이러스 유전형을 보유하고 있는 사람이 약 5~10%로 보고되고 있다.

검사 방법의 발전과 더불어 95% 이상의 자궁경부암이 인유두종바이러스 양성이며, 70~95%의 고등급 편평상피내 병변이 인유두종바이러스 양성과 연관되어 있음이 밝혀졌다. 인유두종바이러스 16과 18은 대표적인 고위험 군으로 초기 병변에서도 발견되지만 고등급 병변 및 침윤암에서 주로 검출되며, 인유두종바이러스 6, 11, 42, 43, 44 등은 저위험 군으로 주로 콘딜로마 등의 양성 병변이나 저등급 병변에서 검출된다. 인유두종바이러스 31, 33, 35, 39, 45, 51, 52, 56, 58, 59, 68, 69 등도 고위험군으로 알려져 있다. 자궁경부세포나 조직에서 인유두종바이러스 아형의 검색은 Southern blot, Slot blot hybridization, In situ hybridization, Hybrid Capture System (Liquid hybridization), PCR (polymerase chain reaction), HPV DNA microarray 등의 방법에 의하여 세포 내에 존재할 수 있는 인유두종바이러스 DNA의 종류를 구분할 수 있다[5].

1995년 International Biologic Study on Cervical Cancer (IBSCC)의 조사에서는 22개국에서 얻은 1000여 개의 침윤성 자궁경부암 조직의 93%에서 인유두종바이러스 DNA를 검출하였는데 16형이 50%, 18형이 12%, 45형이 8%, 31형이 5%를 차지하였다고 보고하였다. 자궁경부암의 자연사에 비추어 볼 때 고위험군은 물론, 저등급의 편평상피내 병변이 자연 치유되거나 진행되는 경과 과정에서 인유두종바이러스 DNA 아형에 따라서 영향을 받아 추후 나타나는 질환의 형태가 달라

질 수 있으므로 인유두종바이러스 DNA의 종류를 구별하는 것이 필요하다.

자궁경부 인유두종 바이러스 검사에 관한 현재 전 세계적인 추세를 살펴보면, 미국 FDA는 판정이 불분명한 세포 검사 결과 불확실한 의미의 비정형 편평상피 세포(ASCUS)에서 HC2 HPV DNA 검사를 병행하여 사용할 것을 권고하였으며, 프랑스 파리의 국제 인유두종바이러스 연구회는 세포검사 결과가 음성이면서 인유두종바이러스 비감염 여성에서는 검사 후 3년 간 자궁경부 질환이 발생하지 않았다는 연구결과를 제시하며 인유두종바이러스 DNA 검사법이 자궁경부암의 선별검진(screening)으로 유용하다고 발표하였다. 미국 암학회(ACS)는 30세 이상 여성에 있어서 인유두종바이러스 DNA 검사를 자궁경부 세포검사와 병행하여 실시할 것을 권장하는 가이드라인을 제정, 발표하였다. 미국 FDA는 30세 이상의 여성들에 있어서 자궁경부암 선별검진으로 자궁경부 세포검사와 더불어 인유두종바이러스 DNA 검사를 병행할 것을 승인하였다.

인유두종바이러스검사는 액상 자궁경부 세포검사 검체로 시행하거나 그와 같은 방법으로 검체를 채취하여 검사를 시행하게 된다. 고등급 병변에 대한 인유두종바이러스 검사의 민감도는 95% 정도로 보고되고 있으며 고등급 병변에 대한 위음성률은 거의 100%에 가깝다고 알려져 있다. 그러나 세포검사에 비해 양성 예측률은 낮은 것으로 보고되었고 특히 인유두종바이러스 감염의 유병률이 높은 젊은 여성의 경우는 양성률이 높고 일시적인 감염인 경우가 많아 의미가 없다. 인유두종바이러스 검사는 매우 예민한 검사로서 위양성이 있으며, 일시적인 감염 상태이거나 병리적인 병변 소견이 없는 단순 감염과 잠복 감염에서도 양성으로 나타나 의사와 환자에게 정신적인 부담을 주고 과잉치료를 유발할 수 있으며, 세포검사와 다른 보조적인 진단검사법들에 비하여 그 비용이 현저히 높다는 단점이 있다.

4) 질확대경 검사(Colposcopy)

질확대경에 의한 검사법은 1925년 독일의 Hinselmann에 의하여 처음 도입된 이래 유럽 각국에서 사용되어 왔지만 널리 보급되고 있지 않다가 1939년 Clara Duncan에 의하여 미국 내에 소개되었다. 그러나 세포검사에 의한 검사방법이 경제적이고 간편한 반면 질확대경에 의한 검사는 기계 도입에 따른 경제적인 문제, 수련방법의 어려움 때문에 1940년대 이후 거의 이용되고 있지 않았다. 또한 세포검사법과의 경쟁 때문에 그리 신통한 발전이 없었지만 1950년 후반부터 1960년 초반까지 부인과 의사들은 이것에 다시 흥미를 갖기 시작하여 이에 관한 용어를 다시 재정하는 등 세포검사와 더불어 많이 이용하게 되었으며 현재는 자궁경부암을 진단하는데 매우 유용하게 이용되고 있다.

(1) 질확대경의 적응증 및 유용성[6, 7]

질확대경의 적응증이 절대적인 것은 아니지만 세포검사 및 인유두종바이러스 검사와 병용하여 사용함으로써 보다 좋은 결과를 얻을 수 있을 것으로 생각된다. 질확대경 검사의 적응증 및 유용성을 나열해본다면 다음과 같다.

① 질확대경의 적응증

ㄱ. 비정상 세포검사 결과

ㄴ. 세포검사는 정상이나 육안으로 자궁경부 병변이 의심스러운 경우

ㄷ. 성교 후 질출혈이 있는 경우

ㄹ. 질 및 외음부에 의심스러운 병변이 있는 경우

② 질확대경의 유용성

ㄱ. 병소의 위치를 확인할 수 있다.

ㄴ. 병소의 생검 부위를 선정하여 가장 진행된 곳을 생검할 수 있다.

ㄷ. 임신시 비정상 세포진검사 소견을 보인 환자에서 원추절제술을 대신할 수 있다.

ㄹ. 자궁경부 상피내 병변의 정도를 구별함으로써 국소파괴요법, 원추절제술, 자궁절제술 등의 치료방법을 결정하는데 도움을 준다.

ㅁ. 자궁경부 병변의 질전이를 찾아낼 수 있다.

ㅂ. 선증(Adenosis)을 확인할 수 있다.

ㅅ. 불필요한 부위의 자궁경부 생검을 줄일 수 있다.

ㅇ. 임상 또는 기초연구에도 이용할 수 있다.

(2) 질확대경의 소견의 분류

질확대경 소견의 분류방법은 역사적으로 볼 때 1934년 Hinselmann이 보고한 것이 최초의 분류방법이다[8]. 당시 Hinselmann은 병적인 소견이 자궁경부암의 전구암에서만 나타난다고 생각하였으나 그 후 Treite (1944)의 비정형 변형대의 개념을 받아들여 비정상적인 이행대를 분류에 포함시켰다. 또한 미란과 진성미란을 구분하였으나 질확대경 소견 시 나타나는 구체적인 분류는 제시하지 못했다.

1975년에 비로소 국제적인 질확대경 소견 분류방법에 대한 논의가 이루어져서 1975년 오스트리아에서 열린 2차 세계자궁경부병리 및 질확대경학회(Second congress of cervical pathology and colposcopy) 용어위원회에서 처음으로 공식적인 용어의 분류법이 제정되었다.

여기에서 질확대경 소견의 서술 표현이 비교적 구체적으로 통일되었으나 유럽권과 영어권에서

약간의 차이를 보여 1990년 로마에서 열린 제7차 세계자궁경부병리 및 질확대경학회(7th World congress of cervical pathology and colposcopy)에서 영어권의 분류체계가 공식적인 분류법으로 제정되었고 최근에는 2011년 세계자궁경부병리 및 질확대경학회에서 분류법을 개정하였다[9] (표 3-2).

표 3-2. 2011 IFCPC colposcopic terminology of the cervix

General assessment		• Adequate/inadequate for the reason (i.e.: cervix obscured by inflammation, bleeding, scar) • Squamo-columnar Junction visibility: completely visible, partially visible, not visible • Transformation zone types 1,2,3	
Normal colposcopic findings		Original squamous epithelium: • Mature • Atrophic Columnar epithelium • Ectopy Metaplastic squamous epithelium • Nabothian cysts • Crypt (gland) openings Deciduosis in pregnancy	
Abnormal colposcopic findings	General principles	**Location of the lesion:** Inside or outside the T-zone, Location of the lesion by clock position **Size of the lesion:** Number of cervical quadrants the lesion covers, Size of the lesion in percentage of cervix,	
	Grade 1 (Minor)	Thin aceto-white epithelium Irregular, geographic border	Fine mosaic, Fine punctation
	Grade 2 (Major)	Dense aceto-white epithelium, Rapid appearance of acetowhitening, Cuffed crypt (gland) openings	Coarse mosaic, Coarse punctuation, Sharp border, Inner border sign, Ridge sign
	Non specific	Leukoplakia (keratosis, hyperkeratosis), Erosion Lugol's staining (Schiller's test): stained/non-stained	
Suspicious for invasion		Atypical vessels **Additional signs:** Fragile vessels, Irregular surface, Exophytic lesion, Necrosis, Ulceration (necrotic), tumor/gross neoplasm	
Miscellaneous finding		Congenital transformation zone, Condyloma, Polyp (Ectocervical/ endocervical) Inflammation,	Stenosis, Congenital anomaly, Post treatment consequence, Endometriosis

(3) 검사요령

① 질경삽입

ㄱ. 질경에 윤활유나 이와 유사한 다른 물질을 묻히지 말고 삽입하는 것이 좋다.

ㄴ. 자궁경부에 손상을 입혀서는 안 된다.

② 검사

ㄱ. 아세트산을 검사 전후에 계속 바른다. 매 2~3분마다 바르는 것이 좋다. 아세트산은 경관으로부터 나오는 점액을 제거하고 백색상피를 더욱 뚜렷하게 한다.

ㄴ. 변형대(Transformation zone)와 편평상피-원주상피 접합부위(squamocolumnar junction), 병소를 모두 꼼꼼히 관찰한다.

ㄷ. 비정형 변형대(Atypical tranformation zone)를 찾아서 생검할 부위를 정한다.

ㄹ. 경우에 따라서는 루골액(Lugol's solution)으로 자궁경부나 질을 염색한다.

ㅁ. 자궁경관내 조직검사(Endocervical curettage)가 필요한 경우 시행한다.

(4) 질확대경의 소견

우선 질확대경으로 자궁경부를 관찰함에 있어서 만족군(satisfactory group)과 불만족군(unsatisfactory group)으로 구분해야 한다. 만일 불만족군일 경우는 질확대경으로 충분히 관찰할 수 없기 때문에 자궁내경관(endocervix)을 소파수술해서 조직검사하든지 원추절제술을 시행해야만 한다.

만족군에서는 자궁경부 표면에 분포되어 있는 혈관의 형태, 이들의 간격, 아세트산을 도포했을 때 백색상피의 발현 정도. 병소 표면의 모양 또는 정상과 비정상 부위의 경계의 명확성 여부에 따라서 정상 이형대와 비정상 이형대로 구분하게 된다.

① 정상 질확대경 소견

ㄱ. 편평상피세포: 질벽이나 자궁 질부의 표면을 감싸고 있는 핑크색을 띠는 무구조적인 상피이며 여기에는 점액을 분비하는 상구, 선구(gland opening), 나보트 낭종(Nabothian cyst) 등이 존재한다. 생식 연령기에는 30~40개의 세포층을 이루며 폐경 후 20년이 지나면 5~6층으로 얇아지게 된다.

ㄴ. 원주상피: 점액을 분비하는 높은 한 층의 상피로서 상부의 자궁체 내막(uterine endometrium), 하부의 편평상피 또는 편평 화생(squamous metaplasia)과의 사이에 존재한다. 원추상피 또는 돌출된 간질유두와 그 사이에 함몰로 인한 요철이 있는 표면을 나타낸다. 초산도포에 의해 전형적인 포도송이 모양의 소견을 나타낸다. 자궁경관내 및 자궁경질부(vaginal cervix portion)에 있지만 어떤 경우에는 질벽에도 나타난다.

ㄷ. 변환대: 편평상피와 원주세포의 사이에 있으며 여러 가지 성숙 단계에 있는 편평상피 화생의 영역이다. 이 안에는 편평상피 화생에 둘러싸인 원주상피, 선구, 나보트낭종 등을 포함한다. 정상의 변환대에서는 자궁경부 종양 (cervical neoplasia)을 의심하게 하는 질확대경 소견은 없다.

그림 3-1에서 보는 바와 같이 변형대는 연령에 따라 변화한다.

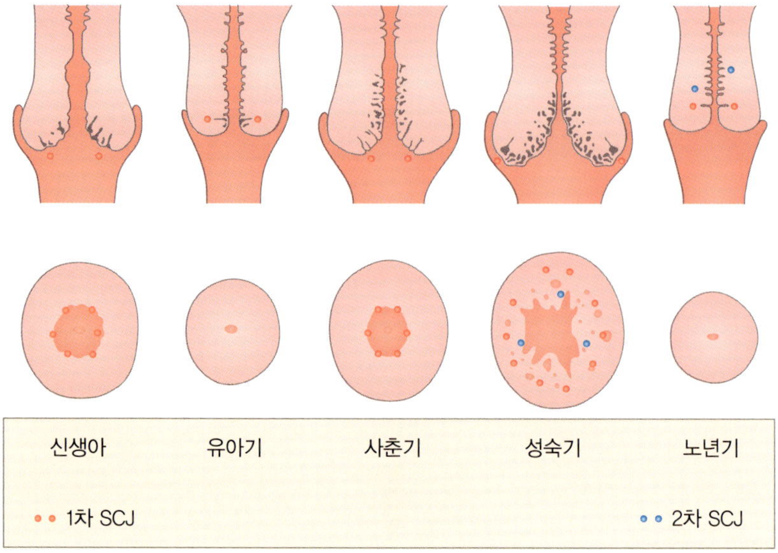

그림 3-1. 연령에 따른 변형대의 변화

② 비정상 질확대경 소견

ㄱ. 초산백상피(acetowhite epithelium; W)(그림 3-2)

초산 가공 후에 보이는 국한성의 이상 병변이다. 초산백상피는 핵 밀도가 증가한 영역에 보이는 일시적인 현상으로 이는 증가한 핵내 및 세포질 내의 단백이 산에 의해 응고하기 때문이라고 하며 형태에 따라 편평형(Wf, 그림 3-3), 유두형(Wp, 그림 3-4), 선구형(Wg, 그림 3-5)으로 구별된다(그림 3-2). 유두형은 저등급 병변에서는 초산백상피의 변화 정도가 중등도로 다소 두께를 느끼게 하는 것도 포함된다. 정상소견과의 경계는 명료하지 않으며 선구가 잔존하는 경우도 있는데 선구를 형성하는 백색 링(White ring)은 경도 융기하고 있다. 고등급 병변에서는 초산에 의한 변화 정도가 고도 또는 상아백색(ivory white)으로 두께가 있으며 선구는 적어지고 주위의 정상소견과는 명료한 경계를 띤다. 또한 초산 도포에 의한 변화가 사라지는 데 시간이 오래 걸린다. 선구형은 저등급 병변에서는 선구를 형성하는 링이 경도 융기하고 경도 또는 중등도 의 백색을 띠며 고등급 병변에서는 진한 백색을 띠는 링이 융기되어 있다.

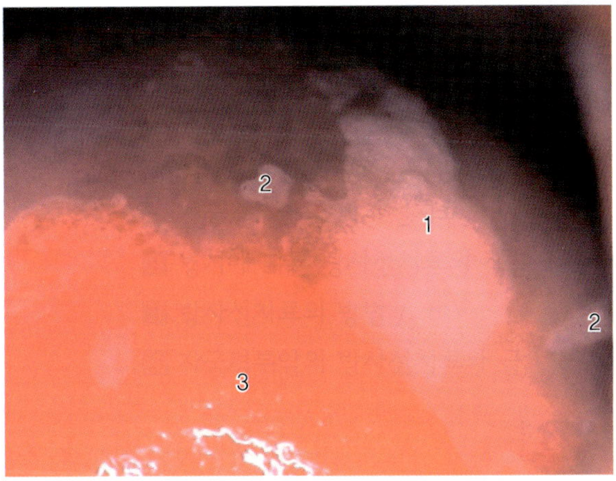

그림 3-2. Acetowhite epithelium after the treatment of acetic acid
1: 유두형(Wp) 2: 편평형(Wf) 3: 원주상피 세포(C)

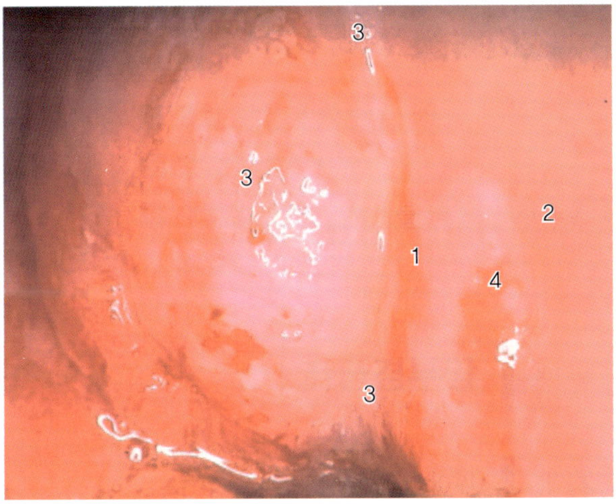

그림 3-3. Flat acetowhite epithelium (flat, Wf)
1: 편평형(Wf major)
2: 편평형(Wf minor)
3: 선구형(Wg)
4: 원주상피 세포(columnal epithelium)

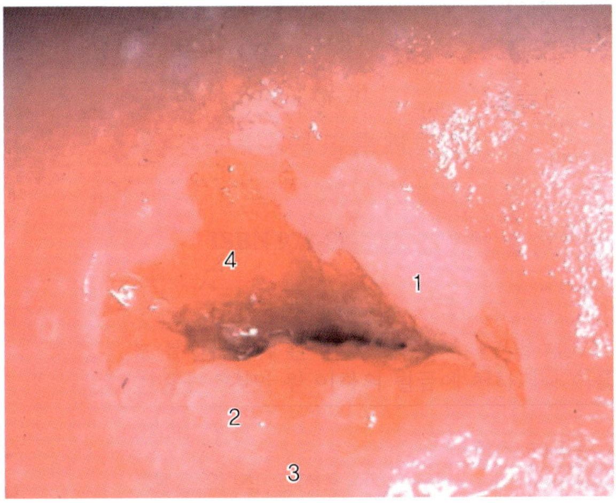

그림 3-4. Micropapillary acetowhite epithelium (Wp)
1: 미세유두형(Wp minor)
2: 미세유두형(Wp minor)
3: 변형대(Transformation zone)
4: 원주상피 세포(Columnar epithelium)

미세유두형(Micropapillary)은 초산도포 후 백색을 띠는 배경 안에 소유두상 돌기를 포함하는 소견으로 어떤 경우에는 유두상 돌기의 중심에 점상혈관상을 포함한다.

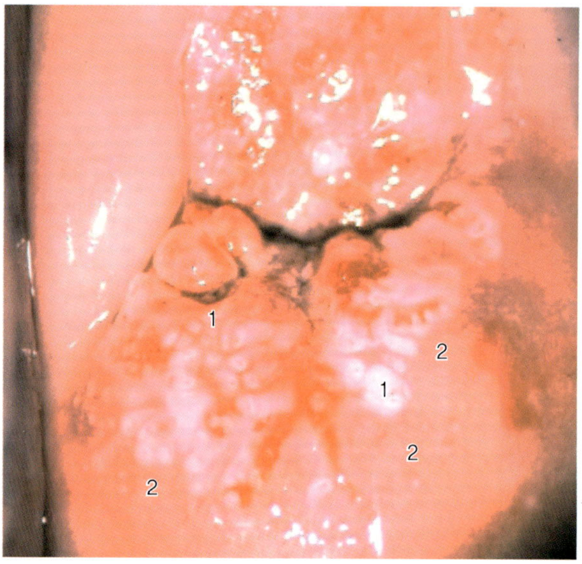

그림 3-5. Atypical glands (Wg)
1: 선구형(Wg major)
2: 변환대(Transfmatiom zone)

선구형은 초산백상피를 배경으로 선구가 모이고 포함되는 영역을 말한다.

ㄴ. 적점(Punctation; P)(그림 3-6)

모세혈관이 점상으로 보이는 국한성의 아성병변이다. 저등급 소견은 저등급의 초산백상피를 배경으로 명확한 적점을 보이며 각 적점 간의 거리는 비교적 규칙적이며, 적점의 크기 차이도 없다. 고등급 병변은 고등급 초산백상피를 배경으로 융기한 적점이 보이며 각적점간의 거리는 흩어져 있다. 적점의 명확한 크기 차이도 보인다.

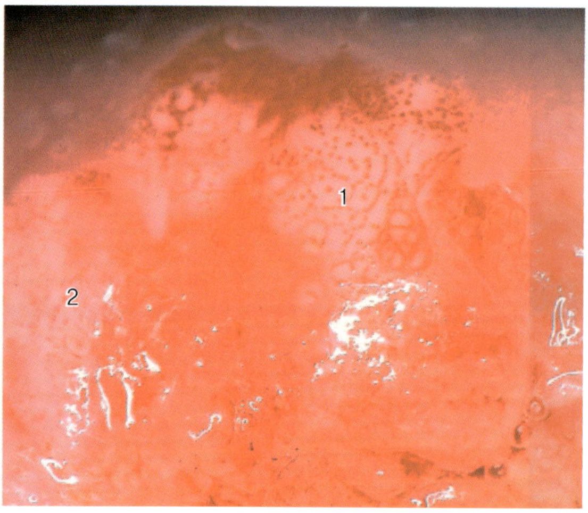

그림 3-6. Punctation (P)
1: 적점(P major)
2: 적점(P minor)

ㄷ. 모자이크(Mosaic, M)(그림 3-7)

빨간 경계로 구획지어져 모자이크 모양을 나타내는 국한성의 이상 병변이다. 저등급 소견은 저등급 초산백상피를 배경으로 약간 둥근 모자이크의 그물 모양을 보이고 크기의 차이 적은 반면 고등급 병변은 고등급 초산백상피를 배경으로 완성도 높은 모자이크 그물 모양을 보이고 병변이 진행하면 그물모양의 흐트러짐이나 크기의 차이를 보인다.

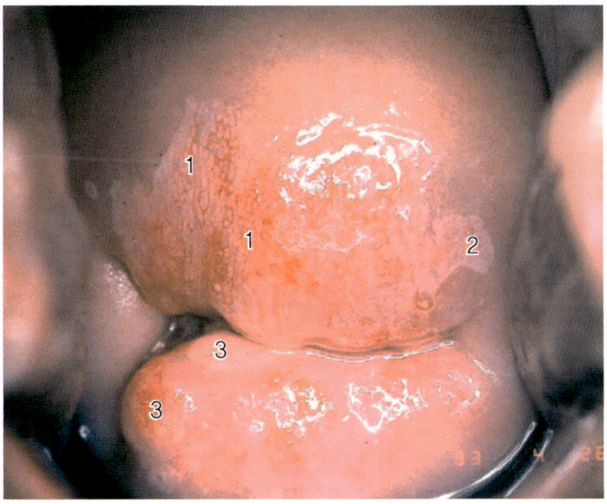

그림 3-7. Mosaic (M)
1: 적점(M major)
2: 초산백상피(W minor)
3: 적점(P major)

ㄹ. 백반(Leukoplakia, L)(그림 3-8)

융기한 백색의 국한성 병변에서 조직학적으로는 각질증식증(hyperkeratosis)이나 이상각화증(parakeratosis)에 해당된다. 이 소견은 초산백상피와 달리 초산도포 전부터 관찰된다.

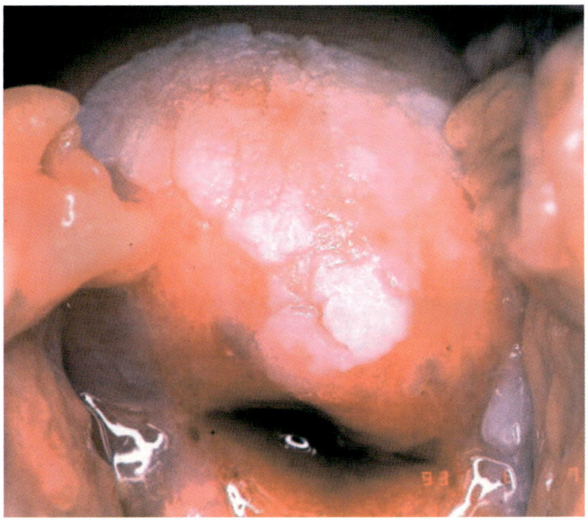

그림 3-8. Leukoplakia in anterior cervix

ㅁ. 비정형 혈관(Atypical vessels)

콤마, 코르크 병따개, 스파게티 모양으로 보이는 불규칙한 주행을 나타내는 이상혈관을 포함하는 국한성의 이상 병변이다. 여기서 말하는 혈관의 모양은 적점이나 모자이크에서 보이는 혈관이나 미세하게 분기한 혈관이 아니다.

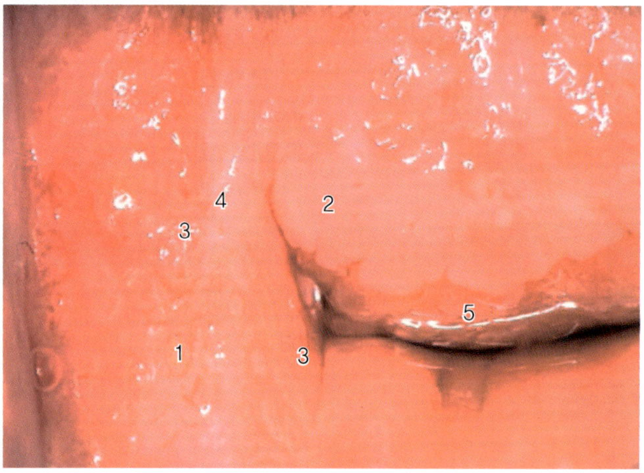

그림 3-9. Atypical vessels (aV)
1: 비정형 혈관(aV)
2: 편평형 초산백상피(Wf major)
3: 선구형 초산백상피(Wg major)
4: 점적(P maj)
5: 원주상피 세포(columnar epithelium)

ㅂ. 침윤암 소견(Invasive Cancer, IC)(그림 3-10)

질경으로 알 수 있는 명백한 침윤암을 말하는데 시진 및 내진으로는 불분명하지만 질확대경으로는 명백히 침윤암이라고 알 수 있는 증례를 IC-a (colposcopic invasive carcinoma), 육안적으로 침윤암이라고 알 수 있는 증례 IC-b (Overt carcinoma)로 구분된다.

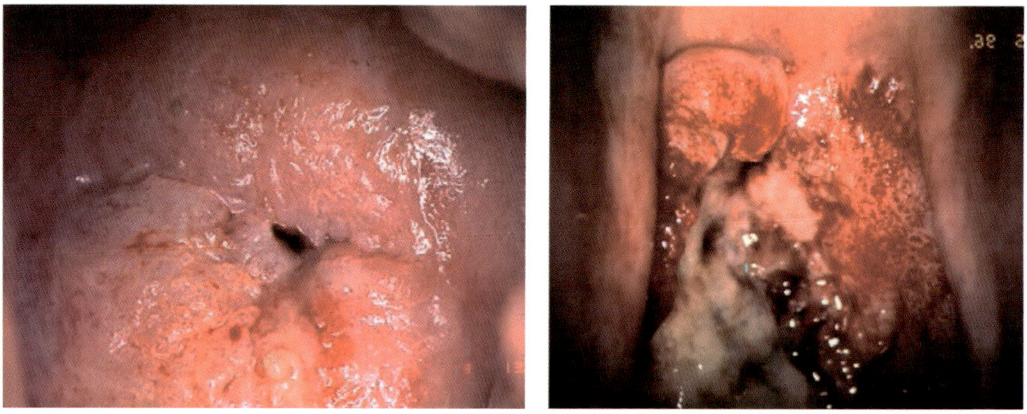

그림 3-10. Invasive cancer (a: IC-a, b: IC-b)

③ 불만족 질확대경 소견(Unsatisfactory Colposcopy, UC)(그림 3-11)

편평상피와 원주상피의 경계를 확인할 수 없는 증례를 말하는데 자궁경관경을 이용하여 경계를 확인할 수 있는 경우는 포함되지 않는다. 이때 질확대경으로 관찰 가능한 부위의 이상소견 유무에 따라 UC-a(정상소견인 경우)와 UC-b(이상소견을 보인 경우)로 분류한다.

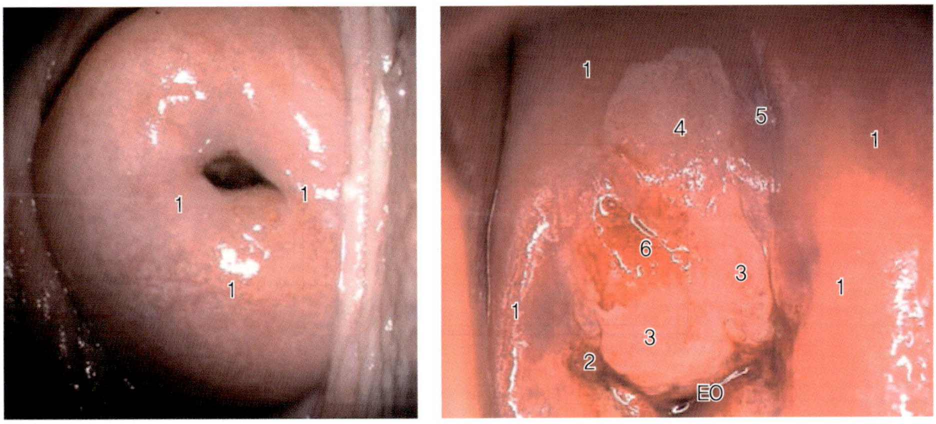

그림 3-11. Unsatisfactory colposcopy
1: 편평 상피 세포 (Squamous; S)
2: 원주상피 세포 (Columnar; C)
3: 편평형 초산백상피 (Wf major)
4: 점적 (P minor)
5: 편평형 초산백상피 (Wf minor)
6: 과거 생검 부위

ㄱ. UC-a 편평상피(1)만 보이며 1차 junction은 확인할 수 없지만 이상소견은 없음

ㄴ. UC-b 원주상피가 일부에 보일 뿐이며 대부분의 2차 junction은 보이지 않으며 이상 소견이 내경관까지 연결되어 병변 전체를 볼 수는 없음

④ 그 외의 암이 아닌 여러 가지 소견(Miscellaneous findings)

ㄱ. 미세유두상 병변(Non-acetowhite micropapillary surface; Pap)

표면에 국한되어 비세유두 소견을 보이고 초산도포로 초산백 변화를 나타내지 않는 소견을 말하는데 조직학적으로는 인유두종 감염을 나타내는 경우가 많다.

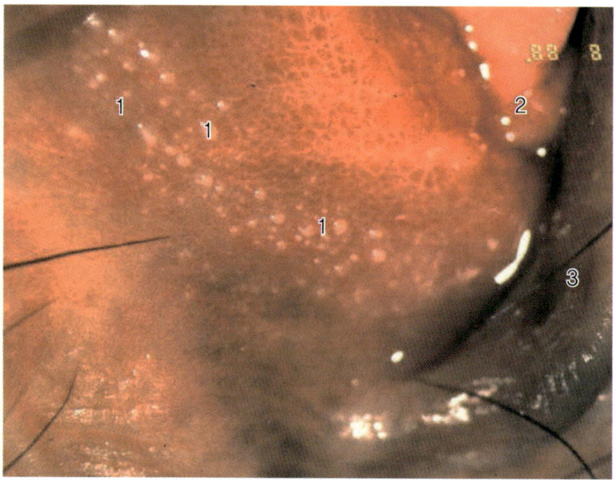

그림 3-12. Micropapillary lesion in right labium minora
1: 여러개의 미세유두(인유두종바이러스 감염)
2: 질벽
3: 좌소음순

ㄴ. 콘딜로마(Exophytic condyloma; Con)

외향발육형의 병변으로 유두형상을 나타내며 루프모양의 혈관을 나타내는 경우가 많다.

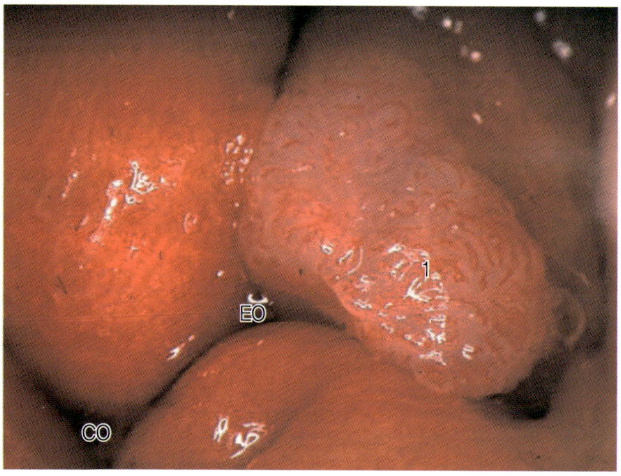

그림 3-13. Condyloma
1: 외경관

ㄷ. 염증(Inflammation; Inf)

비만성의 점 형상 혈관을 나타내는 광범위한 충혈상이나 혈관상은 점적과 비슷하다.

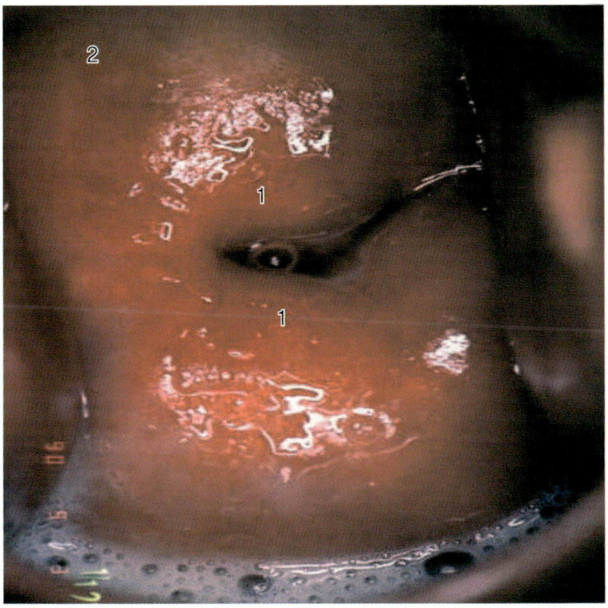

그림 3-14. Trichomonas vaginitis
1: 발적한 변형대
2: 편평상피에서 점상혈관의 선상배열
3: Trichomonas 질염으로 보이는 포말상 분비물

ㄹ. 폴립(Polyp; Po)

폴립 표면은 원주상피세포 또는 변형대의 소견을 나타낸다.

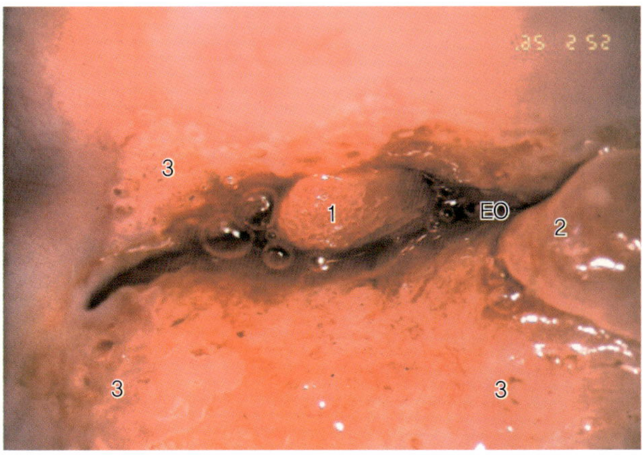

그림 3-15. Polyp
1: 원주상피로 둘러싸인 폴립
2; 변환대로 둘러싸인 폴립
3; 변환대

ㅁ. 위축(Atrophy; Atr)

에스트로겐이 저하된 상태에 있어서의 편평상피를 말한다. 상피는 비교적 얇아서 혈관모양이 용이하게 보인다.

ㅂ. 미란(Erosion; Er)

상피가 박리 박퇴한 영역을 말하며 외상에 의한 것이 많다. 주변에 명백한 이형 변환대의 소견을 수반하는 것 같은 상피박탈은 이 항목에는 포함되지 않는다.

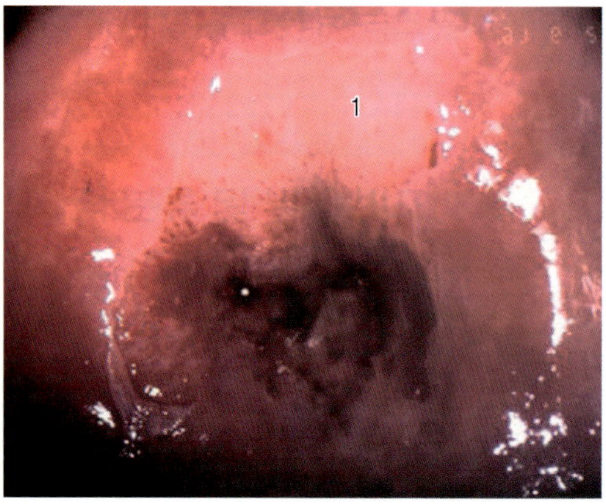

그림 3-16. Erosion

ㅅ. 궤양(Ulcer; Ul)

궤양형성을 나타내고, 이상소견이나 침윤암 소견이 수반되지 않는 증례를 말한다.

(5) 질확대경 소견에 따른 등급체계

질확대경을 통해 나타나는 소견을 바탕으로 조직학적 진단을 미리 예견하고자 하는 많은 시도들이 이루어져 왔다. 현재 질확대경 검사소견을 점수화하여 조직학적 진단을 예측하는데 Reid 등이 제시한 Reid colposcopic index가 잘 알려져 있다. Reid 등은 1984년 두께(Thickness), 표면(contour), 색깔(color), 혈관(vessels), 요오드 염색(iodine stain) 등 5가지 기준을 점수화하여 3단계로 상피내 종양을 진단하였다. 한편 2년 후 기준을 수정하여 4가지 기준에 따른 점수를 통해 3단계의 상피내 종양을 예측하는 등급체계로 현재 사용하는 Reid colposcopic index를 제시하였으며 내용은 아래 표에서 보는 바와 같다[10](표 3-3).

표 3-3. Reid's colposcopic index

Colposcopic sign	0 points	1 Point	2 Points
Margin	- Condylomatous or micropapillary contour - Indistinct borders - Flocculated or feathered margins - Jagged, angular lesions - Satellite lesions, acetowhite change that extends beyond the transformation zone	- Regular lesions with smooth, straight outlines - Sharp peripheral margins	- Rolled, peeling edges - Internal borders between areas of differing apearance
Color	Shiny, snow-white color Indistinct acetowhite change, semitransparent rather than completely opaque	Shiny, gray-white Intermediate white	Dull, oyster-gray
Vessels	- Uniform, fine caliber - Randomly arranged patterns - Nondilated capillary loops - Ill-defined areas of fine punctuation or mosaic	Absent vessels	Definite punctuation or mosaic Individual vessels dilated, arranged in sharply demarcated, well-defined patterns
Iodine staining	Positive iodine uptake producing a mahogany-brown color; (3점 이하)	Partial iodine uptake (〉 4점 이상) (variegated and speckled appearance)	Negative iodine uptake (4점 이상)
Colposcopic score	0-2 = HPV or CIN1 (low-grade disease)	3-4 = CIN1 or CIN2 (intermediate-grade disease)	5-8 = CIN2 or CIN3 (high-grade disease)

5) 조직생검

자궁경부 상피내 종양 및 침윤암을 확진하기 위해서는 조직학적 진단이 이루어져야 하며 이를 위한 여러 방법을 이용해 조직을 채취할 수 있다.

(1) 착공생검(Punch biopsy)

초산이나 루골액 등을 도포하거나 아무런 처치를 하지 않고 육안으로 조직을 생검하는 것을 말한다.

(2) 확대경 조준하 생검(Colposcopy directed biopsy)

확대경으로 자궁경부를 자세히 관찰한 후 병변이 있는 부위를 조준하여 생검하는 방법으로 그 정확도가 매우 높지만 자궁경관 외구에 병변이 없고 내경관에 있을 경우 조준생검이 어렵거나 불가능할 수 있다.

(3) 환상투열요법(LEEP)

다양한 크기의 Loop를 이용해 자궁경부를 절제하여 생검을 시행하는 방법으로 치료적인 목적으로도 가능하다.

(4) 원추생검

Knife, laser, electrocatery를 통해 자궁경부를 원추형으로 절제하는 방법으로 진단 및 치료 목적으로 조직생검을 할 수 있다.

(5) 자궁경관내 소파술

세포진 검사상 자궁경관내 병변이 의심되나 확대경에서 병변이 보이지 않을 경우 적절한 검체 채취를 위해 자궁경관내 소파술을 시행하게 된다.

2 자궁경부암의 진단

1) 증상

자궁경부암 환자들이 호소하는 증상으로는 혈성 질분비물, 부정기 질출혈, 성교 후 질출혈 등이 있을 수 있으며 병이 진행됨에 따라 악취를 동반한 질출혈, 복부종괴, 배뇨장애, 골반 통증 등이 나타난다. 그러나 약 20%의 환자는 진단 시 증상이 없고 초기 증상의 경우 타 부인과 질환에서도 나타날 수 있는 비특이적 증상을 나타낸다. 또한 증상에 의해 자궁경부암을 의심할 수 있는 경우에는 병기가 많이 진행된 경우가 많다.

2) 병기결정

자궁경부암의 병기는 임상적 평가에 기초한 임상적 병기체계가 우선적으로 인정되고 있다. 임상적 병기는 차후에 발견되는 소견에 의해 변경되어서는 안 되며, 병기결정에 있어 의문이 있는 경우 초기에 결정된 병기를 채택한다. 현재 FIGO에서 제시하는 병기결정 방법으로 질확대경 검사 및 생검, 자궁경부 원추절제술, 방광경 및 직장경 검사 외에 영상진단을 시행할 수 있다. 그러나 영상진단의 효용성에 대해서는 논란이 있어 FIGO에서는 병기 결정방법에서 흉부 X-선, 경정맥신우조영술(intravenous pyelograhy; IVP), 바륨관장(barium enema)으로 제한하였다. 병기 설정에 관해서는 7장에서 자세하게 다룰 예정으로 여기에서는 간단하게 언급하겠다.

III. 결론

자궁경부 세포진검사가 도입된 후 선진국에서는 자궁경부암의 발생률이 현저히 줄어들었다. 최근 HPV에 대한 예방백신의 시행으로 자궁경부암의 발생률은 더욱 감소할 것으로 예상되지만 선별검사 및 진단방법에 대한 중요성은 간과되어서는 안 될 것이다.

2006년 ASCCP에서는 자궁경부 상피내 종양의 진단 및 치료에 대한 가이드라인을 제시했으며 현재 자궁경부 세포검사, 인유두종바이러스 검사, 질확대경 검사를 통해 자궁경부암 및 상피내 종양의 진단이 이루어지고 있다.

앞으로 인유두종바이러스 예방접종에 따른 자궁경부암의 감소는 선별검사 및 진단에 대한 변화가 필요할 것으로 예상되지만 자궁경부암의 조기진단 및 예방을 위해 진단방법에 대한 교육 및 연구가 지속되어야 할 것이다.

☞ 참고 문헌

1. Solomon D, Davey D, Kurman R, Moriarty A, O' Connor D, Prey M, et al. The 2001 Bethesda System: terminology for reporting results of cervical cytology. JAMA. 2002; 287(16): 2114-9.
2. Gay JD, Donaldson LD, Goellner JR. False-negative results in cervical cytologic studies. Acta Cytol. 1985; 29(6): 1043-6.
3. Weintraub J, Morabia A. Efficacy of a liquid-based thin layer method for cervical cancer screening in a population with a low incidence of cervical cancer. Diagn Cytopathol. 2000; 22(1): 52-9.
4. Disaia PJ, Creasman WT, editors. Clinical Gynecologic Oncology. 6 ed. St. Louis, Missouri, USA: Mosby Inc.; 2002.
5. Manos MM, Kinney WK, Hurley LB, Sherman ME, Shieh-Ngai J, Kurman RJ, et al. Identifying women with cervical neoplasia: using human papillomavirus DNA testing for equivocal Papanicolaou results. JAMA. 1999; 281(17): 1605-10.
6. Colposcopic syllabus for cancer detection. 2 ed: the university of Texas system cancer center; 1981.
7. Coppleson M, Pixely EC. Gynecologic Oncology. In: Coppleson M, editor. 1 ed. Edinbergh, London, Melbourne, New york: Churchill Livingstone; 1981.
8. Hinselmann H. Die klinische und mikroskpische Gruhdiagnose des portiokarzinoms. Arch Gynakol. 1934; 156: 239.
9. Burnstein J, Bentley J, Bosze P, Girardi F, Haefner H, Menton M, et al. 2011 IFCPC colposcopic nomenclature. the 14th World Congress of Cervical Pathology and Colposcopy 2011; Rio de Janeiro; 2011.
10. Reid R, Scalzi P. Genital warts and cervical cancer. VII. An improved colposcopic index for differentiating benign papillomaviral infections from high-grade cervical intraepithelial neoplasia. Am J Obstet Gynecol. 1985; 153(6): 611-8.

c·h·a·p·t·e·r 04

자궁경부 상피내 종양의 치료

I. 서론

한국 중앙 암 등록 본부의 조사에 따르면 자궁경부암의 발생은 1999년 4,443명에서 2008년 3,888명으로 계속 감소를 보이고 있으며 이는 자궁경부 세포검사와 인유두종바이러스 검사의 확대와 더불어 전암 병변인 자궁경부 상피내 종양(cervical intraepithelial neoplasia; CIN)의 치료의 결과라고 볼 수 있다1. 그만큼 자궁경부암 2차적 예방으로서 자궁경부 상피내 종양의 치료는 중요한 역할을 한다. 따라서 상피내 종양의 정확한 진단과 더불어 효과적인 치료가 이루어져야 한다. 이 장에서는 진단에 따른 치료에 대해서 열거하고자 한다.

II. 본론

1 자궁경부 상피내 종양의 단계에 따른 치료 결정

자궁경부 상피내 종양의 치료에는 경과를 관찰하거나 즉각적인 치료를 시행하는 두 가지의 일반적인 접근 방법이 있다. 이들 접근 방법을 선택할 때에는 자궁경부 세포검사 결과, 질확대경(Colposcopy) 상의 추정 진단, 자궁경부 조직검사 결과 및 나이, 임신 여부, 치료 방법에 대한 반응 등의 환자의 개인적인 특성 등을 종합하여 결정하게 된다. 특히 치료방법에 따라 향후 임신 시 조산 같은 역효과를 발생시킬 수 있으므로 그 위험성을 고려하여 치료 방법을 결정해야 한다.

1) 경증 자궁경부 상피내 종양(CIN 1)의 치료

자궁경부 세포검사에서 저등급 편평상피내 병변(low grade squamous intraepithelial lesion; LSIL)이고 질확대경 및 조직검사에서도 경증 자궁경부 상피내 종양으로 진단된 경우 추적검사를 하거나 국소파괴요법을 고려할 수 있다. 질확대경 소견 상 특이소견을 보이지 않고, 조직검사에서 자궁경부 상피내 종양 발견 없이 만성 경부염이나 편평상피 화생(squamous metaplasia)만 나오는 경우에는 추적관찰이 바람직하다. 특히 젊은 여성의 경우 인유두종바이러스에 대한 자연치유(natural regression)의 확률이 높으므로 단기간 추적검사가 권장된다. 추적관찰은 6~12개월 후 자궁경부 세포검사나 인유두종바이러스 검사를 시행하여 이형성세포가 다시 나오거나 바이러스 감염이 확인되면 질확대경 검사를 다시 시행하여 그 결과에 따라 조치를 한다. 만약 추적관찰에서 정상이 나온다면 매년 정기적으로 검진을 할 수 있다. 한국의 경우 자궁경부암 호발 국가이므로 추적관찰 주기를 3~6개월로 줄이는 것도 설득력이 있다.

경증 자궁경부 상피내 종양의 치료를 요하는 적응증이 따로 있지는 않다. 질확대경 검사가 만족스러운 경우(satisfactory colposcopy) 자궁경부 변형대 내에 국한되어 있어야 한다. 백색상피(acetowhite epithelium), 모자이크현상(mosaicism) 같은 고등급을 시사하는 소견에서 조직검사 상 경증 자궁경부 상피내 종양으로 나오는 경우 그 병변이 원형으로 넓게 분포되어 있을 때 원추 생검 혹은 국소파괴요법을 고려할 수 있다. 질확대경 검사와 함께 자궁내경관 소파술(endocervical curettage; ECC)을 시행하여 자궁경관내 병변이 없는 것을 확인 후 치료해야 한다. 질확대경 검사가 만족스럽지 않는 경우(unsatisfactory colposcopy) 원추 생검을 실시하게 되는데 조직검사 상 경증 자궁경부 상피내 종양으로 나와 결과적으로 치료가 되는 경우도 있다.

(1) 저등급 병변의 세포 검사에서 나온 경증 자궁경부 상피내 종양

① 경과 관찰

저등급 병변에서는 자연적인 호전이 대부분의 여성에서 관찰되기 때문에, 조직검사에서 경증 자궁경부 상피내 종양으로 확진된 여성에서는 경과 관찰을 기대해도 좋다. 단, 질확대경 검사에서 전체 병변과 변형대의 경계가 확실하게 구분이 되는 경우로 제한된다. 세포검사에서 저등급 편평상피내 병변(LSIL)이거나 고위험 인유두종바이러스 검사에서 양성을 보인 고등급 병변을 배제할 수 없는 비정형 편평세포(Atypical squamous cell cannot exclude HSIL; ASC-H)인 여성에서 질확대경 검사를 시행했을 때 80~85%는 조직 검사에서 경증 자궁경부 상피내 종양 이하로 나오게 된다[2,3]. 이 여성들을 경과 관찰한 경우 9~16%에서 2년 내에 중등도/중증 자궁경부 상피내 종양으로 진단받게 된다. 또한, 세포검사에서 고등급 병변을 배제할 수 없는 비정형 편평세포(ASC-H)의 결과와 조직검사에서 경증 자궁경부 상피내 종양 이하의 결과를 보였던 여성에서는 단지 11%만이 중등도/중증 자궁경부 상피내 종양으로 진행하게 된다[4]. 따라서 경과 관찰을 할 경우 효과적인 검사 방법이 중요하다. 이러한 여성들을 대상으로 경과 관찰할 때의 접근 방법에 대한 무작위 연구에서 만약 고위험 인유두종바이러스 검사에서 양성을 보일 경우 12개월 후 인유두종바이러스 검사를 시행하고 질확대경 검사를 반복 시행하는 것이 6개월마다 세포검사를 시행하는 것이나 세포검사와 고위험군 인유두종바이러스 검사를 동시에 시행하는 것보다 효과적이라고 결론을 내렸다[3]. 12개월 후 인유두종바이러스 단독 검사를 통해 중등도/중증 자궁경부 상피내 종양이 발견될 민감도는 92%였기 때문이다. 이 결과에 근거하여 미국 질확대경 및 자궁경부 병리학회(American Society for Colposcopy and Cervical Pathology; ASCCP) 지침에서는 조직검사에서 확진된 경증 자궁경부 상피내 병변 환자에서 12개월 후 인유두종바이러스 검사를 시행하거나 6개월과 12개월에 반복적으로 세포검사를 시행하도록 권유하고 있다. 이 반복 검사에서 비정형 편평세포 이상의 결과를 보이거나 고위험 인유두종바이러스 결과가 양성일 경우 질확대경 검사는 반드시 시행해야 하며, 두 번의 세포검사가 음성이거나 인유두종바이러스 결과가 음성일 경우 정기검진을 권유할 수 있다고 하였다.

② 국소파괴요법 또는 절제요법

만약 경증 자궁경부 상피내 병변이 24개월 이상 지속된다면, 냉동치료, 전기소작술, 레이저 치료 같은 국소파괴요법이나 원추생검, 레이저원추생검, 환상투열요법 같은 절제요법으로 치료한다. 국소파괴요법을 시행하기 전에 자궁내경관 소파술을 시행하여 자궁경관내 병변을 확인하여야 한다. 환자가 암에 대해 두려움이 크다면 즉각적으로 치료하는 것도 하나의 방법이 될 수 있다. 하지만 이러한 결정은 환자에게 경과 관찰에 대한 잘못된 판단을 줄 수 있기 때문에, 치료를 시행하기 전 대부분의 환자들이 치료 없이도 자연적으로 호전이 되며, 치료는 적당한 이유가 발생할 경우에만 시행한다고 설명해야 한다. 국소파괴요법은 질확대경 검사가 만족스럽거나(satisfactory), 자궁내경관 조직검사에서 음성으로 나온 경우 일차로 시행할 수 있다. 만약 불만족한 질확대경 검사인 경우 진단적 절제요법을 시행하여 향후 재발의 위험성을 낮추고 숨겨져 있는 고등급 병변의 가능성을 배제한다. 또한 국소파괴요법 후 추적검사에서 자궁경부 상피내 병변이 확인 되는 경우에도 국소파괴요법 재시행보다는 절제요법을 선택하는 것이 좋다.

(2) 고등급 병변의 세포검사에서 나온 경증 자궁경부 상피내 병변

세포검사에서 고등급 병변(High grade squamous intraepithelial lesion; HSIL, Atypical glandular cell-no otherwise specified; AGC-NOS)으로 나온 환자의 치료 방법을 결정할 때에는 질확대경 검사 소견, 환자 나이 및 향후 임신 계획 등을 반드시 고려해야 한다. 이런 경우에는 질확대경 검사 및 조직검사에서 고등급 병변을 놓쳤을 가능성이 있기 때문에 진단 목적의 절제요법이 시행되어야 하며 대부분의 경우에서 절제요법은 진단과 치료의 목적 모두를 제공하게 된다. 하지만, 절제요법이 향후 임신에 영향을 줄 수 있기 때문에 미국 질확대경 및 자궁경부 병리학회(American Society for Colposcopy and Cervical Pathology; ASCCP) 지침에서는 질확대경 검사 소견이 만족스럽거나 자궁내경관 조직검사에서 음성을 보일 경우에 한정하여 경과 관찰을 권유하였다.

2) 중등도/중증 자궁경부 상피내 병변(CIN 2/3)의 치료

중등도/중증 자궁경부 상피내 병변은 조직학적인 구분이 매우 어렵기 때문에 동일한 방법으로 치료하게 된다. 대부분의 중등도/중증 자궁경부 상피내 병변 환자에게는 경과 관찰보다 수술적인 치료가 시행되기 때문에 치료를 시행하지 않았을 경우에 대한 자료는 부족하다. 중등도 자궁경부 상피내 병변 환자에서 치료를 시행하지 않았을 경우, 40~58%에서 호전이 되며, 22%의 환자에서는 중증 자궁경부 상피내 병변으로, 5%에서는 침윤암으로 진행하게 된다[5-8]. 중증 자궁경부 상피내 병변에서는 자연 소실될 가능성이 약 32~47%이며, 치료하지 않을 경우 12~40%에서 침윤암으로 진행하게 된다. 중증 자궁경부 상피내 병변보다 중등도 자궁경부 상피내 병변에서 병변이 진행되는 확률이 낮은 이유는 고위험 인유두종 바이러스 중 악성 종양과 연계성이 낮은 종류인 31, 33, 35, 39, 45, 51, 52, 58번에 의해 중등도 자궁경부 상피내 병변이 발생하는 경향이 있기 때문이다[9].

2 특수한 경우

1) 임산부

임신 시 자궁경부는 혈관확장 및 화생반응의 증가로 쉽게 출혈을 일으키며 응고가 잘 되지 않으며 감염의 경우 조산이 증가할 수 있다. 그러므로 가급적 경험이 풍부한 부인종양전문가에게 의뢰하는 것이 바람직하며 진단과 치료에 있어 신중한 판단을 하여야 한다. 자궁경관내 소파술은 금기이며 외자궁경부에 대한 조직검사도 주의를 기울여 시행하여야 한다. 임신 중 자궁경부 상피내 종양은 악성이 의심되지 않는 한 분만 후로 치료를 연기하는 것이 바람직하다. 자궁경부 상피내 종양이 진단이 되면 6~12주 간격으로 세포검사와 질확대경 검사로 추적관찰하고 분만 6~8주 후 질확대경 검사를 시행하여 결과에 따라 치료 여부를 결정한다.

2) 고령

폐경기 여성에서 저등급 상피내 병변이 나온 경우 질확대경 검사가 원칙이나 국소적 에스트로겐 치료 후 6~12개월 후 재검사도 선택적으로 시행할 수 있다. 재검사에서 다시 편평상피 이상세포가 나오거나 인유두종바이러스 검사 양성이 나오면 질확대경 검사를 시행해야 한다.

3) 사춘기 여성

질확대경 검사가 원칙이며 6개월 후 세포검사를 재시행하거나 인유두종바이러스 검사를 12개월 후에 재검사할 수 있다. 앞서 언급한 바처럼 젊은 여성의 경우 인유두종바이러스에 대한 자연치유(natural regression)의 가능성이 높으므로 추적검사가 설득력이 높다. 재검사에서 편평상피 이상세포가 나오거나 인유두종바이러스 검사 양성으로 나오면 질확대경 검사를 시행하여야 한다.

3 자궁경부 상피내 병변의 치료 방법

1) 국소파괴요법

(1) 적응증

미국 질확대경 및 자궁경부 병리학회(American Society for Colposcopy and Cervical Pathology; ASCCP) 지침에서는 다음과 같은 두 가지의 경우에 국소파괴요법을 시행할 수 있다고 하였다.

- 2년 이상 지속된 경증 자궁경부 상피내 병변
- 중등도/중증 자궁경부 상피내 병변

각 환자들은 특정한 조건에 맞는 경우에만 국소파괴요법을 시행받을 수 있다. 국소 파괴 요법을 시행하기 위해서는 침윤성 병변과 자궁경관내 병변이 없어야 한다. 이런 조건을 만족하기 위해서는 환자들은 다음의 조건 모두를 만족해야 한다.

- 만족스러운 질확대경 검사(전체 자궁경부 변형대의 관찰)
- 조직검사를 통한 자궁경부 상피내 병변의 확진; 세포검사 만으로는 불충분하다.
- 자궁내경관 소파술에서 음성
- 세포검사와 조직검사 각각의 결과가 일치

(2) 국소파괴 요법의 종류 및 방법

냉동치료는 외래에서 쉽게 시행할 수 있는 시술법이지만, CO_2 레이저 파괴술(CO_2 LASER ablation)이나 전기소작술(electrocoagulation)은 환자에게 많은 통증을 유발할 수 있기 때문에 전신 마취가 필요할 수 있다. 일반적인 수술 전 혈액검사, 배양검사, 예방적 항생제 투여는 필요하지 않다.

시술로 인한 자궁 경련 등의 통증을 최소화하기 위해 진통제를 전처치한 후 국소 마취제를 사용하여 시술을 시작한다. 국소 마취제는 자궁경부 기질(stroma)에 주입하거나 자궁 경부 주위 차단술로 사용할 수 있지만, 비용-효과 면에서 자궁경부 기질에 주입하는 것이 통증과 자궁 경련을 줄이는데 더 좋다.

모든 치료를 시행할 때 자궁 경부에는 치료할 부위를 확인하기 위해 루골액(Lugol's iodine)을 발라야 한다. 또한, 자궁경부 상피내 병변은 자궁경부 샘와(glandular crypt)까지 퍼져 있을 수 있기 때문에 모든 국소 파괴요법은 최소한 4.8mm의 깊이까지 시행되어야 한다. 이렇게 했을 경우 99% 이상의 병변을 치료할 수 있다[10].

① 냉동 치료

냉동 치료는 금속의 저온탐침으로 외자궁경부(exocervix)를 얼리기 위해 냉각제(이산화탄소 또는 아산화질소)를 사용한다. 세포내 수분을 얼려서 결정화시키고 병변을 파괴하기 위해 -20℃도까지 냉각시켜야 한다.

저온탐침은 편평하거나 원추 모양을 하고 있으며 지름이 19~25mm까지 다양하며 저온탐침의 모양이 치료 효과에 영향을 주는 지는 아직 명확하지 않다. 반면, 냉각제의 종류는 치료 결과에 영향을 준다. 아산화질소에 의해 발생한 조직 결정화는 이산화탄소에 비해 자궁경부 기질에 더욱 깊이 침투하게 된다.

- 시술 방법: 적절한 탐침을 선택하고 탐침과 자궁경부 조직 사이에 열에너지를 적절하게 전달시키기 위해 탐침 끝에 수용성 윤활제를 발라야 한다. 주의할 점은 만약 탐침이 자궁경부 검경(speculum)에 닿게 되면, 검경에 닿아 있는 질 조직 또한 영향을 받게 된다. 냉동치료 기구를 실행시키고 적당한 냉동 온도(-65~-85℃)에 도달하면 3분 간 자궁경부를 얼리고 냉동치료 기구의 작동을 멈춰서 자궁경부가 녹게 해야 한다. 그러면 탐침이 쉽게 자궁경부에서 떨어질 것이고 하얀색의 서리(frost)가 보일 것이다. 이 과정을 두 번 반복하는 것이 한 번만 시행하는 것보다 더 효과적이다.

② 이산화탄소 레이저 치료

레이저 수술은 특별한 교육을 받은 의료진에 한해 시행되어야 한다. 질확대경으로 보면서 시행해야 하며 조직 내의 수분이 레이저 에너지를 흡수하여 기화되면서 조직을 파괴하게 된다. 좀 더 효과적이게 하기 위해 병변은 외자궁경부 주변은 5mm 깊이까지, 내자궁경부 주변은 8~9mm까지 소작해야 한다.

- 시술 방법: 시술을 시행하는 방 안에 있는 모든 사람들은 보호안경을 착용해야 한다. 레이저 광선이 반사되거나 잘못 조준되어 주변의 다른 조직에 피해를 주는 것을 막기 위해 까만 색의 자궁검경을 사용해야 하고 환자의 회음부와 대퇴부를 젖은 수건으로 덮어야 한다. 종이 재질로 덮는 것은 불이 날 수 있기 때문에 피해야 한다. 질확대경으로 자궁경부를 관찰하면서 이산화탄소 레이저를 600~1200watts/cm^{2}의 강도로 사용하는 것이 적절하다.

③ 전기소작술

이 방법은 전기수술 장비(소작기)에 부착된 바늘을 사용하여 자궁경부 조직을 파괴하게 된다. 대부분 전신 마취를 필요로 하기 때문에 입원 환자에게 사용하는 경우가 많지만, 외래에서도 사용할 수 있다.

- 시술 방법: 변형대를 치료하기 위해 수차례 소작 바늘을 자궁경부에 이동시킨다. 30~35watts의 강도가 적절하다.

2) 절제요법

절제 요법은 국소파괴요법에 합당하지 않는 모든 환자에서 시행할 수 있다. 절제 요법에 대한 적응증은 다음과 같다.

- 미세침윤이 의심되는 경우
- 만족스럽지 않은 질 확대경 검사(변형대가 완전히 보이지 않은 경우)
- 자궁내경관 소파술에서 병변이 나온 경우
- 세포검사, 질확대경, 조직검사 결과가 일치하지 않는 경우
- 상피내 선암이 의심되는 경우
- 질확대경을 시행한 의료진이 침윤함을 배제하지 못하는 경우
- 국소파괴술 또는 절제요법을 시행한 후 재발한 경우

절제요법은 cold knife 원추절제술, 레이저 원추절제술, 자궁경부 환상 투열 절제술(LEEP 또는 LLETZ) 등의 방법이 있다. 일반적으로 미세침윤암이 의심되거나 상피내 선암이 의심되는 경우 cold knife 원추절제술이 시술 후 병변의 경계에 대해 파악할 수 있기 때문에 선호하게 된다. 원추절제술의 깊이는 임신이 필요한 여성에서는 최소한으로 제한되어야 한다.

(1) 수술 기법

원추절제술의 목적은 전체 변형대의 절제에 있다. 너무 작게 절제를 하면 병변이 부적절하게 제거가 될 수 있으며 많이 절제를 하면 향후 합병증을 유발할 수 있기 때문이다. 원추절제술의 크기와 모양은 각 환자의 상황과 수술 전 질 확대경 검사 결과 등에 근거하여 결정하여야 한다.

만약 변형대와 병변이 자궁경관 부분에 있으면서 외자궁경부 모양이 정상이라면 원추절제술은 좁고 길게 시행해서 외자궁경부 조직은 보존하면서 자궁경관 부분을 포함시켜야 한다. 반대로 병변과 변형대가 외자궁경부 조직을 넓게 포함시키고 자궁경관은 정상일 때는 넓고 얇게 시행해야 한다(그림 4-1).

수술 직전 바소프레신을 주사하고 수술 후 거즈를 삽입하는 것이 수술과 관련된 출혈량을 줄일 수 있다.

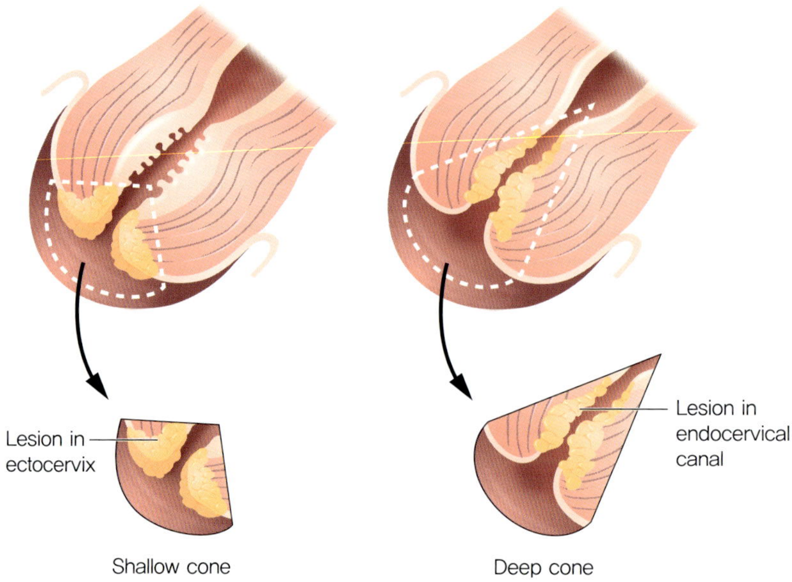

그림 4-1. The shape of conization according to the size and location of lesions

(2) Cold knife 원추절제술

Cold knife 원추절제술은 항상 전신 또는 부분 마취하에서 시행하게 된다. 환자는 쇄석술 자세로 위치해야 하며 수술 직후 방광을 비워줘야 한다. 일부 의료진은 방광 손상을 방지하기 위해 도뇨관을 거치시키는 데 수술로 인한 방광 손상이 적고 수술 후 요로감염의 위험성이 증가하기 때문에 반드시 시행해야 하는 것은 아니다. 자궁검경으로 질을 조심스럽게 벌리고 적절한 길이의 추견인기(weighted retractor)와 Deaver 견인기를 이용하여 자궁 경부를 노출시킨다.

수술 직전 루골액이나 3~5% 아세트산을 자궁 경부에 바르게 되면 변형대의 바깥 경계를 확인하는 데 도움이 된다. Tenaculum으로 변형대 바깥을 잡고 가능하면 반대쪽에도 잡는 것이 도움이 된다. 이후 혈관 수축 액을 자궁경부에 주입하고 수술을 시작하게 된다. 이때 사용하는 혈관수축액은 20~30mL의 바소프레신이나 1:200,000 에피네프린을 수술 경계 바깥쪽의 자궁 기질에 주사해야 하며, 이 과정을 통해 수술 중 출혈량이 감소하게 되고 수술 부위의 노출이 좋게 되며 결국 더욱 정확한 원추절제술을 시행할 수 있게 된다.

11번 칼날을 이용하여 변형대 바깥 경계 밖으로 절개를 시작하고 절개되어 나온 조직은 Allis clamp로 병변 부위에 손상을 주지 않는 방법으로 잡게 된다(그림 4-2).

수술 후 자궁 경부 부위를 처치하는 것은 여러 방법이 있다. Sturmdorf type의 봉합 방법이 사용되지만 이는 자궁 경부의 회복을 방해하게 된다. 또한 지혈제를 자궁경부에 삽입하거나 거즈를 삽입하는 방법이 있을 수 있으며 이는 12~24시간 후 제거해야 한다. 또 하나의 방법으로 Open cone bed technique이 있다. 이 방법은 전기 소작술로 출혈되는 부위만 지혈하는 것으로 자궁경부의 회복이나 출혈 부위 확인 등에는 좋은 것으로 생각된다.

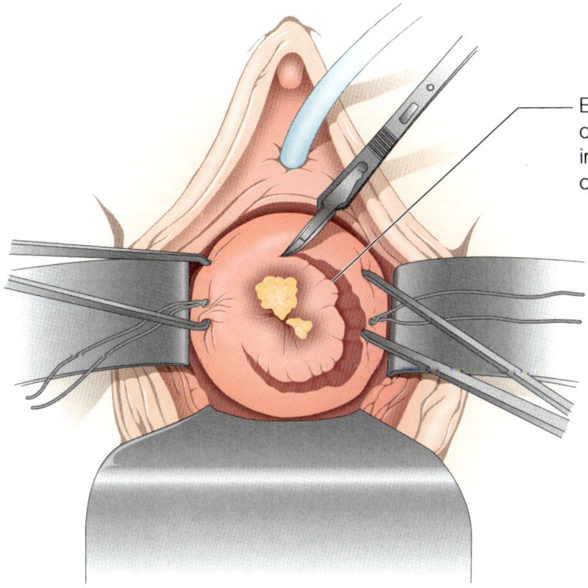

그림 4-2. The initiation of conization

(3) CO_2 레이저 원추절제술

레이저 원추절제술은 Cold knife 원추절제술에 비해 많은 노력이 필요한 수술 방법으로 숙련된 수술 기술이 필요하다. 대부분의 레이저 원추절제술은 수술방에서 전신 또는 부분 마취하에 시행하게 되지만, 매우 작은 원추절제술을 시행하거나 의료진의 기술이 뛰어난 경우, 환자의 협조가 좋은 경우, 골반장기 탈출증 등이 있는 경우에는 외래에서도 시행할 수 있다.

수술실에 있는 모든 사람은 보호안경을 착용해야 하며 오조준된 레이저 광선으로 인해 회음부나 대퇴부에 손상이 가지 않도록 젖은 수건 등을 수술 부위 주변에 덮어야 한다. 질경과 Tenaculum은 레이저 광선의 반사를 피하기 위해 검은색으로 준비해야 한다. 수술 전 준비 과정은 Cold Knife 원추절제술과 비슷하게 준비하게 된다. 레이저 원추절제술을 시행하기 위해서 필요한 출력은 일반적으로 1000~1500watts/cm^2 정도이다.

(4) 자궁경부 환상 투열 절제술(LEEP)

자궁경부 환상 투열 절제술은 루프 형태의 매우 가느다란 전선과 전기소작기계를 이용하여 시술한다. 루프는 매우 다양한 크기로 있으며 환자와 절제 크기 및 모양에 따라 다르게 적용해야 한다(그림 4-3). 플라스틱이나 절연된 자궁검경이 사용되어야 하며 자궁검경에 흡입기가 연결될 수 있는 것이 좋다. 자궁경부 환상 절제술은 외래에서 시행할 수 있으나 이는 환자가 협조적이어야 하며 시술에 필요한 공간이 넓어야 한다.

질 확대경 검사를 통해 병변에 맞는 루프의 모양을 결정한 후 자궁 경부에 혈관수축제를 주사하면서 시작한다. 전기소작기는 30~40watts/Blend 1에 세팅한다. 혼합된 전류는 절개에 사용하는 전류와 지혈에 사용하는 전류가 섞여 있다. 혼합된 전류의 양이 많아질 수록 지혈을 위한 전류가 많아지고 열 손상이 커진다.

루프를 자궁경부의 변형대에 위치시키고 조심스럽게 지나가면 된다. 이때 의료진이 루프를 빠르게 이동시키면 루프가 끌리면서 구부러지거나 조직에 들러붙게 되어 예상했던 것보다 좁게 시술이 될 수 있다.

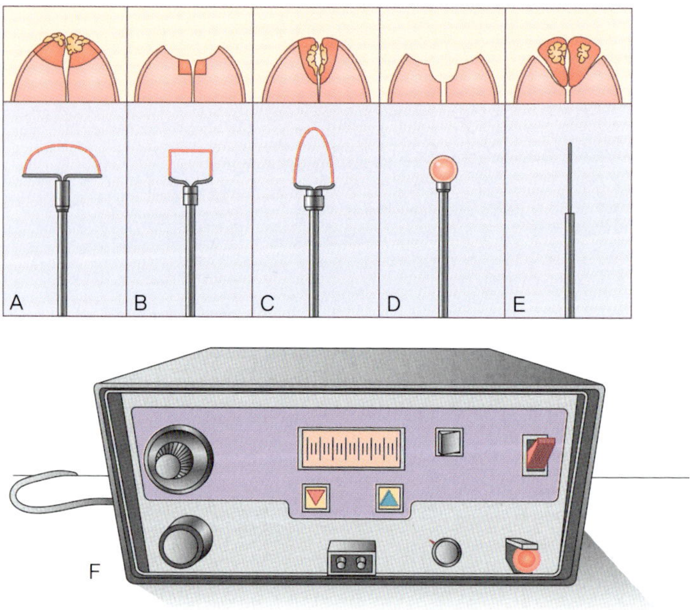

그림 4-3. LEEP equipments

만약 너무 느리게 이동하면 과도한 열 손상이 병변 조직에 발생하게 되기 때문에 적절한 속도로 이동해야 완전한 절제가 이뤄질 수 있다.

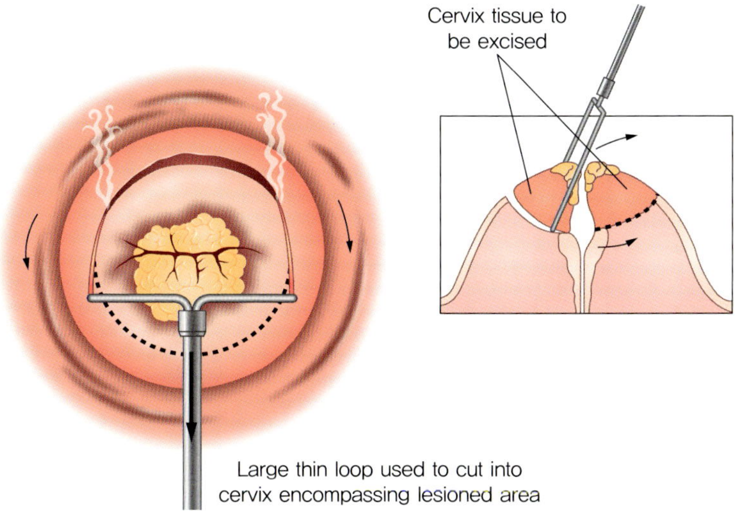

그림 4-4. Loop Electrosurgical Excision Procedure (Schematics)

III. 결론

전암병변의 치료 후 자궁경부암의 발생을 99% 예방할 수 있다[11]. 나아가 전암병변 치료 후 일반인과 비교하여 자궁경부암으로 사망하는 비율은 증가하지 않는 것으로 그 효과를 증명할 수 있겠다[12]. 그러나 전암병변을 가진 환자 스스로가 위험요인이 되므로 치료를 하더라도 향후 20년은 체계적인 추적관찰이 필요하다. 전암병변 치료 후 21개월 추적관찰에서 중등도/중증 자궁경부 상피내 종양 재발환자의 인유두종바이러스 감염은 93%의 민감도로 나타나므로 추적관찰 중 인유두종바이러스 검사를 시행하여 지속적 감염 유무를 통해 재발의 가능성을 판단하여야 한다[13].

☞ 참고 문헌

1. 보건복지부, 2008년 암등록통계. 국가암등록사업 연례 보고서, 2010: p. 1-144.
2. Cox JT, Schiffman M, Solomon D. Prospective follow-up suggests similar risk of subsequent cervical intraepithelial neoplasia grade 2 or 3 among women with cervical intraepithelial neoplasia grade 1 or negative colposcopy and directed biopsy. Am J Obstet Gynecol. 2003; 188(6): 1406-12.
3. Guido R, Schiffman M, Solomon D, Burke L. Postcolposcopy management strategies for women referred with low-grade squamous intraepithelial lesions or human papillomavirus DNA-positive atypical squamous cells of undetermined significance: a two-year prospective study. Am J Obstet Gynecol. 2003; 188(6): 1401-5.
4. Bonvicino A, Huitron S, Fadare O. Papanicolaou test interpretations of "atypical squamous cells, cannot

exclude high-grade squamous intraepithelial lesion" : an investigation of requisite duration and number of colposcopic procedures to a definitive diagnosis of high-grade dysplasia in routine practice. Cancer. 2007; 111(6): 477-81.

5. Ostor AG. Natural history of cervical intraepithelial neoplasia: a critical review. Int J Gynecol Pathol. 1993; 12(2): 186-92.
6. Mitchell MF, Tortolero-Luna G, Wright T, Sarkar A, Richards-Kortum R, Hong WK, et al. Cervical human papillomavirus infection and intraepithelial neoplasia: a review. J Natl Cancer Inst Monogr. 1996; (21): 17-25.
7. Chan JK, Monk BJ, Brewer C, Keefe KA, Osann K, McMeekin S, et al. HPV infection and number of lifetime sexual partners are strong predictors for 'natural' regression of CIN 2 and 3. Br J Cancer. 2003; 89(6): 1062-6.
8. Castle PE, Schiffman M, Wheeler CM, Solomon D. Evidence for frequent regression of cervical intraepithelial neoplasia-grade 2. Obstet Gynecol. 2009; 113(1): 18-25.
9. Nucci MR, Crum CP. Redefining early cervical neoplasia: recent progress. Adv Anat Pathol. 2007; 14(1): 1-10.
10. Abdul-Karim FW, Fu YS, Reagan JW, Wentz WB. Morphometric study of intraepithelial neoplasia of the uterine cervix. Obstet Gynecol. 1982; 60(2): 210-4.
11. Kalliala I, Anttila A, Pukkala E, Nieminen P. Risk of cervical and other cancers after treatment of cervical intraepithelial neoplasia: retrospective cohort study. BMJ. 2005; 331(7526): 1183-5.
12. Kalliala I, Dyba T, Nieminen P, Hakulinen T, Anttila A. Mortality in a long-term follow-up after treatment of CIN. Int J Cancer. 2010; 126(1): 224-31.
13. Gallwas J, Ditsch N, Hillemanns P, Friese K, Thaler C, Dannecker C. The significance of HPV in the follow-up period after treatment for CIN. Eur J Gynaecol Oncol. 2010; 31(1): 27-30.

c·h·a·p·t·e·r 05

자궁경부암의 병기 및 예후

I. 서론

조직 검사를 통해 침윤성 자궁경부암을 확진하게 되면 암의 진행 정도를 파악해야 한다. 다른 부인암과는 다르게 자궁경부암은 임상적으로 병기 설정을 하는 질환이다. 현재 기준이 되는 병기 설정은 FIGO (International Federation of Gynecology and Obstetrics) 종양 병기 분류 계통이며 이는 모든 조직학적 종류의 자궁경부암에 적용된다. 해당하는 자궁경부암의 병기가 애매할 때에는 낮은 병기를 선택해야 한다. 일차 치료 시작 전에 병기 설정이 끝나게 되며 한번 설정된 병기는, 심지어 재발하더라도, 변하지 않는다. 치료하는 도중 자궁경부암 환자의 병기가 낮게 변경될 경우 초기 질환의 치료 결과에 오류를 불러일으킬 수 있기 때문이다. 자궁경부암 진단 당시의 병기별 분포는 I기: 38%, II기: 32%, III기: 26%, IV기: 4%이다.

II. 본론

1 자궁경부암의 병기

자궁경부암의 종양 병기 분류 계통은 FIGO, World Health Organization (WHO), International Union Against Cancer (UICC)의 협조하에 만들어졌다. 병기 설정을 위하여 시행되는 검사법은 표 5-1과 같다. 이학적 검진을 정확하게 시행하기 위해서는 최대한 근육 이완과 환자의 협조가 필요하며 숙련된 전문가에 의해 시행되어야 한다. 필요 시 마취를 시행한 후 직장-질 내진 검사 (Bimanual recto-vaginal examination under anesthesia)를 시행하는 것도 도움이 된다.

표 5-1. Staging procedures

병기 설정에 필수적인 검사	선택적 검사
- 이학적 검진: 림프절 촉진 질 시진 양손 직장-질 내진 검사	
- 방사선 검사: 정맥 요로조영술(IVP) 바륨 관장(Barium enema) 가슴 X-선(Chest X-ray) 뼈대 X-선(Skeletal X-ray)	림프관 조영술(Lymphangiography) 초음파(Ultrasound) 컴퓨터단층촬영술(CT), 자기공명영상(MRI) 양전자방출 단층촬영(PET-CT) 방사성 골 스캔(Bone scan)
- 시술: 조직 생검(Biopsy) 원추절제술(conization) 자궁경 검사(Hysteroscope) 자궁경부 확대경 검사(Colposcope) 자궁내경관 소파술(Endocervical curettage) 방광경 검사(cystoscope) 직장경 검사(rectoscope)	

이러한 검사들을 통해 최종적으로 표 5-2에서와 같은 기준으로 자궁경부암 임상 병기를 구분하게 되며 각 병기에 해당하는 경우는 그림 5-1로 요약할 수 있다.

표 5-2. FIGO Staging of Carcinoma of the uterine cervix

I	암 종괴가 자궁경부에 국한된 경우		
	IA	오직 미세 현미경으로 진단되는 자궁경부암	
		IA1	기질 침습 ≤ 3mm 수평 확산 ≤ 7mm
		IA2	3mm < 기질 침습 ≤ 5mm 수평 확산 ≤ 7mm
	IB	임상적으로 관찰되는 종괴 또는 IA2보다 큰 경우.	
		IB1	병변 크기 ≤ 4cm
		IB2	병변 크기 > 4cm
II	종양이 자궁 밖까지 침범하였으나 골반 벽과 질의 하부 1/3 침범하지 않은 경우		
	IIA	자궁방 조직으로 침범이 없는 경우	
		IIA1	병변 크기 ≤ 4cm.
		IIA2	병변 크기 > 4cm
	IIB	자궁방 조직으로 침범이 있는 경우	
III	종양이 골반 벽을 침범하고 질 하부 1/3을 침범하였거나 수신증 혹은 비기능 신장을 갖는 경우		
	IIIA	질의 1/3을 침범하였으나 골반 벽을 침범하지 않은 경우	
	IIIB	골반 벽을 침범하고 수신증 혹은 비기능 신장이 있는 경우	
IV	종양의 범위가 골반의 경계를 넘었거나 방광 혹은 직장의 점막을 침범한 경우		
	IVA	골반의 주변 장기로 퍼진 경우	
	IVB	원격 전이를 보이는 경우	

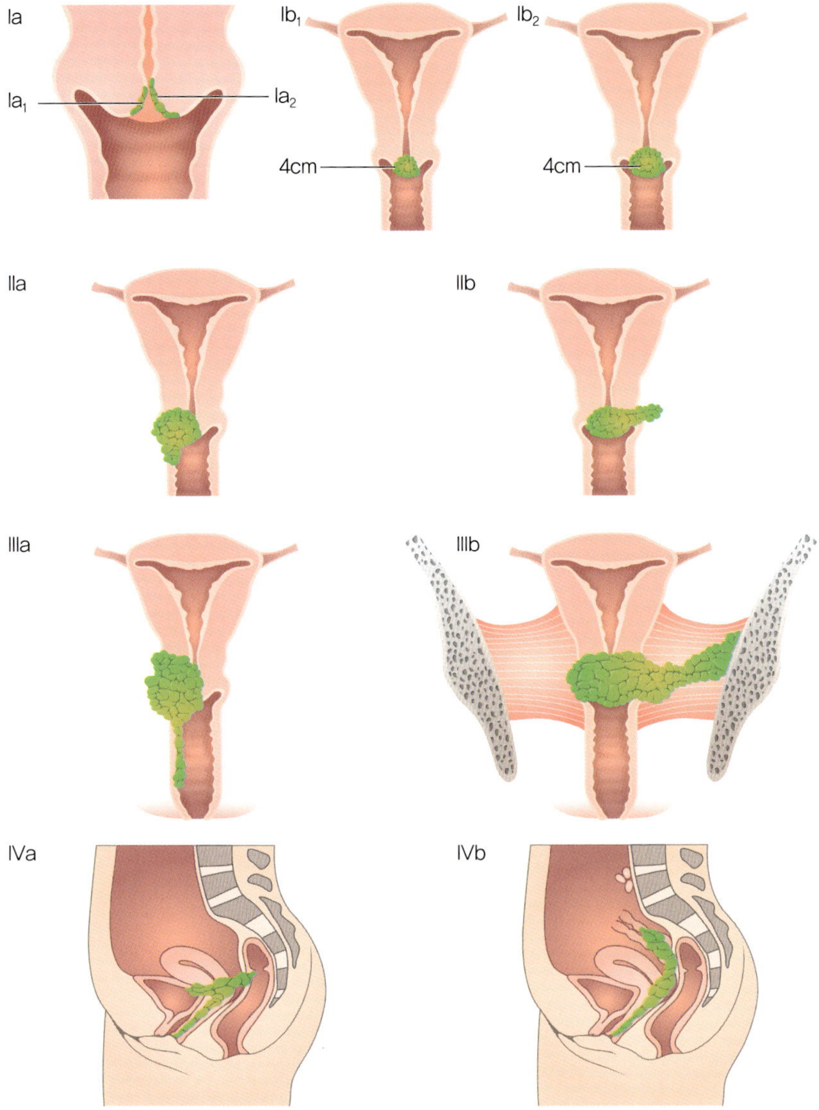

그림 5-1. Carcinoma of the cervix uteri; staging, cervical cancer (Berek & Novak's Gynecology, 14th edition)

1) 병기 설정을 위한 선택적 검사 방법

여러 연구자들이 선택적 검사를 이용하여 임상 병기 설정의 정확도를 높이기 위해 많은 연구를 시행하고 있다. 하지만, 이런 검사들이 모든 나라에서 이용할 수 있는 것이 아니고 검사 결과의 해석이 다양할 수 있으며 아직 FIGO의 자궁경부암 병기 설정 필요 검사에 포함되지 않았기 때문에 추가적인 선택적 검사에 의한 결과는 병기 설정에 영향을 주어서는 안 된다.

(1) 종양 표지자 검사

여러 표지자들을 대상으로 예후 및 치료에 대한 반응, 재발 조기 발견을 위해 여러 연구가 수행되었지만 아직 널리 통용되는 종양 표지자는 없는 실정이다. 그중에서도 가장 많이 사용되는 종양 표지자는 혈청 Squamous Cell Carcinoma (SCC) 항원, tissue polypeptide 항원, CEA, CA-125 및 CYFRA 21-2이다[1-4]. 이들 표지자들은 진행성 자궁경부암에서 의미 있게 증가되어 있으며, CA-125는 편평세포암(Squamous cell carcinoma)에서는 단지 13~21% 정도만 상승하지만 선암(Adenocarcinoma)에서는 가장 좋은 종양 표지자 중 하나이다[5,6].

(2) 자기 공명 영상(MRI)

최근 들어 MRI는 자궁경부암의 초기 병기 설정 시에 광범위하게 사용하는 영상 검사이다. 많은 연구를 통해 자궁경부암에서 자기 공명 영상의 역할이 많은 향상을 보였다. 자궁경부암의 병기에 대한 전반적인 정확도는 77~90% 정도를 보인다[7-12]. 단일 기관 연구에서 자기 공명 영상이 자궁경부암 종괴의 자궁방 조직 침범(parametrial invasion)과 병기 정확도에서 컴퓨터 단층촬영보다 더 좋은 결과를 보였다[10, 12-14]. 최근 미국 방사선학 학회(American College of Radiology Imaging Network; ACRIN)와 미국부인암협회(Gynecologic Oncology Group; GOG)가 공동으로, 초기 침윤성 자궁경부암을 갖는 환자에서 자기 공명 영상과 컴퓨터 단층촬영을 비교하는 전향적 다기관 연구를 시행하였다. 이 연구 결과 자기 공명 영상이 수술 전 병기 설정에 대해서는 컴퓨터 단층촬영과 동일한 능력을 보였으나 자기 공명 영상이 종괴의 모양과 자궁방 침습(parametrial invasion)에 대해서 우위를 보였다.

(3) 양전자 방출 단층촬영(PET-CT)

대부분의 자궁경부 종양이 FDG (Fluoro-deoxyglucose)를 많이 흡수하기 때문에 자궁경부암에 FDG/PET-CT를 적용하는 것은 매우 적절하다. 일반적으로 FDG 흡수가 낮은 자궁경부 선암(Adenocarcinoma)은 예외가 된다. 양전자 방출 단층촬영은 초기 병기 설정, 치료 반응 평가 및 재발 발견을 위해 사용할 수 있다. 그러나 FDG가 악성 종양에만 특이적인 것은 아니기 때문에 다음과 같은 문제를 야기할 수 있다. 즉, 물질 대사가 활발한 기관인 뇌, 장, 비뇨생식기계, 침샘 등의 정상 조직에서도 생리적으로 FDG 흡수가 많을 수 있으며 염증이나 감염이 있을 때도 FDG 흡수가 증가할 수 있다. 이런 이유로 폐경 전 여성에서는 정상 난소와 자궁에서 FDG 흡수 증가 또는 요관 부위의 활성 증가가 림프절이나 자궁방 조직 병변으로 오해될 수 있다. 임상 병기가 IIB에서 IVB까지 진행된 병변을 갖는 환자에서 양전자 방출 단층촬영이 림프절을 발견하는 데 높은 특이도를 보인다[15]. 이에 대한 전향 연구에서도 민감도가 75~100%, 특이도가 87~100%로 나왔다[16-19]. 반면, 임상 병기 I에서 IIA까지의 초기 자궁경부암에서는 양전자 방출 단층촬영의 효용성이 떨어진다는 의견들이 있다.

2 자궁경부암의 예후

일반적으로 소세포암을 제외한 자궁경부암의 일차 치료에 대한 완치율은 초기 암에서는 80~95%, 거대 종양을 동반한 2기 이상에서는 40~60% 정도를 보인다. FIGO 병기에 따른 자궁경부암 환자의 생존율은 표 5-3에 정리되어 있다.

표 5-3. The survival rate of invasive cervical cancer according to clinical stage[20]

Overall Survival Rates (%)

Stage	Patients	1-Year	2-Year	3-Year	4-Year	5-Year
IA1	829	99.8	99.5	98.3	97.5	97.5
IA2	275	98.5	96.9	95.2	94.8	94.8
IB1	3,020	98.2	95.0	92.6	90.7	89.1
IB2	1,090	95.8	88.3	81.7	78.8	75.7
IIA	1,007	96.1	88.3	81.5	77.0	73.4
IIB	2,510	91.7	79.8	73.0	69.3	65.8
IIIA	211	76.7	59.8	54.0	45.1	39.7
IIIB	2,028	77.9	59.5	51.0	46.0	41.5
IVA	326	51.9	35.1	28.3	22.7	22.0
IVB	343	42.2	22.7	16.4	12.6	9.3

일차 치료 후 재발을 감시하기 위한 정해진 기간이나 방법에 대한 일치된 의견은 없다. 감시 방법의 일차 목표는 암의 재발을 조기에 발견하여 잠재적으로 완치를 목표로 치료를 시행할 수 있게 하는 것이다. 완치가 가능한 재발은 대부분 골반 내 중심부에 발생하는 것이다.

1) 자궁경부암의 재발

임상 병기 I기 자궁경부암의 일차 치료 방법은 광범위 자궁적출술, 양측 골반 및 대동맥 주위 림프절 절제술 또는 골반 방사선 치료와 함께 시스플라틴(Cisplatin) 바탕의 항암화학치료를 시행하는 것이다. 자궁경부암의 재발과 관련된 위험 인자에는 큰 종양 크기, 깊은 기질 침윤, 림프혈관계 침윤, 자궁방 조직 침윤, 조직학적 종류, 림프절 침윤, 절제연 양성 등이다.

(1) 재발의 형태

초기 자궁경부암의 일차 치료 후 재발이 잦은 부위는 질단부(Vaginal vault) 같은 국소 부분이나 골반 벽 같은 구역이다. 골반 내에서 종양이 지속되거나 재발하는 위험은 초기 병기에 따라 증가한다. 예를 들면, 방사선 치료를 시행한 환자의 골반 내 재발률은 병기가 IB에서 IVA로 증가할수록 10%에서 74%까지 증가하게 된다. 여러 후향 연구에 의해 알려진 재발 빈발 부위는 다음과 같다.

- 골반 중심부(질단부 또는 골반 벽을 포함하지 않는 골반 내부): 22~56%
- 골반 벽: 28~37%
- 원격 전이: 15~61%

[폐, 뼈, 대동맥 주위 림프절, 복강, 빗장뼈위(supraclavicular) 림프절 등]

(2) 일차 치료 방법에 따른 재발 양상

초기 자궁경부암 환자에게 일차 치료로 수술을 선택한 경우와 방사선 치료를 선택한 경우 재발률이나 재발 위치에 차이는 없다. 수술과 동시항암화학방사선요법을 직접 비교한 연구는 없지만, 동시항암화학방사선요법을 받은 환자를 방사선 단독 치료를 받은 환자와 비교한 연구 결과 국소 재발의 가능성을 의미 있게 낮추는 것으로 나왔다. 하지만 이 연구 결과만으로는 수술 단독에 비해 동시항암화학방사선요법이 국소 재발을 낮춘다고 할 수는 없다.

(3) 재발된 환자의 예후

재발된 환자에서 재발 위치와 완치를 목표로 치료할 수 있는지 여부가 예후를 좌우하게 된다. 재발된 후 예후가 좋은 경우는 골반 벽을 포함하지 않고 골반 중심부에 국한되었을 것, 일차 치료 완료 후 재발까지 6개월 이상일 것, 재발된 종괴의 크기가 3cm 미만일 것 등이다. 원격 전이가 된 환자의 경우 90% 이상이 5년 이내 사망하게 된다. 그러나, 폐에 국한되어 재발된 경우 수술을 통해 완전 절제가 가능하면 예외가 될 수도 있다.

2) 자궁경부암의 재발 감시 방법

(1) 재발 감시의 이점

무증상의 환자에서 주기적인 재발 감시의 이점을 보기 위한 전향 연구는 아직 없다. 후향 연구에서는 무증상의 여성에서 국소 재발을 조기에 발견하는 것이 생존에 이득을 제공한다고 나왔지만 아직 국소 재발을 확인하는 최적의 방법은 명확하지 않다. 한 후향 연구에서는 임상 병기 1B의 자궁경부암 환자들의 예후를 분석하였는데 초기 1년 동안은 매 3개월마다, 3년까지는 매 4개월마다, 5년까지는 매 6개월마다 이학적 검진 및 자궁경부 및 질단부 세포검사를 시행하였으며 가슴 X-선 검사는 1년마다 시행하였다. 그 결과 초기 진단받은 시점부터 중간 생존 기간이 더욱 길었으며 재발 부위가 생존에 영향을 미친다고 하였다. 비록 후향 연구이지만 이 연구 결과들은 무증상일 때 정기적인 재발 감시를 하는 것이 재발을 조기에 발견하는 데 도움을 줄 것이라는 것을 알게 해준다.

(2) 재발 감시의 방법

재발 감시를 위해 시행할 수 있는 검사에는 병력 청취, 이학적 검진, 질단부 혹은 자궁경부 세포 검사, 흉부 X-선 검사, 컴퓨터 단층 촬영, 골반 초음파 검사, 자기 공명 영상, 양전자 방출 단층 촬영 및 종양 표지자 검사 등이 있다. Cancer Care Ontario systematic review에 따르면 이 검사들을 초기 2년 동안에는 매 3~4개월마다, 이후 3년 동안은 매 6개월마다, 이후에는 일 년마다 시행하는 것이 좋을 것으로 판단된다.

III. 결론

자궁경부암의 진행 정도를 파악하기 위해 일반적으로 사용하는 방법은 FIGO종양 병기 분류 체계이다. 이 체계는 이학적 검진, 직장경 및 정맥 요로조영술 등의 쉽게 적용할 수 있는 검사 방법만을 이용한다. 많은 의료 기관에서 사용하는 컴퓨터 단층 촬영, 양전자 방출 단층촬영 등의 검사 방법은 치료 계획에는 도움을 주지만 병기 설정에는 영향을 주지 않는다. 자궁경부암의 일차 치료에 대한 완치율은 초기 암에서는 80~95%, 거대 종양을 동반한 2기 이상에서는 40~60% 정도를 보인다. 재발할 경우 예후가 좋지 않기 때문에 초기 2년 동안에는 매 3~4개월마다, 이후 3년 동안은 매 6개월마다, 이후에는 일 년마다 재발 감시 검사들을 시행하도록 권장된다.

☞ 참고 문헌

1. Esajas MD, Duk JM, de Bruijn HW, Aalders JG, Willemse PH, Sluiter W, et al. Clinical value of routine serum squamous cell carcinoma antigen in follow-up of patients with early-stage cervical cancer. J Clin Oncol. 2001; 19(19): 3960-6.
2. Chan YM, Ng TY, Ngan HY, Wong LC. Monitoring of serum squamous cell carcinoma antigen levels in invasive cervical cancer: is it cost-effective? Gynecol Oncol. 2002; 84(1): 7-11.
3. Gaarenstroom KN, Kenter GG, Bonfrer JM, Korse CM, Van de Vijver MJ, Fleuren GJ, et al. Can initial serum cyfra 21-1, SCC antigen, and TPA levels in squamous cell cervical cancer predict lymph node metastases or prognosis? Gynecol Oncol. 2000; 77(1): 164-70.
4. Massuger LF, Koper NP, Thomas CM, Dom KE, Schijf CP. Improvement of clinical staging in cervical cancer with serum squamous cell carcinoma antigen and CA 125 determinations. Gynecol Oncol. 1997; 64(3): 473-6.

5. Tomas C, Risteli J, Risteli L, Vuori J, Kauppila A. Use of various epithelial tumor markers and a stromal marker in the assessment of cervical carcinoma. Obstet Gynecol. 1991; 77(4): 566-72.
6. Gocze PM, Vahrson HW, Freeman DA. Serum levels of squamous cell carcinoma antigen and ovarian carcinoma antigen (CA 125) in patients with benign and malignant diseases of the uterine cervix. Oncology. 1994; 51(5): 430-4.
7. Subak LL, Hricak H, Powell CB, Azizi L, Stern JL. Cervical carcinoma: computed tomography and magnetic resonance imaging for preoperative staging. Obstet Gynecol. 1995; 86(1): 43-50.
8. Hricak H, Lacey CG, Sandles LG, Chang YC, Winkler ML, Stern JL. Invasive cervical carcinoma: comparison of MR imaging and surgical findings. Radiology. 1988; 166(3): 623-31.
9. Sheu MH, Chang CY, Wang JH, Yen MS. Preoperative staging of cervical carcinoma with MR imaging: a reappraisal of diagnostic accuracy and pitfalls. Eur Radiol. 2001; 11(9): 1828-33.
10. Kim SH, Choi BI, Han JK, Kim HD, Lee HP, Kang SB, et al. Preoperative staging of uterine cervical carcinoma: comparison of CT and MRI in 99 patients. J Comput Assist Tomogr. 1993; 17(4): 633-40.
11. Cobby M, Browning J, Jones A, Whipp E, Goddard P. Magnetic resonance imaging, computed tomography and endosonography in the local staging of carcinoma of the cervix. Br J Radiol. 1990; 63(753): 673-9.
12. Bipat S, Glas AS, van der Velden J, Zwinderman AH, Bossuyt PM, Stoker J. Computed tomography and magnetic resonance imaging in staging of uterine cervical carcinoma: a systematic review. Gynecol Oncol. 2003; 91(1): 59-66.
13. Kim SH, Choi BI, Lee HP, Kang SB, Choi YM, Han MC, et al. Uterine cervical carcinoma: comparison of CT and MR findings. Radiology. 1990; 175(1): 45-51.
14. Hricak H, Powell CB, Yu KK, Washington E, Subak LL, Stern JL, et al. Invasive cervical carcinoma: role of MR imaging in pretreatment work-up--cost minimization and diagnostic efficacy analysis. Radiology. 1996; 198(2): 403-9.
15. Magne N, Chargari C, Vicenzi L, Gillion N, Messai T, Magne J, et al. New trends in the evaluation and treatment of cervix cancer: the role of FDG-PET. Cancer Treat Rev. 2008; 34(8): 671-81.
16. Rose PG, Adler LP, Rodriguez M, Faulhaber PF, Abdul-Karim FW, Miraldi F. Positron emission tomography for evaluating para-aortic nodal metastasis in locally advanced cervical cancer before surgical staging: a surgicopathologic study. J Clin Oncol. 1999; 17(1): 41-5.
17. Sugawara Y, Eisbruch A, Kosuda S, Recker BE, Kison PV, Wahl RL. Evaluation of FDG PET in patients with cervical cancer. J Nucl Med. 1999; 40(7): 1125-31.
18. Lin WC, Hung YC, Yeh LS, Kao CH, Yen RF, Shen YY. Usefulness of (18)F-fluorodeoxyglucose positron emission tomography to detect para-aortic lymph nodal metastasis in advanced cervical cancer with negative computed tomography findings. Gynecol Oncol. 2003; 89(1): 73-6.
19. Loft A, Berthelsen AK, Roed H, Ottosen C, Lundvall L, Knudsen J, et al. The diagnostic value of PET/CT scanning in patients with cervical cancer: a prospective study. Gynecol Oncol. 2007; 106(1): 29-34.
20. Practical Gynecologic Oncology. 4th ed: Lippincott Williams & Wilkins; 2005.

c·h·a·p·t·e·r 06

자궁경부암의 수술적 치료

I. 서론

자궁경부암의 치료는 암의 원발병소와 잠재적인 전파부위를 제거하는 것으로서 크게 외과적 절제, 방사선 치료, 혹은 동시항암화학방사선요법으로 나뉜다. 이 중 수술적 치료 방법을 선택할 때 가장 중요한 인자는 임상적 병기와 병변의 크기이다. 즉, 일반적으로 암의 침윤이 자궁경부 및 질 상반부에 국한되어 있는 병기 IB 및 IIA에서는 광범위 전자궁 적출술과 골반림프절 절제술을 시행하며 그 예후는 양호하지만, 일단 자궁방 결합조직 또는 골반림프절 전이 시에는 치료방법에 상관없이 그 예후는 불량하며 수술 시 절제범위가 넓어지고 누공, 요관 손상 등의 유병률이 증가한다. 따라서, 일반적으로 광범위 자궁절제술은 자궁경부암 IIA까지 시행되지만, 종양의 크기가 4cm를 넘는 경우에는 일차적 수술 치료 대신에 선행항암화학요법 후 수술 치료 또는 동시항암화학방사선요법을 선호하기도 한다.

II. 본론

1 자궁절제술의 분류

자궁경부암의 수술적 치료는 1898년 Wertheim에 의하여 최초로 시행되었으며, 1944년 하버드 대학의 Joe V. Meigs와 다른 학자들에 의하여 자궁경부암의 일차적인 치료법으로 방사선 치료와 함께 확립되었다. 1974년에 Piver 등에 의하여 5가지 유형의 자궁절제술의 분류법이 소개 되었다 (표 6-1)[1]. 최근에는 자궁경부암 수술에 있어서 신경보존 수술기법이 발달함에 따라 Querleu and Morrow 분류법도 이용되고 있다.

1) Piver classification

(1) 제1형 자궁절제술

단순 자궁절제술로 근막외 자궁절제술(extrafascial hysterectomy)이라고 불리며 자궁경부 상피내암 또는 미세침윤암인 IA1기의 암에 적합하다. 미세침윤암인 경우 골반림프절로의 전이는 1% 미만에 불과하다[2-4].

(2) 제2형 자궁절제술

변형 광범위 자궁절제술(modified radical hysterectomy)로 불리며 자궁 동맥은 요관이 가로지르는 부위에서 절제된다. 기인대(cardinal ligament)와 자궁천골인대(uterosacral ligament)의 내측 절반 부위에서 절제되며, 질의 상부 1/3이 절제된다. 골반림프절 절제술이 일반적 시행된다.

(3) 제3형 자궁절제술

광범위 자궁절제술(radical hysterectomy)로 자궁 동맥은 상방광동맥(superior vesicle artery) 또는 내장골동맥(internal iliac artery)에서의 기원에서 제거된다. 기인대 및 자궁천골인대 전체와 질의 상부 1/3에서 1/2가 절제된다. 골반림프절 절제술이 시행된다. IB1 또는 IIA1기에 적합하다.

(4) 제4형 자궁절제술

확장 광범위 자궁절제술로 제3형 자궁절제술과 3가지 점에서 차이가 있다.

① 요관이 방광자궁인대(vesicouterine ligament)와 완전히 분리된다.

② 상방광동맥(superior vesicle artery)이 제거된다.

③ 질의 3/4이 절제된다.

방광의 보존이 가능하다고 여겨지는, 주로 전방에 발생한 중앙 재발암에서도 시행될 수 있다.

(5) 제5형 자궁절제술

부분 골반장기적출술(partial exenteration)로 원위 요관 및 방광의 일부분이 절제되며 요관회장방광 문합술(ureteroileoneocystostomy)이 시행된다. 원위부 요관 혹은 방광을 침범한 중앙 재발암에서도 시행될 수 있다.

표 6-1. Classification and indication of radical hysterectomy

Type	Explanation	Indication
Type 1 hysterectomy	Extrafascial hysterectomy	Stage IA1 without LVSI
Type 2 hysterectomy	Modified radical hysterectomy (Wertheim operation)	Stage IA1 with extensive LVSI Stage IA2 Stage IB1 (〈 1cm stromal invasion)
Type 3 hysterectomy	Radical hysterectomy (Meigs' operation)	Stage IB1-IIA
Type 4 hysterectomy	Extended radical hysterectomy	Stage IIA with large tumor size
Type 5 hysterectomy	Partial Exenteration	Central or isolated pelvic recurrences Persistent disease after RT

2) Q-M classification[5]

(1) Type A hysterectomy

Minimum resection of paracervix

(2) Type B hysterectomy

B1: Transection of paracervix at the ureter

B2: Additional removal of lateral paracervical lymph node (medial to obturator nerve)

(3) Type C hysterectomy

Transection of paracervix at the junction with internal iliac vascular system

C1: nerve preservation of automomic nerves

C2: without preservation of autonomic nerves

(4) Type D hysterectomy

Laterally extended resection

D1: resection of total paracervix at pelvic side wall and vessels of paracervix

D2: D1 + hypogastric vessel and adjacent fascial or muscular structure

(5) Lymph node dissection

Level 1: internal and external iliac lymph node

Level 2: common iliac lymph node

Level 3: inframesenteric aortic

Level 4: infrarenal aortic

2 자궁경부암의 병기에 따른 수술적 치료

자궁경부암의 치료는 여러 가지 방법이 있다. 치료를 선택함에 있어 고려하여야 할 점은 환자의 나이, 출산 계획, 병기, 그리고 동반된 질환 등이다. 방사선 치료와 비교하였을 때 수술적 치료가 가지는 장점으로는 젊은 여성에서 난소기능의 보존, 성생활을 위한 질의 보존, 그리고 추가적인 방사선 치료가 필요한 경우 난소의 위치를 옮겨 놓는 난소 전위술(ovarian transposition)이 가능하다는 점이다. 또한 림프절 전이의 경우에도 전이된 림프절을 제거함으로써 치료적 효과 또한 가질 수 있다. 자궁경부암의 병기에 따른 치료를 간략히 요약하면 표 6-2와 같다.

표 6-2. Management of invasive cancer of the cervix

Stage IA1	≤ 3mm invasion, no LVSI	Conization or type I hysterectomy
	≤ 3mm invasion, with LVSI	Radical trachelectomy or type II radical hysterectomy with pelvic lymph node dissection
IA2	〉 3~5mm invasion	Radical trachelectomy or type II radical hysterectomy with pelvic lymphadenectomy
IB1	〉 5mm invasion, 〈 2cm	Radical trachelectomy or type III radical hysterectomy with pelvic lymphadenectomy
	〉 5mm invasion, ≥ 2cm	type III radical hysterectomy with pelvic lymphadenectomy
IB2		type III radical hysterectomy with pelvic and para-aortic lymphadenectomy or primary chemoradiation
Stage IIA		type III radical hysterectomy with pelvic and para-aortic lymphadenectomy or primary chemoradiation
IIB, IIIA, IIIB		Primary chemoradiation
Stage IVA		Primary chemoradiation or primary exenteration
		Primary chemotherapy ± radiation

3 광범위 자궁절제술의 방법

1) 수술법

(1) 환자준비

수술 전 예방적 항생제(예: 1세대 세팔로스포린계)는 수술 시작 전 1시간30분에서 2시간 사이에 투여한다. 수술 부위 제모는 수술 바로 직전에 시행한다. 삼투압을 이용한 장 준비(bowel preparation)는 일반적으로 시행될 필요는 없다. 수술 집도의에 따라서는 공압 종아리 압축기(pneumatic calf compressors)를 수술 시작부터 환자의 충분한 움직임이 가능할 때까지 사용하고 예방적 경피적 헤파린을 수술 후에 5일까지 투여하는 것을 권장하기도 한다.

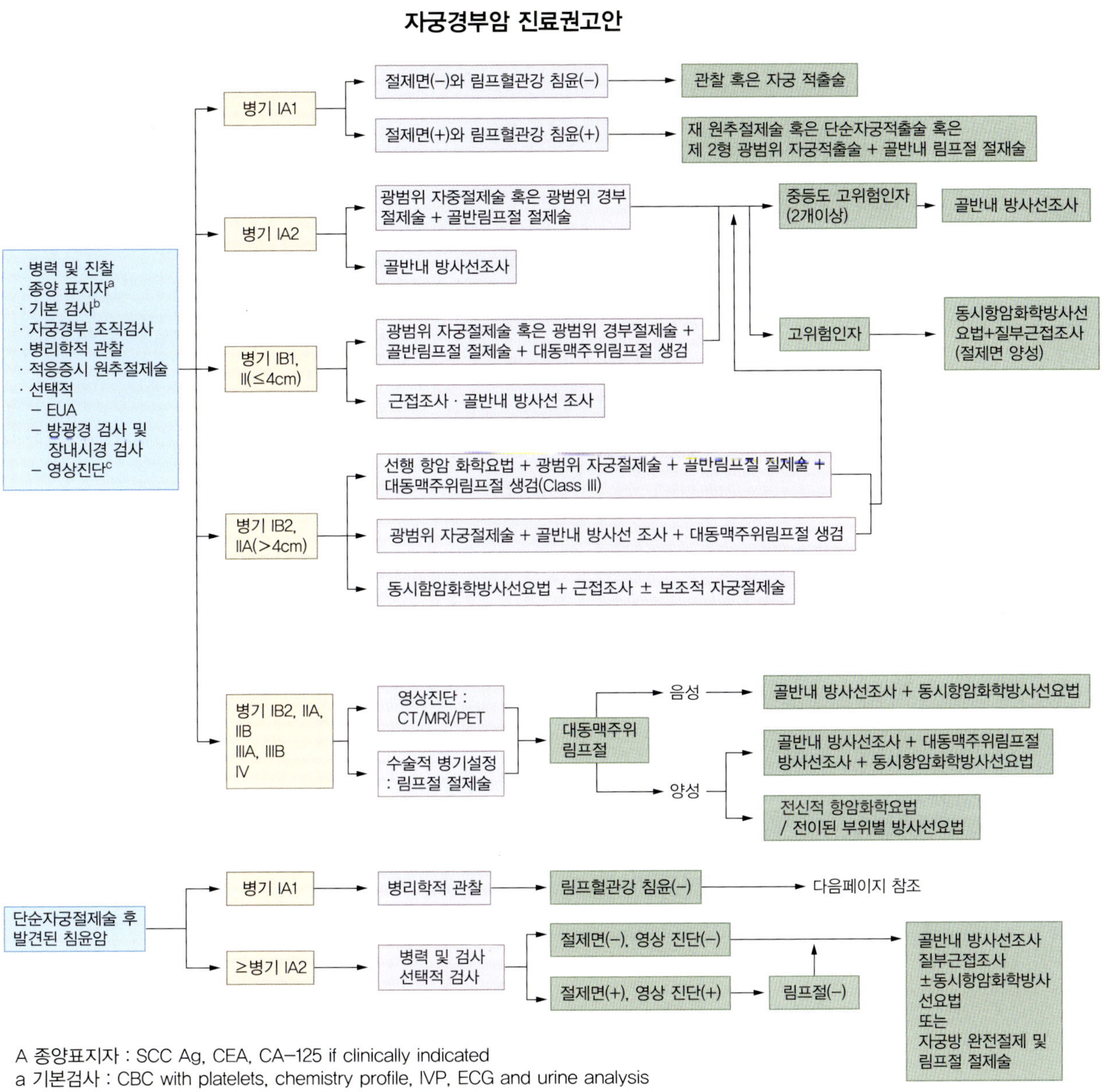

A 종양표지자 : SCC Ag, CEA, CA–125 if clinically indicated
a 기본검사 : CBC with platelets, chemistry profile, IVP, ECG and urine analysis
c 영상진단 : Chest X–ray, Abdomino–Pelvic CT, MRI, PET if clinically indicated
· 중등도 위험인자 : 종양의 크기, 절반이나 1/3이상의 경부실질 침윤, 림프혈관강 침윤
· · 고위험인자 : 절제면 양성, 림프절 전이 양성, 자궁방 침윤

그림 6–1. 자궁경부암 진료권고안 요약

(2) 절개

수술 시 절개는 횡절개(transverse) 또는 수직절개(vertical incision)를 사용할 수 있다. 환자가 날씬한 경우에는 횡절개를 사용할 수 있으며 이럴 경우 일차적인 종양부위와 골반 벽 부위의 노출이 좋은 장점이 있지만, 부대동맥(paraaortic) 부위에 대한 시야는 좋지 못하다는 단점이 있다. 하

지만 초기의 자궁경부암 환자에서 거의 부대동맥 부위에 대한 수술은 필요치 않은 경우도 있다. 환자가 뚱뚱한 경우나 좁은 골반을 가진 경우 또는 이전에 수직절개를 한 적이 있는 경우는 수직절개를 선호하는 수술 집도의가 많다. 이는 미용면에서는 횡절개보다 좋지 않지만 모든 부위에 좋은 시야를 제공하는 장점이 있다.

(3) 탐색(Exploration)

복강 내로 진입 시 모든 장기들을 만져보고 눈으로 확인하여 전이여부를 세심하게 확인한다. 의심되는 부위는 동결절편으로 전이를 확인하며 만약 골반 이외의 부위(대망, 방광, 간, 장 등), 부속기 부위, 또는 복강 내 전이의 소견이 확인되고 동결절편으로 확인되면 수술의 중단을 고려하기도 한다.

(4) 수술기술

자궁을 위쪽으로 잡아당긴 상태에서 원인대(round ligament)를 통해 양측에서 후복막으로 진입한다. 요관이 골반 경계 부위를 교차하는 것을 확인하고 골반 외측벽 공간을 절개하여 만든다. 후복막으로 진입한 후에는 방광 주위(paravesical space)와 직장 주위(pararectal space) 공간을 확보하는 것이 중요한데, 방광 주위 공간의 경계는 1) 폐쇄 제대 동맥(obliterated umbilical artery), 2) 내폐쇄근(obturator internus muscle), 3) 기인대(cardinal ligament), 4) 치골 결합(pubic symphysis)이고, 직장 주위 공간의 경계는 1) 직장(rectum), 2) 내장골 동맥(hypogastric artery), 3) 기인대(cardinal ligament), 4) 천골(sacrum)이다(그림 6-2).

방광은 방광자궁 주름(vesicouterine fold)을 연 후 자궁경부 앞쪽과 질 쪽으로 박리한다. 간혹 자궁경부암이 방광으로 전이된 경우가 있으므로 이런 경우는 자궁의 적출이 불가능하므로 어떤 혈관이라도 결찰되기 전에 방광부위부터 수술을 시행한다. 방광으로의 전이 시 방광의 일부분을 절제하기 보다는 수술을 중단하고 방사선 치료를 시행한다.

자궁동맥은 주로 내장골 동맥(hypogastric artery)에서 나오는 상부 방광 동맥(superior vesicle artery) 근위부에서 나온다. 이 혈관은 그 기저부위에서 결찰되고 요관 위에서 주의 깊게 다루어져야 한다. 자궁정맥도 반드시 확인하고 결찰되어야 하며 그렇지 않은 경우 출혈로 문제를 일으키기도 한다.

요관 터널의 윗부분은 전방 방광자궁 인대(anterior vesicouterine ligament)이다. 양쪽 다 조각으로 조금씩 벗겨내야 하며 Right-angled forceps로 터널 안쪽을 확인되지 않은 상태에서 박리하는 경우 정맥 출혈로 문제를 야기하기도 한다. 각각의 요관은 후복막에서 나오는 혈액 공급에서 불필요하게 벗겨지는 것을 막기 위해 후복막에 붙어 있는 부위에서 아래로 잡아 내려서 박리한다. 안쪽에서는 자궁에서 멀리하여 분리한다. 이렇게 함으로써 제3형 광범위 자궁절제술에서 절제되

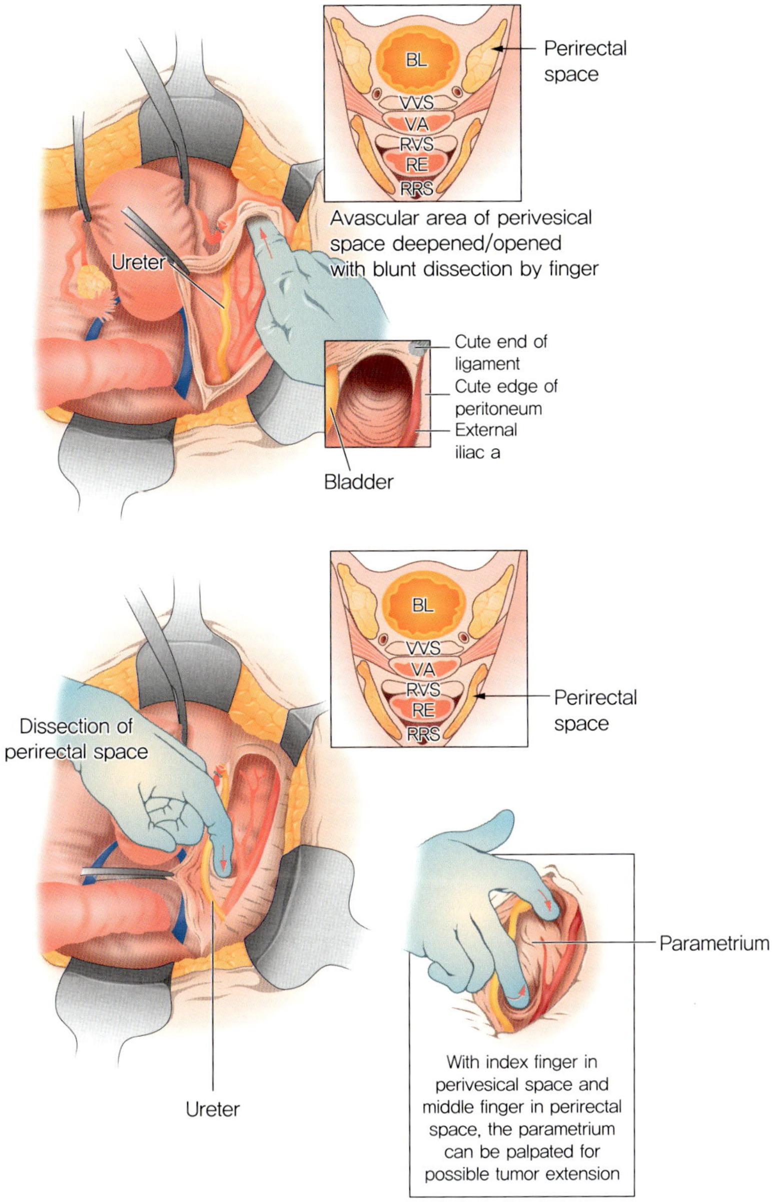

그림 6-2. Paravesical and pararectal space[6]

BL: bladder, VVS: vesicovaginal space, VA: vagina, RVS: retrovaginal space, RE: rectum, RRS: retrorectal space

는 후방 방광자궁 인대(posterior vesicouterine ligament)를 확인할 수 있다. 원위부 요관의 앞 바깥쪽 면은 방광에 붙어있는 상태로 남겨 놓아야 혈액 공급을 유지할 수 있다.

더글라스 오목(Pouch of Douglas)을 가로지르는 복막을 절개한 후 직장(rectum)을 후방으로 잡아당기며 직장질 공간(rectovaginal space)을 확인한 후 직장을 후 질벽(posterior vaginal wall), 그리고 자궁천골 인대(uterosacral ligament)와 분리한다. 자궁천골 인대 절제 후에 기인대를 골반 벽에서 결찰한다.

질이 절제되는 길이는 종양의 성격과 질확대경 검사 결과에 따라 결정된다. 만약 종양이 자궁경부에 국한되어 있다면 질의 상부 1.5~2cm 정도 절제하면 된다. 질의 앞쪽으로 들어가며 나이프나 가위로 가로로 절제한다.

일단 자궁이 절제된 후 골반 벽의 노출이 좋으므로 골반 림프절 절제를 시행하는 경우도 있으며, 수술집도의의 선호에 따라 골반림프절 절제술을 먼저 시행하기도 한다. 방광 주위 공간과 직장 주위 공간으로 접근하여 골반 림프절을 노출시키고, 골반 부위와 부대동맥 부위에 림프절을 관찰하며 전이여부를 동결절편으로 확인하기도 한다(표 6-5). 예리하게 절개하여 요근(Psoas muscle)에 있는 음부대퇴 신경(Genitofemoral nerve)을 보존하면서 총장골(Common iliac) 부위 중간부터 휘돌장골정맥(Circumflex iliac vein)까지 모든 지방조직을 포함하여 림프절을 제거한다. 폐쇄오목(Obturator fossa)은 외장골혈관(External iliac artery, vein)을 안쪽으로 당기며 들어간다. 폐쇄 신경(Obturator nerve)을 손상시키지 않도록 주의한다. 림프절 전이 시 수술방법에 대한 의견일치는 아직 정해지지 않았으며, 어떤 수술의는 수술을 중단하기도 하며, 다른 이는 가능한 한 모든 림프절을 절제하기도 한다.

복막강은 따뜻한 물이나 식염수로 씻어내며 수술을 종료한다. 복막강을 열어 둔다면 예방적 항생제를 사용하는 것이 좋다. 복강은 적절한 봉합방법으로 닫는다.

4 광범위 자궁절제술의 합병증

광범위 자궁절제술의 주된 합병증은 방광기능장애, 요관누공과 림프낭종, 골반 감염과 출혈이다[7-13]. 광범위 전자궁 적출술의 평균 출혈양은 800~1500mL가량이다. 수술 중 출혈은 주로 골반 혈관, 요관, 직장, 혹은 폐쇄 신경 부위에서 발생한다.

1) 급성 합병증

급성 합병증으로는 요로 감염, 출혈, 요관질 누공, 방광질 누공, 폐색전증, 소장폐쇄, 발열성 이환증 등이 있다. 수술 후 발열의 원인은 폐렴, 골반 감염, 요로 감염 등이다. 요관 누공은 요관에 대한 과도한 손상을 피하고 혈류를 보존하는 수술 수기의 발달로 인하여 감소될 수 있다. 폐 색전증은 사망을 초래할 수 있는 중대 합병증으로 수술 중이나 수술 후에 특별한 주의를 요한다. 혈전색전증의 병력, 심한 정맥류 등 수술 후 색전증의 위험이 높은 환자에서 예방적 저용량 헤파린 투여로 수술 중 심한 출혈 증가를 일으키지 않고 색전증을 감소시킬 수 있다.

2) 아급성 합병증

광범위 자궁절제술 후 발생할 수 있는 아급성 합병증으로는 방광 기능 장애, 림프낭종이 있다.

방광 기능 장애의 원인은 분명하지 않으나 방광 배뇨근에 분포하는 감각 신경과 운동 신경 손상의 직접적인 결과라는 보고들이 있다. 수술 후 적절히 배뇨시킴으로써 방광의 과도한 팽창을 방지하여야 한다. 흡입 도관을 이용하여 지속적으로 후복막강을 적절하게 배액시킴으로써 림프낭종 형성을 감소시킬 수 있다. 림프낭종은 대개 충분한 시간이 지나면 재흡수되며, 요도 폐쇄, 정맥 부분적 폐쇄, 혈전증을 초래할 수도 있다.

3) 만성 합병증

만성 합병증으로는 방광 긴장 저하증, 방광 무긴장증, 요관 협착 등이 발생할 수 있다. 그중 가장 흔한 만성 합병증은 방광 긴장 저하증이나 방광 무긴장증이다. 환자의 3% 정도에서 발생된다고 보고되고 있으며, 방광의 과도한 팽창보다는 방광의 탈신경이 원인으로 여겨진다. 4~6시간마다 규칙적인 배뇨나 간헐적인 자가 도뇨법, Crede 방법에 의한 복압증가 등이 방광 긴장 저하증의 치료에 사용된다. 요관 협착은 대부분 수술 후 방사선 치료, 재발암, 림프낭종으로 인하여 발생하므로 수술 후 요관 협착이 발생하면 이에 대한 원인을 조사하여 적절히 치료하여야 한다.

5 신경 보존 광범위 자궁절제술

방광 기능 장애는 광범위 자궁절제술 후 발생할 수 있는 가장 흔하고 중요한 합병증 중의 하나이다. 이러한 요로계 합병증의 발생을 최소화하여 삶의 질을 향상하고자 1980년대 이후로 일부 학자들이 신경 보존적 광범위 자궁 절제술을 소개하였다[14, 15]. 수술 시 기인대의 절제 과정에서, 주로 혈관 조직들로 구성된 인대 상부와 부교감 신경다발을 대부분 포함하는 인대 하부를 촉지하여 이를 분리한 후 인대 상부만을 절제하고 하부를 보존하는 방법이다. 최근에는 자궁천골인대에 존재하는 신경총에도 점점 더 많은 관심을 가지게 되어 광인대 내측의 신경조직을 박리함으로써 내장골 신경총(hypogastric plexus)의 완전 소실 없이 자궁천골 인대를 절제하게 된다. 골반 신경총을 보존한 군에서 대조군에 비해 수술 후 잔뇨량이 의미 있게 감소하였고, 치료 성적도 크게 차이가 없었다는 보고가 있다[16]. 하지만 아직 골반 신경해부학에 대한 여러 이견이 있고, 수술 시야에서 쉽게 구분되지 않기 때문에 수술 시 절제될 가능성이 있으며 기존 치료와 비교하여 종양의 근치율 및 생존율에 대한 객관적 연구는 아직 부족한 실정이다.

6 최소침습수술 기법

복강경 수술 기계, 기구 및 수술 술기의 발달로 최근에는 부인암의 평가와 치료에까지 적용 범위가 확대되고 있으며 점점 더 많은 의사들이 자궁경부암에서 복강경 수술을 활발히 이용하게 되었다. 복강경 수술의 장점으로 복강 및 골반 구조물의 확대된 영상으로 인해 미세한 전이나 재발부위를 더 잘 식별해 낼 수 있고, 일부 구조물에 접근이 용이하다는 이점이 있다. 또한 개복술에 비해 수술의 상처가 최소화되고, 수술 후 통증 감소, 짧은 입원기간과 빠른 회복이 장점이나 아직 효용성에 대한 검증과 부작용에 대한 걱정을 우려하는 목소리도 있다.

최근 로봇 수술이 국내에 도입되면서 많은 의사들이 여러 분야에서 로봇을 이용한 수술을 시행하고 있으며 이미 세계적으로 가장 많은 로봇 수술을 시행하는 세계를 주도하는 국가가 되었다. 기존 복강경 수술의 기술적인 문제점을 극복하면서 부인 종양학 분야에도 도입되어 자궁경부암 수술에 적용되고 있다. 수술 시 촉감이 없다는 점과 크고 복잡한 기계로 인한 응급 상황 발생 시 빠른 대처의 한계와 비싼 장비로 인한 비용과 환자의 수술비 부담이 해결되어야 할 과제로 남아 있다[17-21].

7 광범위 자궁경부 절제술(Laparoscopic or vaginal radical trachelectomy)

임신력의 보존을 위한 광범위 자궁경부 절제술은 1987년 Dargent 등이 처음으로 시행하였으며, 일반적으로 다른 불임의 원인이 없고, 종양의 크기가 2cm 미만이며 상부 자궁내경관(upper endocervical canal)과 림프절의 침범이 없는 초기 자궁경부암 환자가 적응증이 된다. 수술방법은 복강경 림프절 절제술을 시행하여 전이가 없음을 확인한 후 질식으로 또는 복강경 하에서 광범위 자궁경부 절제술을 시행한다. 자궁동맥은 하부 분지(descending branch)만 제거하고 종양의 1cm 상방, 그리고 최소 5~10mm의 자궁경관이 남을 수 있도록 자궁경부를 제거한다(그림 6-3). 최근 보고에 의하면 수술을 시행한 환자 중 88%에서 성공적으로 수술을 마칠 수 있었고 재발률은 약 5% 미만, 사망률은 2% 미만, 무병생존율이 95%였다고 하였다. 이들 중 43%가 임신에 성공하였고, 임신 제3분기까지 임신을 유지할 수 있었던 경우가 73%였다. 임신 제 1분기와 제 2분기에서 유산되는 확률은 각각 20%와 3% 정도였다. 약 13.5% 환자가 임신에 문제가 있었으며, 그중 40%

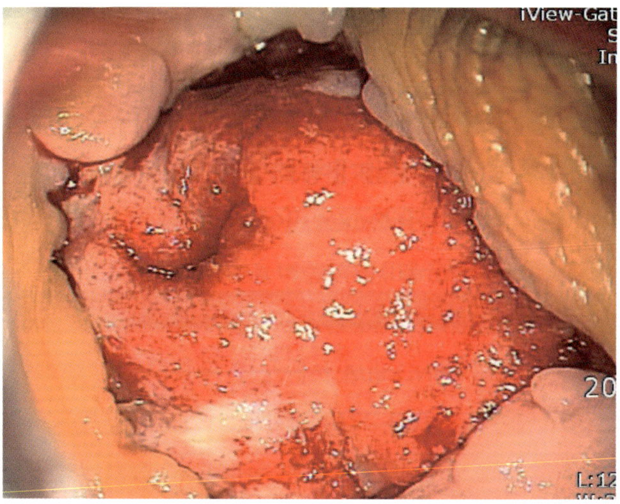

그림 6-3. Radical trachelectomy – post operative finding

가 자궁경부 요인이 원인이었다. 임신에 문제가 있었던 환자의 80%가 보조생식술로 임신에 성공하였다[22]. 광범위 자궁경부 절제술은 정확하고 엄격한 환자 선택이 중요한데 광범위 자궁경부 절제술의 적응증으로는 1) 임신을 원하고, 2) 병변의 크기가 2cm 미만이며, 3) 혈관계를 침범한 병기 IA1, IA2, 혹은 IB1, 4) 병리학적으로 편평세포암, 선암 혹은 선편평세포암, 5) 림프절로의 전이의 증거가 없는 경우, 6) 수술 전 시행한 자기 공명 영상에서 병변이 자궁경부에만 국한되어있으며, 7) 이전에 불임의 기왕력이 없는 경우에 시행할 것이 권장되고 있다.

광범위 자궁경부 절제술의 합병증으로는 만성 질 분비물, 불규칙한 출혈, 심한 생리통, 무월경, 원주 봉합 부위 미란(Cerclage erosion), 자궁경부 협착 등이 있다. 비슷한 크기의 종양끼리 비교하였을 때 자궁경부암의 재발률은 광범위 자궁경부 절제술과 광범위 자궁절제술에서 차이가 없었다. 광범위 자궁경부 절제술을 시행한 환자에서 분만 후 자궁 절제술은 일반적으로 권장되지는 않는다. 질식분만은 분만중 자궁경부의 찢어짐으로 주위의 자궁동맥 등의 손상을 가져올 수 있으므로 피하는 것이 좋으며, 제왕절개로 분만하는 것을 권장한다.

또한 종양의 크기가 크다면 수술 전 항암화학요법 후 광범위 자궁경부 절제술을 시행하는 것이 효과적일 것으로 많은 연구들이 이루어지고 있는 추세이다. 반대로, 매우 작은 크기의 종양을 가진 환자의 경우에는 광범위 자궁절제술보다는 작은 범위의 수술을 고려해 볼 만하다.

III. 결론

광범위 자궁절제술과 골반 및 대동맥주위 림프절 절제술은 자궁경부암 치료에 있어서 일차적으로 고려되어야 할 치료 방법 중 하나이다. 그리고 자궁경부암의 수술적 치료는 각 병기에 따른 적절한 수술이 시행되어야 함을 원칙으로 한다. 과거와는 달리 신경보존 광범위 자궁절제술 등의 수술 기술의 발달과 여러 의학분야의 발전에 힘입은 최소침습 수술 등의 도입으로 인해 자궁경부암의 수술적 치료 후 합병증과 사망률은 점점 감소하고 있다. 따라서 지속적인 수술 기술의 습득과 개발에 더욱 노력하여야 할 것이다.

☞ 참고 문헌

1. Piver MS, Rutledge F, Smith JP. Five classes of extended hysterectomy for women with cervical cancer. Obstet Gynecol. 1974; 44(2): 265-72.
2. Boyce J, Fruchter RG, Nicastri AD, Ambiavagar PC, Reinis MS, Nelson JH, Jr. Prognostic factors in stage I Carcinoma of the cervix. Gynecol Oncol. 1981; 12(2 Pt 1): 154-65.
3. Lohe KJ, Burghardt E, Hillemanns HG, Kaufmann C, Ober KG, Zander J. Early squamous cell carcinoma of

the uterine cervix. II. Clinical results of a cooperative study in the management of 419 patients with early stromal invasion and microcarcinoma. Gynecol Oncol. 1978; 6(1): 31-50.

4. Inoue T. Prognostic significance of the depth of invasion relating to nodal metastases, parametrial extension, and cell types. A study of 628 cases with Stage IB, IIA, and IIB cervical carcinoma. Cancer. 1984; 54(12): 3035-42.
5. Querleu D, Morrow CP. Classification of radical hysterectomy. Lancet Oncol. 2008; 9(3): 297-303.
6. Mann WJ, Jr., Orr JW, Jr., Shingleton HM, Austin JM, Jr., Hatch KD, Taylor PT, et al. Perioperative influences on infectious morbidity in radical hysterectomy. Gynecol Oncol. 1981; 11(2): 207-12.
7. Cai HB, Chen HZ, Zhou YF, Lie DM, Hou HY. Class II radical hysterectomy in low-risk IB squamous cell carcinoma of cervix: a safe and effective option. Int J Gynecol Cancer. 2009; 19(1): 46-9.
8. Likic IS, Kadija S, Ladjevic NG, Stefanovic A, Jeremic K, Petkovic S, et al. Analysis of urologic complications after radical hysterectomy. Am J Obstet Gynecol. 2008; 199(6): 644 e1-3.
9. Pikaart DP, Holloway RW, Ahmad S, Finkler NJ, Bigsby GEt, Ortiz BH, et al. Clinical-pathologic and morbidity analyses of Types 2 and 3 abdominal radical hysterectomy for cervical cancer. Gynecol Oncol. 2007; 107(2): 205-10.
10. Zorlu CG, Aydoglu T, Ergun Y, Kuscu E, Cobanoglu O, Kocak S. Complications of radical hysterectomy: clinical experience of 115 early stage cervical cancers. Gynecol Obstet Invest. 1998; 45(2): 137-9.
11. Finan MA, DeCesare S, Fiorica JV, Chambers R, Hoffman MS, Kline RC, et al. Radical hysterectomy for stage IB1 vs IB2 carcinoma of the cervix: does the new staging system predict morbidity and survival? Gynecol Oncol. 1996; 62(2): 139-47.
12. Magrina JF, Goodrich MA, Weaver AL, Podratz KC. Modified radical hysterectomy: morbidity and mortality. Gynecol Oncol. 1995; 59(2): 277-82.
13. Benedetti-Panici P, Scambia G, Baiocchi G, Maneschi F, Greggi S, Mancuso S. Radical hysterectomy: a randomized study comparing two techniques for resection of the cardinal ligament. Gynecol Oncol. 1993; 50(2): 226-31.
14. Raspagliesi F, Ditto A, Fontanelli R, Solima E, Hanozet F, Zanaboni F, et al. Nerve-sparing radical hysterectomy: a surgical technique for preserving the autonomic hypogastric nerve. Gynecol Oncol. 2004; 93(2): 307-14.
15. Maas CP, Trimbos JB, DeRuiter MC, van de Velde CJ, Kenter GG. Nerve sparing radical hysterectomy: latest developments and historical perspective. Crit Rev Oncol Hematol. 2003; 48(3): 271-9.
16. Sakamoto S, Takizawa K. An improved radical hysterectomy with fewer urological complications and with no loss of therapeutic results for invasive cervical cancer. Baillieres Clin Obstet Gynaecol. 1988; 2(4): 953-62.
17. Obermair A, Gebski V, Frumovitz M, Soliman PT, Schmeler KM, Levenback C, et al. A phase III randomized clinical trial comparing laparoscopic or robotic radical hysterectomy with abdominal radical hysterectomy in patients with early stage cervical cancer. J Minim Invasive Gynecol. 2008; 15(5): 584-8.
18. Ramirez PT, Schmeler KM, Wolf JK, Brown J, Soliman PT. Robotic radical parametrectomy and pelvic lymphadenectomy in patients with invasive cervical cancer. Gynecol Oncol. 2008; 111(1): 18-21.
19. Sert B, Abeler V. Robotic radical hysterectomy in early-stage cervical carcinoma patients, comparing results with total laparoscopic radical hysterectomy cases. The future is now? Int J Med Robot. 2007; 3(3): 224-8.
20. Fanning J, Fenton B, Purohit M. Robotic radical hysterectomy. Am J Obstet Gynecol. 2008; 198(6): 649 e1-4.
21. Magrina JF, Kho RM, Weaver AL, Montero RP, Magtibay PM. Robotic radical hysterectomy: comparison with laparoscopy and laparotomy. Gynecol Oncol. 2008; 109(1): 86-91.
22. Plante M, Gregoire J, Renaud MC, Roy M. The vaginal radical trachelectomy: an update of a series of 125 cases and 106 pregnancies. Gynecol Oncol. 2011; 121(2): 290-7.

c·h·a·p·t·e·r 07

자궁경부암의 방사선치료

I. 서론

자궁경부암은 흔히 발견 당시에 골반 내에 한정되어 있는 예가 다수이다. 그러므로 국소 영역 제어가 일차 치료 목표라 할 수 있어 수술 및 방사선치료가 일차치료로 매우 중요하다. 특히, 다른 암에서와 달리 자궁경부암 환자의 무진행 생존율(Progression-free survival)은 거의 전체 생존율과 비슷한데, 일단 환자가 재발하거나 원격전이를 한 이후에는 치료가 수월치 않음을 보여주며, 재발 후 생존율이 낮다는 것을 나타낸다. 즉, 전립선암, 유방암, 림프종 등 이미 전이가 있거나 재발 혹은 1차 치료 후 원격전이가 있더라도 다양한 치료 옵션이 가능한 암과 확연한 차이가 있다고 하겠다. 이것은 자궁경부암에서 진단 당시에 이미 원격전이의 증거가 없다면(실제 다른 암에 비해 높지 않다) 완치를 목표로 하는 적극적인 일차치료의 중요성을 강조하는 이유가 될 것이다. 또한 비록 국소 영역적으로 진행된 암일지라도 적극적인 치료의 주요한 방편으로서 방사선치료의 역할이 크다고 할 수 있다.

II. 본론

1 자궁경부암의 방사선치료 시에 고려할 사항들

1) 동시항암화학방사선요법(concurrent chemoradiation therapy, CCRT)

과거 하이드록시유레아(Hydroxyurea)의 방사선 민감작용에 대한 미국부인암협회(Gynecologic Oncology Group; GOG) 보고 이후 동시항암화학방사선요법에 대한 연구가 다수 발표되었으나, 증명된 이득은 확실치 않았다[1]. 1999년에 미국 국립암연구소(National Cancer Institute; NCI)에서 동시항암화학방사선요법을 표준으로 할 것을 권고하는 발표를 하는데 이것은 5개의 무작위 3상 연구의 결과를 바탕으로 하였다[2-6]. 각각의 대상환자는 달랐으나, 전체적으로 세 그룹으로 나눌 수 있었는데, 1) 국소진행성 자궁경부암으로 동시항암화학방사선요법을 일차적으로 시행한 환자 그룹, 2) 크기가 큰 초기암 환자로 동시항암화학방사선요법 후 보조적 자궁절제술 환자그룹, 3) 수술 결과, 고위험군(절제연 양성, 자궁방 침범, 림프절 양성) 환자들에서 수술 후 동시항암화학방사선요법을 적용한 환자 그룹 등이 포함되었다. 전체적으로 항암치료를 병용하였을 때 자궁경부암으로 인한 사망률을 30~50% 감소시켜서 위에 언급한 환자 그룹에서 동시항암화학방사선요법의 이득을 명백히 증명하였다. 특히, 국소 영역적으로 진행된 자궁경부암 환자에서 그 이득이 두드러졌고, 시스플라틴(cisplatin)을 포함하는 요법이 가장 적합한 병용 항암제로 밝혀졌다. 한편, 시스플라틴의 적정 용량이나, 플루오로우라실(fluorouracil) 혹은 파클리탁셀(paclitaxel) 복합요법, 매주 혹은 3주 치료 간격의 문제는 아직도 해결할 문제로 남아 있다. 결론적으로 동시항암화학방사선요법이 자궁경부암 특히, 국소진행병기에서 표준치료화되고 있으나, 모든 환자에게 일률적으로 적용할 수 있지는 않다. 그러나 방사선치료는 단독치료든 병용치료든 아직까지 국소 진행성 자궁경부암의 가장 중요한 일차치료라 할 수 있다. 그러므로 가능하면 시스플라틴을 포함한 항암병용치료가 종양제어의 확률을 높이지만 동시에 독성 역시 증가할 수 있음을 감안하여 환자의 병기 이외에도 환자의 상태, 내과적 동반질환 여부 등을 세심하게 고려하여 병용치료 여부를 결정하여야 하겠다.

2) 방사선량과 방사선치료 기간의 문제

외부방사선치료(external beam radiotherapy; EBRT)와 근접방사선치료를 병행하여 A 포인트에 85 Gy 조사를 유효한 선량으로 제시하나 적절 선량에 대한 완전히 일치된 결론은 없다. 일반적으로 외부방사선치료를 전골반(whole pelvis)에 대해 40~45 Gy(하루 선량은 1.8~2 Gy)를 시행하고 중심부(자궁 및 자궁경부)는 차폐(midline block)를 한 채 골반림프절과 자궁방(parametrium)에 대해 10~20 Gy 추가조사를 권장한다. 중심부 차폐와 거의 동시에 근접방사선치료를 시행하는데 분할조사로 고선량률 근접치료를 한다면 20~30 Gy가 적절하다. 종양의 크기가 크지 않고 비교적 초기 병변으로 판단이 되면, 외부방사선치료 선량을 줄이고 좀 더 일찍 근접방사선치료를 적용하는 방법도 고려할 수 있다. 직장과 방광의 선량은 70~75Gy까지의 최대 점선량(maximum point dose)을 권장하지만, 정상조직의 최대 점선량이 다소 증가하더라도 종양 사멸선량에 미달하지는 않도록 한다. 수술 후 방사선치료 시에는 육안적 잔존 종양이 없다면, 외부치료선량을 45~50 Gy로 하는 것을 권장한다.

자궁경부암에서 치료 기간의 연장이 국소제어율을 감소시킨다는 보고는 알려져 왔다. 총 방사선치료 기간이 7주가 넘어가면서 하루에 0.5~1% 정도의 국소제어율 감소가 있다고 하였다[7,8]. 또한, 치료기간을 늘려도 만성 후유증이 감소한다는 증거가 없다[9]. 그러므로 환자의 급성 부작용을 되도록 잘 조절하며, 특별한 이유가 없다면, 8주 이내에 모든 방사선치료를 완료할 것을 권장한다.

3) 대동맥주위 림프절을 포함한 예방적 광범위 방사선치료의 역할

자궁경부암의 일반적인 특성은 혈행성 원격전이(hematogenous metastasis)가 비교적 늦게 발생한다는 점이다. 이는 대동맥 림프절 전이가 있는 환자라도 적극적인 치료를 통해 장기 생존이 가능함을 반증함이고, 이러한 환자에서 약 20~50%의 5년 생존율을 보고하고 있다[10]. 한편, 방사선치료 종양 협회(Radiation therapy Oncology Group; RTOG)나 유럽 암연구 치료기구(European Organisation for Research and Treatment of Cancer; EORTC) 연구에서 예방적 광범위 림프절에 대해 방사선치료를 한 그룹과 골반부위에만 치료한 그룹을 비교했을 때 명백한 이득을 보여주지는 못했다[11, 12]. 그리고, RTOG90-01 연구는 골반부 방사선치료와 항암치료를 병용했을 때 예방적 광범위 방사선치료 단독 시행 그룹에 비해 의미 있는 이득을 보여서 예방적 광범위 방사선치료는 동시항암화학방사선요법으로 대체되었다고 하겠다[13]. 그렇지만, 예방적 광범위 방사선치료와 항암병용을 했을 때 이득이 있는가라는 의문은 아직 해결해야 할 과제이다. 일부 2상 연구에서는 그러한 적용이 환자들에게 비교적 안전하게 적용 가능하다는 보고는 있었다[14]. 한편, 항암병용 방사선치료가 표준치료화되면서 대동맥림프절 전이 유무의 판정이 더욱 중요한 이슈가 되고 있다. 수술적 생검으로 확인되었거나, 컴퓨터 단층 촬영 및 양전자 방출 단층 촬영(PET-CT)에서 명백히 전이가 있는 경우, 총장골 림프절(common iliac lymph nodes) 전이가 있으면서 골반림프절(pelvic lymph nodes) 전이가 다발성으로 광범위한 경우, 이런 환자가 아니라면, 예방적 광범위 방사선치료는 항암치료와 병용 시에 이득에 비해 부작용(혈액학적, 위장관 부작용에 따른 치료휴지기와 그에 따른 치료기간의 연장) 증대 가능성을 반드시 고려해서 결정하는 것이 좋겠다.

4) 빈혈과 종양 저산소 상태가 방사선치료의 결과에 미치는 영향

빈혈의 유무가 자궁경부암 환자에서 방사선치료 시에 부정적인 영향을 준다는 것은 잘 알려져 왔다[15]. 그 기전에 대해서는 논란이 되지만 몇 가지 제시되는 것으로 종양의 저산소 상태에 의한 방사선 저항성의 유도, 신생혈관 생성과 종양 공격성향(aggressiveness)의 증대로 설명되고 있다. 몇몇 후향 연구에서는 치료 전 빈혈 상태보다는 치료 도중에 빈혈 유무가 중요한 예후 인자로 나타났다[16]. 이 연구에서는 치료 중 수혈을 통해 혈색소 수치를 12g/dL 이상으로 유지할 것을 제시하였다. 그러나 아직까지 확증된 3상 연구는 없는데, GOG 0191 연구에서 수혈과 에리스로포이에틴(erythropoietin) 투여를 통해 적극적인 빈혈 교정과 그렇지 못한 그룹의 비교 연구는 과도한 혈전증의 발생으로 조기에 중단되었다. 특히, 빈혈은 항암병용치료 시에도 악영향을 미치는 점, 빈혈이 미치는 환자의 삶의 질 등을 고려하여, 일반적으로 10g/dL 이상으로 유지하는 것을 권고한다. 수혈이나 에리스로포이에틴 투여 이외에 환자의 부인과적 진찰이나 치료 중에도 질 출혈에 대한 세심한 주의와 출혈 감소를 위한 노력이 필요할 것이다.

일반적으로 종양의 저산소 상태는 방사선 저항성과 관련이 있고, 종양 내 산소량 측정 장치

(oxygen electrode)로 측정한 값과 낮은 치료결과 간의 관련성이 보고되어 있다[17]. 그러나 환자의 상태 즉, 빈혈 유무나 혈색소 수치와 종양의 산소상태가 직접적인 관련성이 있는지는 현재로서는 불명확하다. GOG에서는 종양 저산소 상태를 개선할 약제로 티라파자민(Tirapazamine)을 표준 항암치료제와 병용하는 3상 연구를 시작하였고, 그 결과는 기다려보아야 하겠다.

2 병기에 따른 방사선치료의 적용

1) 병기 IA to IIA

(1) 미세침습암에서 방사선치료

IA1 환자는 수술이 최선이며, 다른 내과적 문제 등으로 수술이 어렵다면, 근접방사선치료 단독으로도 치료할 수 있으며, 그 결과 역시 우수하다(10년 생존율 98~100%).

기질 침범(Stromal invasion) 깊이가 3~5mm인 IA2의 경우 약 5%의 환자에서 림프절 전이의 위험이 있다고 알려져 있으므로 단순 자궁절제술(simple hysterectomy)보다는 광범위 자궁절제술(radical hysterectomy)과 림프절 절제술을 병용하는 것이 좋겠다. 방사선치료 역시 수술을 대신하여 단독으로 적용 가능하다. 알려진 치료 성적은 수술, 방사선치료 모두 비슷하며, 환자가 다른 심각한 동반질환이 있어 수술이 힘들 때는 방사선치료 역시 좋은 대안이 될 수 있겠다. IA 환자에서 항암병용치료의 역할은 규명되어 있지 않다.

(2) 병기 IB 혹은 IIA에서 방사선치료

림프절 전이가 없는 IB 혹은 IIA 종양은 수술적 치료가 적합하며, 특히 크기가 작고, 젊은 여성(폐경전)에선 난소를 보존할 수 있는 장점이 있다. 그러나 종양의 크기가 클수록 수술 치료의 부작용 가능성도 커지는 단점도 있다. 크기가 4cm 이하인 IB1 종양은 수술과 방사선치료 모두 훌륭한 치료법이 될 수 있는데 두 가지 치료법 모두 85~90%의 완치율을 보여준다[18]. Landoni 등이 보고한 3상 연구에서도 IB1 종양의 5년 생존율은 수술이 87%, 근치적 방사선치료의 성적이 90%로 두 치료 간에 성적은 유사하였다. 그러나 수술을 한 환자 중 일부에서 수술 후 방사선치료를 추가하게 되는 경우가 있는데, 그러한 이유로 전체적인 부작용의 발생률은 수술 환자군이 높은 경향을 보였다. 같은 연구에서 IB2 혹은 IIA 환자로 크기가 4cm 이상일 때 5년 생존율은 약 70%로 수술 혹은 방사선치료 모두 성적은 유사하였으나, 수술 환자들 중 약 80% 이상에서 수술 후 방사선치료가 필요하였다[19]. 수술과 방사선치료 두 가지를 모두 병행하는 것은 방사선치료 단독으로도 비슷한 치료 성적이라면, 병합치료를 피하는 것이 현명할 수 있다. 수술단독으로 치료가 된다면 수술이 좋겠으나, 수술 전 임상검사에서 림프절 전이, 자궁주위조직 침범 여부가 분명치 않을 수 있으며, 특히 종양의 크기가 크면 수술 후 병리결과에서 추가 방사선치료가 필요한 예가 있을 수 있다. Reesink-Peters 등은 수술 전에 측정한 종양표지자인 SCC 항원 수치를 이용하여 병기 IB 혹은

IIA 자궁경부암 환자의 수술 후 추가 방사선치료 필요성을 어느 정도 예측할 수 있다고 보고하였는데, 향후 추가적인 연구가 필요할 것이다[20]. 병기 IB 혹은 IIA에서 동시항암화학방사선요법은 아직까지 표준 권장사항은 없는 편이나 환자의 전신 상태나 림프절 전이, 종양의 크기 등을 감안하여 병용치료 여부를 판단하는 것이 좋을 것이다.

2) 수술 후 방사선치료

자궁경부암 환자에서 수술 후 방사선치료가 필요한 경우는 크게 둘로 나눌 수 있다. 첫째, 초기 병기로 판단하여 수술을 하였으나, 병리 결과 골반내 재발 위험성이 큰 소견이 나왔을 경우와 둘째, 어떤 이유에서든 단순 자궁절제술 시행 후 발견된 침습성 자궁경부암인 경우이다. 수술 후 골반 내 재발 위험성이 큰 병리소견으로 대표적인 세 가지는 림프절 전이, 자궁방 침범, 절제연(resection margin) 양성인 경우이다. 과거부터 수술 후 방사선치료가 골반 내 재발은 명백히 낮추지만, 생존율의 증가는 없다고 알려져 왔다[21]. 특히, 다발성 림프절 전이가 있는 환자들은 그것 자체가 원격전이의 전조 신호이므로 골반 내 제어를 열심히 하는 것이 생존율의 향상으로 이어지지 않을 것이라는 것을 충분히 예상할 수 있다. 그러나 현재까지 확실한 증거는 Intergroup 0107 연구로, 앞서 언급한 재발위험이 있는 환자에서는 동시항암화학방사선요법의 수술 후 추가가 생존율의 증가를 보여서 추가 치료를 권장할 수 있다[6]. 일반적인 수술 후 방사선치료 선량은 근치적 방사선치료와 유사한 외부방사선치료(전골반에 50Gy)를 시행하며, 수술 절제연 부위의 추가 조사를 위해 근접방사선치료를 시행하기도 한다.

위에서 언급한 대표적인 재발 위험이 되는 병리소견 외에도 수술 후 방사선치료를 고려할 수 있는 병리 소견들이 있는데, 현미경적 림프절 전이면서 단일림프절 전이일 때, 자궁경부 기질내로의 깊은 침범, 큰 크기(4cm 이상) 종양, 림프-혈관 공간내로의 종양의 침범 등이 있을 때이다. GOG 92, 3상 연구에서는 수술 후 이러한 환자들만을 대상으로 방사선치료의 추가 또는 추적관찰만 시행하고 분석하였을 때, 수술 후 방사선치료가 2년 재발률을 의미 있게 감소시켰다. 그러나 생존율에 대한 분석은 보고하지 않았으며, 심각한 부작용의 발생률이 수술 후 방사선치료 환자에서 높게 나타났다[22]. 결론적으로 주요 3가지 재발위험의 병리소견이 없는 환자에서 수술 후 방사선치료의 적용은 위험성과 이득 사이에 다학제간 판단을 통해 환자 개개인 별로 적절하게 결정해야 할 것이다.

한편, 주로 양성 근종이나 점막내 종양 환자에서 단순 자궁절제술 시행 후 침윤성 자궁경부암이 발견되는 경우가 있다. 침범 깊이가 3mm보다 깊거나 림프-혈관 공간의 침범이 있다면, 추가 방사선치료가 적응이 되며, 특히, 경부 내에 국한되어 있고 절제연 음성이면, 5년 생존율 80% 이상으로 예후가 좋다. 그러나 드물게 수술 후 육안적 종양이 남아 있는 경우가 있는데, 예후는 상대적으로 나쁜 편이며, 근치적 방사선치료에 준하여 항암치료와 병용하여 적극적인 치료가 요망된다.

3) 국소 영역으로 진행된 병기(IIB~IVA)

병기 IIB 이상의 자궁경부암 환자의 표준치료는 동시항암화학방사선요법이다. 항암방사선치료의 성적 및 대표적인 3상 연구는 앞에서 언급한 바이다[2-4]. 일반적으로 방사선치료는 외부방사선치료와 근접방사선치료를 병행하여, 총 선량 80~90Gy(통상적인 방사선선량으로)가 적당하며, 치료기간은 8주 이내로 할 것을 권장한다. 동시항암화학방사선요법의 5년 생존율은 병기 IIB가 70~80%, IIIB 50~60%, IVA 약 20%로 보고하고 있다[13]. 국소 영역적으로 진행된 병기라도 적극적인 치료로 완치의 가능성이 있음을 알 수 있다.

4) 재발암에서 구제 방사선치료(Salvage radiotherapy)와 고식적 방사선치료(Palliative radiotherapy)

수술 후 재발한 자궁경부암 환자는 이전에 방사선치료를 받지 않았다면 구제 방사선치료가 가능하며, 특히, 질이나 질주위 조직에 국한되어 있으면서 크기가 작은 재발인 경우 구제 방사선치료로 70% 가까운 성적을 보고하기도 하므로 적극적인 치료가 요망된다[23]. 그러나 일반적으로 자궁경부암이 재발했을 때는 진행된 예가 많으므로 만약 이전에 방사선치료를 하지 않았다면 병기 IIB 이상에서 적용하는 동시항암화학방사선요법이 추천된다. 이전에 방사선치료를(외부 및 근접방사선치료) 받은 환자라면 구제 치료로는 수술이 일차적이며, 수술은 전골반절제술(pelvic exenteration)이 필요한 경우가 종종 있는데, 이런 경우 골반측벽(pelvic side wall) 침범 여부가 중요한 예후인자로 알려져 있다. 골반측벽 침범으로 수술 시 완전 절제가 어렵다면, 수술 중 방사선치료(intra-operative radiotherapy) 또는 대망(omentum)의 위치를 이동시켜 소장과 남은 종양과의 간격을 둠으로써 골반측벽부위에 추가 외부방사선치료를 시도할 수 있으나 수술의의 경험과 협조가 필수적이다. 이전에 방사선치료를 받은 환자에서 다시 방사선 재치료를 적용한 예는 최근 세기조절치료방법 등을 이용한 보고가 있으나, 그 적용은 제한적이라 할 수 있다.

근치적 수술 또는 방사선치료가 불가한 재발암이나, 전신전이암의 예후는 매우 불량한데, 적응이 된다면 전신 항암치료가 일차 치료이다. 이러한 환자에서 고식적 목적의 방사선치료는 중요한 역할을 하는데, 특히, 질 출혈과 종양에 의한 골반통의 완화목적으로 방사선치료는 매우 효과적이다. 고식적 방사선치료는 통상적인 하루 선량보다는 하루에 3Gy 이상 조사하여 약 2주간 치료하여 치료기간을 단축하는 것을 권장한다.

3 방사선치료의 방법

1) 외부 방사선치료(external beam radiotherapy)

자궁경부암에서 외부 방사선치료의 역할은 첫째, 자궁경부의 일차 암에 대한 종양크기 감소 효과, 이를 통한 고선량 근접방사선치료의 접근을 용이하게 함이다. 둘째, 골반내 영역림프절 전이에 대한 제어 역할이다. 과거에는 고선량 근접방사선치료를 되도록 일찍 적용할 것을 권고하기도 하였는데, 전골반 외부방사선치료를 20~30Gy 조사 후 중앙차폐(자궁, 방광 및 직장의 일부 차폐)와 함께, 자궁경부암 부위에는 근접방사선치료를 적용하고 양측 골반림프절 부위는 남은 선량의 외부 방사선치료를 적용하는 방법이다. 이는 좀 더 빨리 자궁경부의 원발 종양에 많은 선량을 조사할 수 있는 장점은 있으나, 요관 협착 등 부작용 발생도 높아 현재 많이 선호하지는 않는다. 방사선량은 하루 선량 1.8~2.0 Gy, 총 외부방사선량은 환자의 병기, 림프절 전이, 전신상태 등을 고려하여 45~54Gy로 하되, 전골반선량은 40~45Gy를 넘지 않도록 주의를 요한다. 보통 40~45Gy의 전골반 조사 후 중앙차폐 등의 방법으로 경부 주위 조직 및 골반림프절 부위에는 추가 5~10Gy 조사를 시행하며, 림프절 전이가 큰 경우에는 다시 추가 외부 방사선치료를 잔존 림프절 전이부에 시도할 수 있다. 전골반조사 후 중앙차폐 시점에서는 되도록 총 치료 기간을 줄이고, 원발암에 대한 고선량 근접방사선치료를 되도록 빨리 적용하기 위해 외부 방사선치료를 마치기 전이라도 근접방사선치료를 시작할 수 있다. 이때 근접방사선치료와 외부 방사선치료는 같은 날에 적용하는 것은 피한다.

외부 방사선치료는 10MV 이상의 에너지를 사용하며, 조사야(radiation field)는 소장에 조사량을 조금이라도 줄일 수 있는 4방향(전, 후, 좌, 우) 박스(box) 조사야를 많이 사용한다. 또한 소장에 조사되는 선량을 줄이기 위해 소변을 참고 방광을 채우는 방법이나, 소장을 인위적으로 골반 밖으로 밀어내기 위한 도구(소장전위장치, 밸리 보드 등)를 이용하기도 한다. 일반적으로 많이 사용되는 뼈를 기준(bony landmark)으로 한 전골반 방사선 조사야는 그림과 같다(그림 7-1). 만약 젊은 여성 환자에서 난소 전위술(ovary transposition)을 한다면 조사야 그림을 참고로 하여 조사

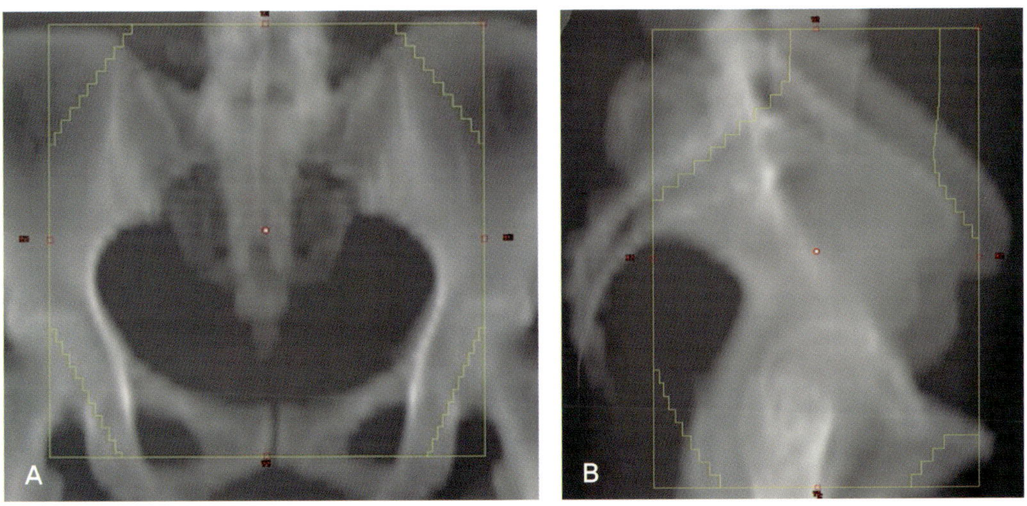

그림 7-1. Radiation field of whole pelvic radiation therapy for cervical cancer
A. anterior/posterior radiation field, B. Left/right radiation field

야 밖에 난소가 위치할 수 있도록 하여야 난소보존이 가능한데, 조사야 밖이라도 적은 양이지만 내부 산란방사선(internal scatter radiation)에 의한 난소기능 소실은 불가피할 수도 있다. 조사야의 뼈기준은 전/후 조사야에서 좌/우 측면 경계는 진성 골반연(true pelvic inlet)에서 1.5~2.0cm 간격을 준다. 그리고 좌/우 측면 조사야에서 전방경계는 치골전방으로, 후방경계는 천골 2~3번을 수직으로 나누는 선으로 한다. 네 방향 조사야의 상부경계는 보통 요추 4~5번 사이, 하부 경계는 골반진찰을 통해 보이는 원발 종양의 가장 하단에서 2~3cm 아래가 적당하다. 전골반 조사야에 포함되는 구조물에는 자궁 및 원발암을 포함하는 자궁경부, 자궁경부 주위 조직과 골반림프절인데, 외장골 림프절과 내장골 림프절, 전천골 림프절을 포함하여야 하며, 소장의 일부 및 직장의 후벽 일부는 차폐할 수 있다. 질 하부의 침범이 있거나, 영상검사에서 확인된 서혜부 림프절 전이가 있을 때는 이를 치료범위에 포함하여야 하며, 이런 경우 서혜부 피부 부작용에 유념하여야 한다. 또한, 대동맥 주위 림프절을 포함하는 광범위 방사선치료 시에는 보통 흉추 12번 또는 요추 1번 상단을 상부 경계로 하여 전/후 조사야 또는 박스 조사야를 이용하는데, 신장의 선량에 유념하여야 한다. 영상기술의 발전으로 최근에는 컴퓨터 단층 촬영, 자기 공명 영상, 양전자 방출 단층 촬영 등을 치료계획에 이용하여 병변의 범위를 정하고, 환자마다 개별적으로 조사야를 선택하여 치료를 할 수 있지만, 영상에서 확인이 어려운 미세암의 범위를 놓치지 않는 것이 중요하며, 영상검사의 소견 이외에도 골반진찰 및 뼈를 기준으로 한 통상적인 전골반 조사야의 범위를 간과하지 않는 것이 중요하다.

2) 근접방사선치료(Brachytherapy)

이미 1세기도 전에 발견된 방사선동위원소인 라듐은 발견 직후부터 자궁경부암의 치료에 이용되었다. 치료부위로의 비교적 용이한 접근성과 거리의 제곱에 역비례(inverse square rule)하는 감마 방사선의 선량적 특징은 자궁경부암의 치료에 적합한 고선량치료 방법으로 정착되었다. 과거 전통적으로 사용된 저선량률(Low dose rate; LDR) 근접방사선치료는 주로 세슘(^{137}Cs) 동위원소를 이용하는데, 반감기가 길고 선량률이 낮아 안전성에서 장점이 있었지만, 시술자의 피폭 문제, 환자가 며칠간 입원해서 치료를 해야 하는 단점이 있었다. 최근에 많은 기관에서 선호하고 있는 고선량률(High dose rate; HDR) 근접방사선치료는 이리듐(^{192}Ir)동위원소를 이용하며, 반감기가 짧아 동위원소를 자주 교체해야 하는 불이익에도 불구하고, 시술자의 피폭 문제나 외래에서 짧은 시간 내에 치료를 마칠 수 있다는 장점이 있다. 또한, GOG나 RTOG에서 시행한 여러 3상 연구의 결과도 저선량률 혹은 고선량률 근접방사선치료가 치료효과, 즉 부작용이나 종양제어의 성적이 동일하다고 결론을 내렸다[24].

자궁경부암의 근접방사선치료에 이용하는 장착기구로는 Fletcher, Henschke, Manchester 타입 등으로 다양하게 있으나 기본적으로 자궁체부 내로 삽입하는 tandem과 질 내부에 삽입되는

colpostats 또는 ovoids로 이루어진다. 근접방사선치료의 적용 시에는 tandem 및 ovoids 등 장착 기구를 정확한 위치에 삽입하여 종양에 충분한 선량이 조사될 수 있도록 함과 동시에 과선량 부위가 생기지 않도록 하는 것이 중요하며, 방광 및 직장에 선량을 줄이기 위해 적절한 거즈 충전이 필요하다. 근접방사선량의 처방은 보통 A점(Point A)에 조사되는 양을 계산 기준으로 많이 규정하였는데, A점의 위치는 자궁경부입구로부터 자궁체부방향으로 2cm 그리고 외측 즉 골반벽 방향으로 2cm 떨어진 지점으로 International Commission on Radiation Units and Measurements (ICRU)에서 규정하고 있다(그림 7-2). 과거 저선량률 근접방사선치료에서 A점에 40~50Gy가 조사되도록 하였는데, 이러한 선량은 동위원소로부터 가까운 자궁경부 입구 근처에는 80Gy 이상에 해당하고, 외부방사선량과 합치면 120Gy 이상의 고선량이 조사되는 셈이 된다. 고선량률 근접방사선치료 시에 선량의 처방은 매우 다양하나, A점에 4~6Gy씩 총 5~7회 치료하는 것을 많이 이용하고 있다. GOG에서는 직장과 방광에 조사되는 점선량은 A점에 조사되는 선량의 각각 최대 68%, 77%를 넘지 말 것을 권고하였다.

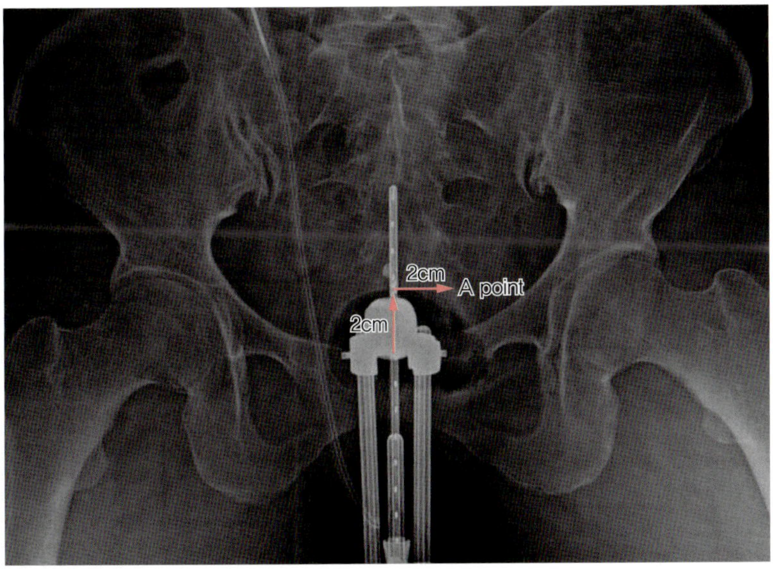

그림 7-2. Brachytherapy for cervical cancer (location of point A)

3) 세기조절 방사선치료(Intensity modulated radiotherapy; IMRT)

세기조절 방사선치료는 외부방사선치료 방법의 일종으로 방사선치료 기법의 발전과 함께 개발되어 주로 두경부암과 전립선암 등에서 많이 이용되고 있다. 통상적인 방사선치료 방법에 비해 훨씬 정교하게 선량분포를 얻을 수 있어 정상조직과 종양조직간의 선량차를 높여 치료이득을 얻을 수 있는 장점이 있으며, 이는 결과적으로 종양의 선량을 높이거나, 과거와 같은 종양선량을 조사한다면 종양주변의 중요한 정상조직에 조사되는 선량을 훨씬 낮출 수 있다. 자궁경부암에서 세기조절 방사선치료의 적용은 소장이나 방광에 조사되는 선량을 감소시킬 수 있는 장점이 있으며(그림 7-3), 이는 항암병용치료 시에 흔히 발생하는 위장관 급성 부작용을 완화한다는 보고가 있다[25]. 특히 대동맥림프절을 포함한 광범위 방사선치료 시에 적용한다면 소장의 부작용을 줄일 수 있을 것으로 판단되며, 앞으로 추가적인 임상연구가 발표되고 경제적인 문제가 해결되면 이용이 늘어날 것이다. 그리고 큰 림프절 전이가 동반된 환자에서 통상적인 50~54Gy 로는 선량이 부족할 때가 있는데, 이러한 경우 세기조절 방사선치료를 이용하면 육안적 전이 림프절 부위에 선량을 높여 조사할 수 있는 방법이 될 수 있다. 또한 과거 방사선치료를 받은 환자에서 방사선재치료의 필요가 있을 때 통상적인 방사선치료로는 불가했으나 세기조절 방사선치료를 이용하여 치료가 가능할 때가 있어, 세기조절 방사선치료를 이용하더라도 정상조직의 부작용을 최소화할 수 있도록 세심한 주의가 필요할 것이다.

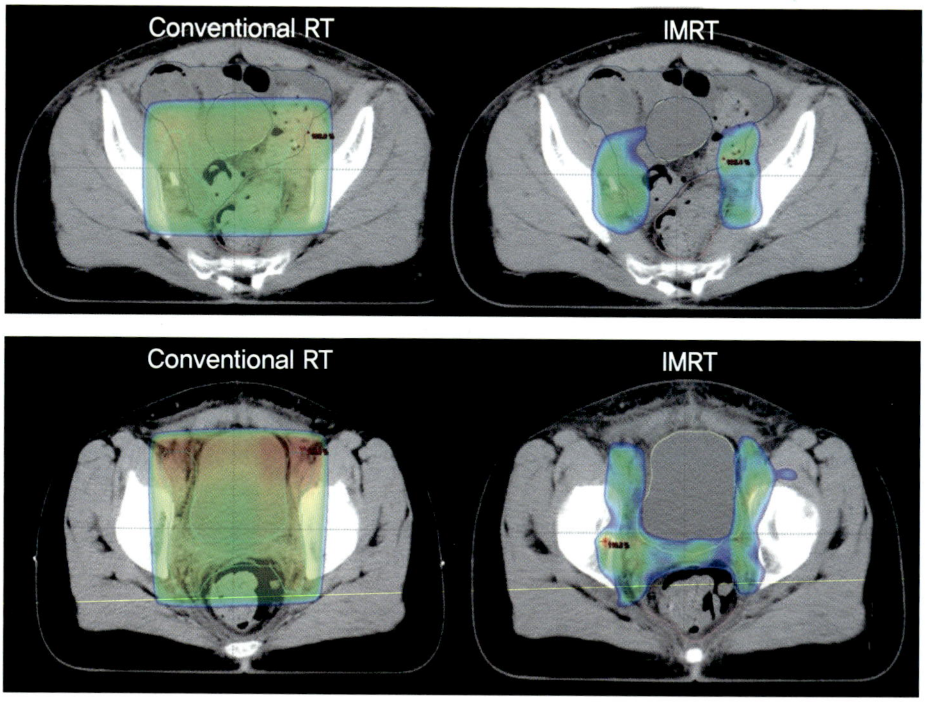

그림 7-3. Comparison of radiation dose between conventional RT and IMRT

4 자궁경부암의 방사선치료와 급 · 만성 부작용

방사선치료 도중 혹은 치료 종료 후 약 1개월 내에 주로 발생하는 부작용으로는 위장관계 부작용, 방광요로계, 피부 부작용 등이 있다. 가장 흔히 발생하는 장관 및 방광 부작용은 구역, 설사, 장운동 항진, 복통, 빈뇨 등을 주로 호소하는데 대부분 일시적이거나 대증요법으로 해소된다. 치질이 있는 환자는 장관부작용으로 인해 치질 증상이 악화되거나 장관부작용이 더욱 증대해 나타나기도 한다. 항암병용치료 환자나 대동맥주위 림프절을 포함하는 광범위 방사선치료 환자에서는 위장관 부작용의 빈도나 증상이 증가하며, 적절한 처치 등을 통해 방사선치료 기간이 연장되지 않도록 애쓸 필요가 있다. 피부 부작용은 요즘과 같이 고에너지 선형가속기를 이용할 때는 흔하지 않은 부작용이지만 회음부나 서혜부와 같이 피부가 접히는 부위에서 주로 발생할 수 있다. 질하부 침범이 있어 회음부나 서혜림프절이 치료범위에 포함되는 환자에서 발생하며, 항암치료와 병용 시 심해질 수 있고 심할 경우 환자의 치료 순응도에 영향을 미친다. 나타나는 양상은 경한 홍반에서부터 건성 혹은 심하면 습성 표피탈락으로 나타날 수 있으며, 습성 표피탈락이 있으면 적절한 소독으로 감염이 동반되지 않도록 주의하여야 하고 심할 경우 치료를 쉬어야 할 때도 있다.

만성 부작용으로 위장관계와 방광요로계 부작용이 대표적인데, 병기에 따라 차이가 있으나 3등급 이상의 발생률이 대체로 5~15% 정도이다. 직장의 궤양 또는 출혈, 소장 폐쇄와 같은 주요 장관 부작용은 방사선치료 후 2년 이내에 주로 발생하며, 그 이후에는 드물다. 반면에 만성 방광염이나 요관 협착 등의 요로계 부작용은 치료 후 3~4년에 나타난다26. 장관 부작용 발생의 주요 위험인자로는 이전에 복부 또는 골반 수술을 받았을 때, 대동맥 림프절을 포함하는 치료와 같은 장관의 포함부위가 클 때, 염증성 장질환(예: 크론 병, 궤양성 대장염) 환자 그리고 장관에 조사되는 방사선량이 높을 때 등이다. 특히, 조사선량과 장관부작용은 관련성이 높은데, 전골반 조사선량 45Gy 이상일 때, 자궁주위조직 추가선량이 총 60Gy를 넘을 때, 하루 선량이 2Gy보다 클 때와 같이 장관에 조사되는 선량이 높을수록 부작용 가능성은 증가한다. 직장의 부작용은 최대 직장선량이 70~80 Gy 이상일 때 발생률이 증가한다. 한편, 역설적이게도 주요 장관 부작용이 발생한 환자들이 그렇지 않은 환자들에 비해 생존율이 높았다는 보고가 있는데[26], 이는 선량 증가로 인해 부작용은 높았지만 국소 제어율이 높았음을 반증한다. 국소제어의 최대화와 부작용의 최소화를 위한 적극적인 노력이 필요함을 다시 한번 강조할 수 있다. 예를 들면, 골반 림프절 부위에 60Gy의 선량이 필요하다면, 세기조절 방사선치료를 이용하는 방법, 근접방사선치료 시 적합한 장비의 적용으로 고선량 점(hot point)이 생기지 않도록 하는 방법 등이다. 직장 출혈이나 궤양은 수술이 필요한 경우는 드물지만, 증세가 지속된다면 내시경하 레이저 응고술이 도움이 될 수 있다. 한편, 과거에는 드문 부작용으로 알려졌으나, 최근에는 영상 진단의 발달 등으로 불완전 골절(insufficiency fracture)의 발생이 늘어나고 있다[27]. 주로 고령의 환자나 골다공증이 있을 때 잘 발생하고 천장관절 부위나 치골 등 방사선조사내의 골반 뼈에 주로 발생한다. 골반통이 있는 환자의 추적 뼈스캔(bone scan)에서 섭취 증가가 있어 종종 전이와 혼동될 수 있지만, 특징적인 H 양상의 뼈스캔 소견과 필요시 자기공명영상 촬영을 통해 불필요한 치료를 피해야 할 것이다.

☞ 참고 문헌

1. Hreshchyshyn MM, Aron BS, Boronow RC, et al: Hydroxyurea or placebo combined with radiation to treat stages IIIB and IV cervical cancer confined to the pelvis. Int J Radiat Oncol Biol Phys. 1979; 5: 317-22.
2. Whitney CW, Sause W, Bundy BN, et al: Randomized comparison of fluorouracil plus cisplatin versus hydroxyurea as an adjunct to radiation therapy in stages IIB-IVA carcinoma of the cervix with negative para-aortic lymph nodes. A Gynecologic Oncology Group and Southwest Oncology Group Study. J Clin Oncol. 1999; 17: 1339-48.
3. Rose PG, Bundy BN, Watkins EB, et al: Concurrent cisplatin-based chemoradiation improves progression-free and overall survival in advanced cervical cancer: Results of a randomized Gynecologic Oncology Group Study. N Engl J Med. 1999; 340: 1144-53.
4. Morris M, Eifel PJ, Lu J, et al: Pelvic radiation with concurrent chemotherapy versus pelvic and para-aortic radiation for high-risk cervical cancer: A randomized Radiation Therapy Oncology Group clinical trial. N Engl J Med. 1999; 340: 1137-43.
5. Keys HM, Bundy BN, Stehman FB, et al: A comparison of weekly cisplatin during radiation therapy versus irradiation alone, each followed by adjuvant hysterectomy in bulky stage IB cervical carcinoma: A randomized trial of the Gynecologic Oncology Group. N Engl J Med. 1999; 340: 1154-61.
6. Peters WA, Liu PY, Barrett RJ, et al: Concurrent chemotherapy and pelvic radiation therapy compared with pelvic radiation therapy alone as adjunctive therapy after radical surgery in high-risk, early-stage carcinoma of the cervix. J Clin Oncol. 2000; 18: 1606-1713.
7. Fyles A, Keane TJ, Barton M, et al: The effect of treatment duration in the local control of cervix cancer. Radiother Oncol. 1992; 25: 273-9.
8. Petereit DG, Sarkaria JN, Chappell R, et al: The adverse effect of treatment prolongation in cervical carcinoma. Int J Radiat Oncol Biol Phys. 1995; 32: 1301-7.
9. Perez CA, Grigsby PW, Castro-Vita H, et al: Carcinoma of the uterine cervix. II. Lack of impact of prolongation of overall treatment time on morbidity of radiation therapy. Int J Radiat Oncol Biol Phys. 1996; 34: 3-11.
10. Cunningham M, Dunton C, Corn B, et al: Extended-field radiation therapy in early-stage cervical carcinoma: Survival and complications. Gynecol Oncol. 1991; 43: 51-4.
11. Rotman M, Pajak M, Choi K, et al: Prophylactic extended-field irradiation of para-aortic lymph nodes in stages IIB and bulky IB and IIA cervical carcinoma. Ten-year treatment results of RTOG 79-20. JAMA. 1995; 274: 387-93.
12. Haie C, Pejovic MH, Gerbaulet A, et al: Is prophylactic para-aortic irradiation worthwhile in the treatment of advanced cervical carcinoma? Results of a controlled clinical trial of the EORTC radiotherapy group. Radiother Oncol. 1998; 11: 101-12.
13. Eifel PJ, Winter K, Morris M, et al: Pelvic irradiation with concurrent chemotherapy versus pelvic and para-aortic irradiation for high-risk cervical cancer: an update of Radiation Therapy Oncology Group trial (RTOG) 09-01. J Clin Oncol. 2004; 22: 972-80.
14. Malfetano JH, Keys H, Cunningham MJ, et al: Extended field radiation and cisplatin for stage IIB and IIIB cervical cancer. Gynecol Oncol. 1997; 67: 203-7.
15. Girinski T, Pejovic-Lenfant M, Bourhis J, et al: Prognostic value of hemoglobin concentrations and blood transfusions in advanced carcinoma of the cervix treated by radiation therapy: Results of a retrospective study of 386 patients. Int J Radiat Oncol Biol Phys. 1989; 16: 37-42.
16. Grogan M, Thomas GM, Melamed I, et al: The importance of hemoglobin levels during radiotherapy for

carcinoma of the cervix. Cancer. 1999; 86: 1528-36.

17. Hockel M, Schlenger K, Aral B, et al: Association between tumor hypoxia and malignant progression in advanced cancer of the uterine cervix. Cancer Res. 1996; 56: 4509-15.
18. Eifel PJ, Morris M, Wharton JT, et al: The influence of tumor size and morphology on the outcome of patients with FIGO stage IB squamous cell carcinoma of the uterine cervix. Int J Radiat Oncol Biol Phys. 1994; 29: 9-16.
19. Landoni E, Maneo A, Colombo A, et al: Randomized study of radical surgery versus radiotherapy for stage Ib-IIa cervical cancer. Lancet. 1997; 350: 535-40.
20. Reesink-Peters N, van der Velden J, Hoor KA, et al: Preoperative serum squamous cell carcinoma antigen levels in clinical decision making for patients with early-stage cervical cancer. J Clin Oncol. 2005; 23: 1455-62.
21. Thomas GM, Dembo AJ: Is there a role for adjuvant pelvic radiotherapy after radical hysterectomy in early stage cervical cancer? Int J Gynecol Cancer. 1991; 1: 1-8.
22. Sedis A, Bundy BN, Rotman MZ, et al: A radomized trial of pelvic radiation therapy versus no further therapy in selected patients with stage IB carcinoma of the cervix after radical hysterectomy and pelvic lymphadenectomy: a Gynecologic Oncology Group study. Gynecol Oncol. 1999; 73: 177-83.
23. Ijaz T, Eifel PJ, Burke T, et al: Radiation therapy of pelvic recurrence after radical hysterectomy for cervical carcinoma. Gynecol Oncol. 1998; 70: 241-6.
24. Lertsanguansinchai P, Lertbutsayanukul C, Shotelersuk K, et al: Phase III randomized trial comparing LDR and HDR brachytherapy in treatment of cervical cancer. Int J Radiat Oncol Biol Phys. 2004; 59: 1424-31.
25. Mundt AJ, Lujan AE, Rotmensch J, et al: Intensity-modulated whole pelvic raiotherapy in women with gynecologic malignancies. Int J Radiat Oncol Biol Phys. 2002; 52: 1330-7.
26. Perez CA, Breaux S, Bedwinek JM, et al: Radiation therapy alone in treatment of carcinoma of the uterine cervix: II. Analysis of complications. Cancer. 1984; 54: 235-46.
27. Oh D, Huh SJ, Nam H, et al: Pelvic insufficiency fracture after pelvic radiotherapy for cervical cancer: analysis of risk factors. Int J Radiat Oncol Biol Phys. 2008; 70: 1183-8.

c·h·a·p·t·e·r 08

자궁경부암의 전신 항암제 치료

I. 서론

일차 치료 후 재발하거나 진단 시부터 전이암으로 발견된 자궁 경부암의 치료 목표는 증상 완화이며, 일차 치료 후 재발한 경우에는 생존 기간 연장에 대한 역할이 확실치 않다. 그러나, 수술 후 국소 재발한 경우에는 방사선 치료로, 방사선 치료 후 폐에 단일 원격전이 상태로 발견된 경우에는 수술적 치료로 일부 환자에서는 장기 생존을 기대할 수 있다. 따라서, 치료 후 재발한 경우에는 수술이나 방사선 치료와 같은 국소 치료법 적용이 가능한지에 대한 평가가 우선 필요하다.

전이성/재발성 자궁경부암에 대한 전신치료의 기본은 시스플라틴(Cisplatin)이다. 현재까지 가장 좋은 치료 효과를 보이는 치료는 파클릭탁셀/시스플라틴(paclitaxel/Cisplatin) 치료이나, 두 약제의 병합에 따른 부작용도 함께 상승하기 때문에 환자의 전신 상태에 대한 고려가 우선되어야 한다. 즉, 전신상태가 좋은 환자군에서는 2제 병합 치료가 우선 고려될 수 있으나, 전신 상태가 좋지 않은 경우에는 효과가 입증된 단일 제제를 시도해 보는 것이 권고된다.

II. 본론

1 복합 항암제 치료

시스플라틴을 기본으로 하는 병합치료에 있어 여러 약제들이 임상시험에서 그 효과가 시험된 적이 있다. GOG 169 연구에서는 시스플라틴 단독치료와 파클릭탁셀/시스플라틴 병합 치료가 260명의 환자를 대상으로 무작위배정 임상 시험을 진행되었다[1]. 이 연구에서는 전체 반응률(19% 대 36%; p=0.002), 무진행 생존기간(Progression-free survival) (2.8개월 대 3.8개월; p〈0.001)로 병합 치료군에서 유의한 치료 성적의 향상을 보였으나, 전체 생존기간의 연장으로 이어지지는 못했다. 이후 토포테칸(topotecan) 병합 치료 효과를 검증하기 위한 GOG 179 연구에서는 토포테칸/시스플라틴 병합 치료군에서 전체 반응률(13% 대 29%; p=0.004), 무진행 생존기간(2.9개월 대 4.6개월; p=0.014) 및 전체 생존기간(6.5개월 대 9.4개월; p=0.017) 모두 유의한 향상을 보고하였다[2]. 이 연구는 시스플라틴 2제 요법이 단독 치료에 비해 생존 기간 연장 효과가 있음을 증명한 최초의 3상 연구가 되었다. 이는 GOG 169 연구의 파클리탁셀 치료군 환자들의 27%만이 시스플라틴을 투여 받은 것에 비해 GOG 179 토포테칸군은 57%의 환자가 시스플라틴을 투여 받은 사실에 의한 차이일 것으로 판단된다. 이후, 시스플라틴을 기본으로 하고, 파클리탁셀, 비노렐빈(vinorelbine), 젬시타빈(gemcitabine), 토포테칸을 각각 병합한 치료들의 효과를 직접 비교하기 위한 무작위 3상 연구가 진행된 바 있다[3]. 12개월째 무진행 생존율에 대한 위험률(hazard ratio)은 파클리탁셀/시스플라틴을 기준으로 다른 병합 치료들이 유의한 향상이 없었고, 젬시타빈/시스플라틴 군에 비해서는 통계적으로 유의하게 좋은 치료 성적을 보였다. 3년 생존 분석에서는 파클리탁셀/시스플라틴 치료군이 다른 모든 치료군에 비해 2개월 이상의 유의한 전체생존기간 향상을 보였으나, 3등급 이상의 혈액학적 독성 및 근육통, 암 관련 피로감과 같은 독성이 증가하는 것으로 보고되었다. 따라서, 현재까지 시스플라틴을 기본으로 하는 2제 병합 요법은 파클리탁셀/시스플라틴이 표준 요법으로 인정되고 있으나, 병합 치료에 따른 독성의 증가가 예상되기 때문에 환자의 전신상태 및 주요 장기 기능을 감안하여 치료를 시작하고, 치료 중에는 독성에 따른 섬세한 관리가 필요하다.

현재까지 세포독성 항암제 치료에 대한 치료 반응을 예측할 수 있는 생물학적 표지자는 없는 실정이다. 그러나, 이전의 연구결과들을 분석한 한 연구에서는 나이, 아프리카계 미국인, 증상이 있는 경우, 골반내 병변, 이전에 방사선 민감자를 사용한 경우, 일차 치료 후 12개월 이내 재발, 또는 단일요법 항암제 치료 등이 항암제 치료에 반응이 불량한 그룹으로 보고되었다[4].

시스플라틴을 이미 투여 받은 환자에서는 시스플라틴 2제 요법에 의한 치료 효과가 낮기 때문에, 이 약제를 포함하지 않은 병합 치료법도 2상 연구에서 시도된 적이 있다. Tiersten 등은 재발성, 불응성 자궁 경부암 환자에서 파클리탁셀과 토포테칸을 병합 투여하고 예방적 G-CSF를 사용한 연구에서 54%의 반응률과 무진행생존기간 3.77개월과 전체 생존기간 8.62개월의 치료 성적을 보고하였다.

시스플라틴의 구역/구토 유발과 신독성, 이독성 및 말초신경병증과 같은 누적 독성에 대한 우려 때문에 실제 임상에서는 카보플라틴(carboplatin)으로 대체하여 투여하는 경우가 많다. 그러나, 이 두 약제의 효과를 직접 비교한 전향적 임상 시험은 없다. 다만, Moore 등은 후향 연구 결과에서 파클리탁셀에 시스플라틴을 병합한 환자군과 카보플라틴을 병합 치료한 환자군간에 유의한 생존기간의 차이가 없었다고 보고했다[5]. 따라서, 재발성/전이성 자궁 경부암 환자 치료에서 아직 시스플라틴을 카보플라틴으로 대체할 만한 근거는 없다.

2 단일항암제 치료

전신 상태가 병합 치료에 부적합하거나, 다른 주요 장기 기능에 문제가 있는 경우에는 단독치료를 고려해 볼 수 있다. 시스플라틴은 이미 1980년대부터 자궁경부암에서 단독치료의 표준이 되어왔으며[6], 50mg/m^2 투여로 약 38%의 반응률을 보인다[7]. 시스플라틴 용량을 증량한 치료법에 대한 연구도 있었는데, 반응률이 증가하고, 독성도 현저하게 증가하나 생존기간 연장으로는 이어지지 못해 현재까지도 50mg/m^2이 표준요법으로 사용되고 있다[6]. 이후에 개발된 백금계 항암제인 카보플라틴과 옥살리플라틴(oxaliplatin)도 소규모 2상 연구에서 연구된 적이 있는데, 카보플라틴은 양호한 반응률(28.7%)과 시스플라틴에 비해 독성 측면에서 우월하다는 평가를 받았다[8, 9]. 옥살리플라틴은 이전 치료에 실패한 환자를 대상으로 한 연구로 객관적 반응을 보이는 환자가 적어서 차후에 임상시험에서 제외되었다. 단독 치료로 양호한 효과를 보인 항암제로는 파클리탁셀, 이포스파마이드(ifosphamide), 이리노테칸(irinotecan), 토포테칸, 페메트렉세드(pemetrexed), 카페시타빈(capecitabine), TS-1 등이 있으며, 13~33%의 반응률과 6~12개월의 전체 생존기간을 보고하고 있다[10].

3 새로운 표적 치료제를 병합한 치료

신생혈관형성은 자궁경부암의 발생 및 진행에 가장 중요한 역할을 하는 과정이다. 이는 인유두종바이러스에 의한 p53 기능의 상실 및 HIF-1α 등의 저산소증 관련 인자에 의해 유도된 혈관내피세포성장인자(VEGF)에 의해 촉진되는 과정이다. 타이로신 키나제 억제제(Tyrosine kinase inhibitor; TKI)와 단일클론 항체(monoclonal antibody)로 대별되는 신생혈관생성 억제제들이 다수 개발되어 다양한 고형암에서 그 효과가 검증되고 있다. 자궁 경부암에서는 베바시주맙(bevacizumab)이 이전 치료에 실패한 환자에서 2차 또는 3차 치료로서 2상 연구에서 단독 투여된 적이 있는데, 15mg/kg 투여로 10.6%의 부분반응과 23.9%의 6개월 무진행 생존율을 보여 향후 3상 연구에서 검증될 만하다는 평가를 받았다[11]. 특히, 저자들은 이전에 2차 또는 3차 치료로서 단일 항암제 치료를 받은 환자들에 비해 좀 더 나은 생존 기간을 보여준 점을 들어 베바시주맙의 유용성을 검증할 필요가 있음을 주장하였다. 현재 기존 표준 치료인 파클리탁셀/시스플라틴과 병합 치료의 유용성이 3상 연구에서 평가되고 있어서 그 결과가 주목된다.

최근 혈관내피세포성장인자 타이로신 키나제 억제제 중 하나인 파조파닙(pazopanib)이 표피성장인자수용체 차단제(epidermal growth factor receptor inhibitor; EGFR inhibitor) 타이로신 키나제 억제제 라파티닙(lapatinib)과 무작위 배정 2상 연구에서 그 효과가 비교된 적이 있다[12]. 이 연구에서 파조파닙은 라파티닙에 비해 무진행생존기간과 전체 생존기간을 각각 33%와 34% 향상시키는 것으로 보고되었다. 약 11%의 환자가 3도 이상의 설사를 경험한 것을 제외하고는 부작용이 많지 않고 경구 투여가 가능하기 때문에 이전 치료에 실패한 환자군에서 유용성이 기대된다.

III. 결론

일차 치료 후 재발하여 수술이나 방사선 치료 등의 적응증이 되지 않거나 처음부터 전이암으로 진단된 경우에는 환자의 전신 상태나 장기 기능에 따라 2제 복합 항암제 치료 또는 단일 항암제 치료로 완화효과를 얻을 수 있다. 최근 20여 년 동안 생존 기간의 연장을 기대할 만한 새로운 치료법의 개발이 없었기 때문에, 본 질환에 대한 생물학적 기전과 새로운 표적 발굴에 대한 연구가 시급한 상황이다. 현재 진행중인 신생혈관 억제제와 기존 치료제의 병합 요법이나, 새로운 표적 치료제 단독 투여 등에 대한 연구 결과를 주목할만하다.

☞ 참고 문헌

1. Moore DH, Blessing JA, McQuellon RP et al. Phase III study of cisplatin with or without paclitaxel in stage IVB, recurrent, or persistent squamous cell carcinoma of the cervix: a gynecologic oncology group study. J Clin Oncol 2004;22(15):3113-3119.
2. Long HJ, 3rd, Bundy BN, Grendys EC, Jr. et al. Randomized phase III trial of cisplatin with or without topotecan in carcinoma of the uterine cervix: a Gynecologic Oncology Group Study. J Clin Oncol 2005;23(21):4626-4633.
3. Monk BJ, Sill MW, McMeekin DS et al. Phase III trial of four cisplatin-containing doublet combinations in stage IVB, recurrent, or persistent cervical carcinoma: a Gynecologic Oncology Group study. J Clin Oncol 2009;27(28):4649-4655.
4. Moore DH. Chemotherapy for advanced, recurrent, and metastatic cervical cancer. J Natl Compr Canc Netw 2008;6(1):53-57.
5. Moore KN, Herzog TJ, Lewin S et al. A comparison of cisplatin/paclitaxel and carboplatin/paclitaxel in stage IVB, recurrent or persistent cervical cancer. Gynecol Oncol 2007;105(2):299-303.
6. Bonomi P, Blessing JA, Stehman FB, DiSaia PJ, Walton L, Major FJ. Randomized trial of three cisplatin dose schedules in squamous-cell carcinoma of the cervix: a Gynecologic Oncology Group study. J Clin Oncol 1985;3(8):1079-1085.
7. Thigpen T, Shingleton H, Homesley H, Lagasse L, Blessing J. Cis-platinum in treatment of advanced or recurrent squamous cell carcinoma of the cervix: a phase II study of the Gynecologic Oncology Group. Cancer 1981;48(4):899-903.
8. Arseneau J, Blessing JA, Stehman FB, McGehee R. A phase II study of carboplatin in advanced squamous cell carcinoma of the cervix (a Gynecologic Oncology Group Study). Invest New Drugs 1986;4(2):187-191.
9. Fracasso PM, Blessing JA, Wolf J, Rocereto TF, Berek JS, Waggoner S. Phase II evaluation of oxaliplatin in previously treated squamous cell carcinoma of the cervix: a gynecologic oncology group study. Gynecol Oncol 2003;90(1):177-180.
10. Movva S, Rodriguez L, Arias-Pulido H, Verschraegen C. Novel chemotherapy approaches for cervical cancer. Cancer 2009;115(14):3166-3180.
11. Monk BJ, Sill MW, Burger RA, Gray HJ, Buekers TE, Roman LD. Phase II trial of bevacizumab in the

treatment of persistent or recurrent squamous cell carcinoma of the cervix: a gynecologic oncology group study. J Clin Oncol 2009;27(7):1069-1074.
12. Monk BJ, Mas Lopez L, Zarba JJ et al. Phase II, open-label study of pazopanib or lapatinib monotherapy compared with pazopanib plus lapatinib combination therapy in patients with advanced and recurrent cervical cancer. J Clin Oncol 2010;28(22):3562-3569.

c·h·a·p·t·e·r 09

재발성 자궁경부암의 치료

I. 서론

자궁경부암의 재발의 치료는 일차 치료의 방법, 재발 부위에 어딘가에 따라 달라진다. 병의 진행 정도, 치유가능성의 여부, 환자의 전신상태 등을 다양하게 고려해야 한다. 재발 부위가 국소적이라면 일차 치료로 방사선 치료를 받았는지 수술을 받았는지 여부에 따라, 원격 재발이 있는 경우에는 재발된 장기에 따라 치료 방법이 달라진다(그림 9-1). 일반적으로 일차 치료가 수술이었을 경우에는 방사선 치료을 하고 일차 치료가 방사선 치료였을 때는 수술을 한다.

국소재발이 있는 경우 일차 치료로 전자궁 적출술이나 광범위 전자궁 적출술과 같은 수술적 치료를 받고 추가적인 치료를 하지 않은 경우라면 동시항암화학방사선치료를 한다. 수술적 절제가 가능한 경우라면 수술을 하기도 한다. 일차 치료로 방사선 치료를 받은 환자의 경우에는 중심부 재발인 경우 골반 내용물 제거술을 시행하고 골반벽까지 퍼져 있는 경우 측확장 내골반 절제술(Lateral Extended Endopelvic Resection; LEER) 또는 수술과 방사선 병합 치료(Combined Operative and Radiotherapeutic Treatment; CORT)를 시행한다. 일부의 환자에서 전자궁 적출술을 시행하기도 한다.

원격재발이 있는 경우는 다발성 전이가 있는 경우에는 항암치료가 주가 되며 단발성 전이가 있는 경우에는 수술적 절제를 시행하기도 한다. 국소 림프절에 전이가 있는 경우 동시항암화학방사선치료를 할 수 있다.

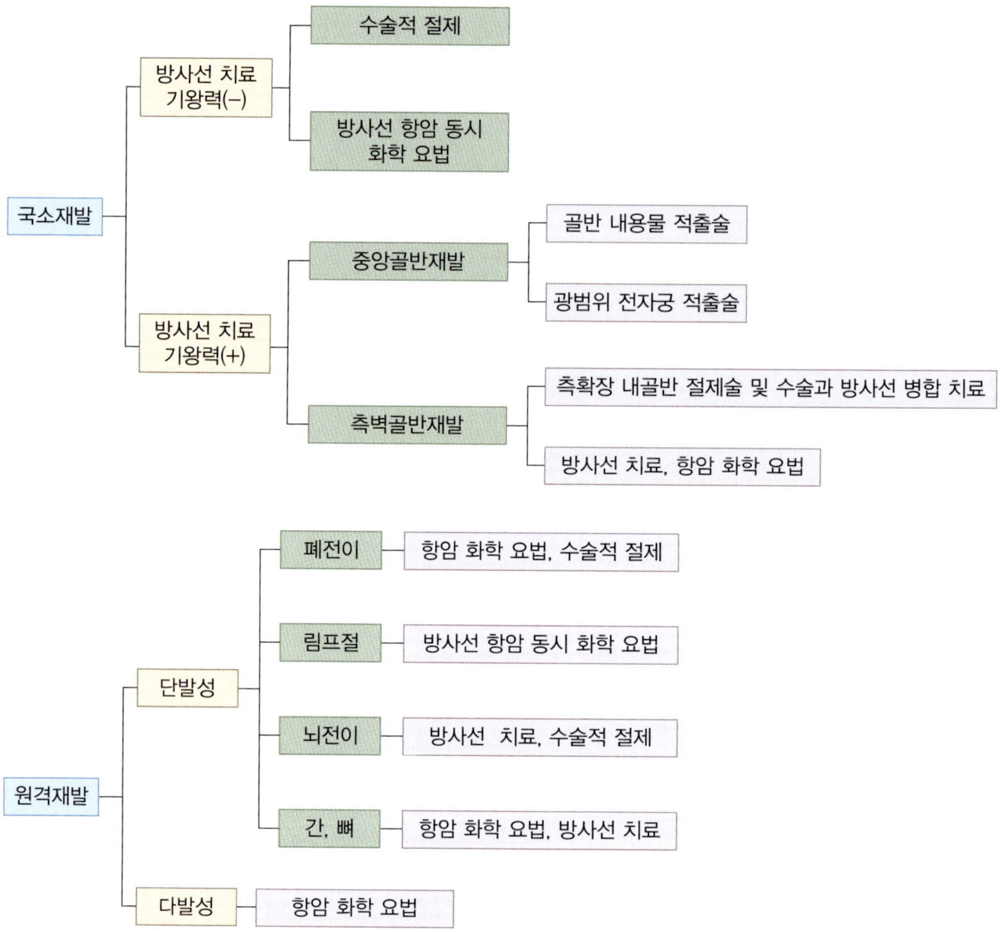

그림 9-1. 재발성 자궁경부암 치료 모식도

II. 본론

1 수술적 치료

1) 광범위 전자궁 적출술

자궁경부에 국한된 작은 병변이 있는 환자에서만 선택적으로 가능하다. FIGO 병기 IB2나 IIA2의 자궁경부암 환자에서 일차치료로 방사선 치료를 받고 4~6개월 뒤에 조직 검사로 암이 발견된 경우 고려해 볼 수 있다. 합병증이 높지만 골반 내용물 제거술과 달리 장루나 요루를 만들지 않는 장점이 있다.

Rutledge 등은 41명의 환자에서 광범위 전자궁적출술 또는 질식 광범위 전자궁적출술을 시행하였는데 31%에서 주요한 합병증이 생겼고 5년 생존율은 84%였다.

2) 골반 내용물 적출술(Pelvic Exenteration)

원격전이 없이 골반의 중심에만 국소적으로 재발하였을 경우 자궁, 방광 및 직장, 임파선을 모두 제거하는 시술로 1946년 Alexander Brunschwig에 의해 처음 발표되었다. 수술 시행 전 암의 원격전이 여부가 확인이 되어야 한다. 상복부, 대동맥 임파선이나 측부골반 임파절에 전이가 되지 않고 골반벽조직, 골반벽의 큰 혈관 및 근막으로 침범이 없을 때 골반 내용물 적출술을 대상이 된다. Shingleton 등은 이러한 시술을 시행하여 50%의 5년 생존율을 보고하였다. 골반 내용물 제거술을 재발성 자궁경부암에서 주로 시행되지만 재발성 자궁내막암, 외음부암, 난소암, 질암, 방광암이나 직장암에서도 할 수 있는 시술이다.

재발성 자궁경부암에서 이러한 시술을 시행할 수 있는 경우는 전체 재발암의 3~19%이며 나머지는 골반벽에 침윤이 있거나 이미 원격전이가 있어서 수술적 치료는 불가능하다. 골반 내용물 적출술을 하기 전에 암이 있는지 조직학적 확진이 필요하며 다른 심각한 질병은 없는지 환자가 장시간 수술을 견딜 만한 상태인지 확인해야 한다. 전이된 병소가 있는지 확인하는 것이 필수적이다. 임상적으로 3대 증상이라고 하여 한쪽 다리 부종, 좌골 신경통, 요관 폐쇄가 있는 경우에는 종양이 골반벽까지 침윤되어 절제가 불가능한 것으로 본다.

(1) 수술전 평가

수술전 다른 곳으로의 전이가 있는지 여부를 확인하기 위해 이학적 검진을 통해 말초의 임파선을 촉진하고 의심되는 부위가 있으면 세침 흡입 조직 검사(Fine needle aspiration; FNA)를 시행한다. 의심되지 않는 부위에서 무작위 세침 흡인 조직 검사술은 권장되지 않는다. 서혜부(Inguinal)와 쇄골상부(supraclavicular)의 임파절를 주의 깊게 봐야 한다. 흉부 전산화 단층 촬영은 단순 흉부 촬영에서 찾을 수 없는 병변을 찾는 데 도움이 되며 복부 및 골반 전산화 단층 촬영은 간 전이 유무나 대동맥 주위의 커진 임파절을 찾는 데 도움이 된다. 의심되는 부위가 있으면 전산화 단층 촬영 보조하 세침 흡입 조직 검사(CT-guided FNA)가 시행될 수 있다.

골반 자기공명영상(MRI, magnetic resonance image)은 재발암의 존재와 위치, 방광이나, 직장, 골반벽까지 퍼졌는지 여부를 아는 데 유용하다. Popovich 등은 23명의 골반 내용물 적출술 환자를 대상으로 자기 공명영상 검사에서 4명에서 위양성, 한 명의 위음성을 보고하였다. 위양성이 있는 경우는 골반 측벽의 침윤이 의심되었다.

Lai 등은 양전자 방출 촬영(positron emission tomography; PET)의 유용성에 대해서 연구하였다. 40명의 환자에서 양전자 단층 촬영, 전산화단층촬영과 자기공명영상이 시행되었는데 22명의 환자가 양전자 단층 촬영의 결과로 치료 방법이 변경되었다. 전이 병소를 찾아내는 데 양전자 단층 촬영은 전산화단층촬영이나 자기공명영상보다 우월하다. 현재 가장 유용한 검사 방법은 양전자방출 컴퓨터단층촬영(PET-CT)이다. Chung 등은 52명의 환자를 대상으로 한 연구에서90.2%의 민감도와 81.0%의 특이도를 보여주었다. 양전자방출 컴퓨터단층촬영은 임상의들이 전이된 병소를 확인하고 불필요한 골반 내용물 적출술을 줄이는 데 도움이 된다. 최근 양전자 방출 자기공명영상(PET/MRI)도 상용화되고 있는데 아직 이에 대한 자료는 부족하다.

골반측벽까지 퍼진 암은 골반 내용물 적출술의 적응증이 아니지만 기존에 방사선 치료를 받은 경우 섬유화가 진행되어 알기 힘든 경우가 있다. 이런 경우에는 시험적 개복술을 통해 자궁주의 결합조직 조직검사를 시행해 볼 수 있다. 최근에 종양을 절제 가능한지 여부와 임파선의 평가를 위해 복강경을 시행하기도 한다. MD anderson 보고에 의하면 수술 전에 평가를 하지만 약 30%에는 수술적 절제가 불가능한 환자였다.

(2) 골반 내용물 적출술의 분류

골반 내용물 적출술은 항문 올림근 상방 골반 내용물 적출술(Supralevatoric exenteration)과 항문 올림근 하방 골반 내용물 적출술(Intralavotoric extenteration)으로 구분할 수 있으며 항문 올림근 하방 골반 내용물 적출술(Intralavotoric extenteration)의 경우 외음부 절제를 하는 경우와 하지 않는 경우로 나누어진다. 항문 올림근(Levator ani muscle) 상방 골반 내용물 적출술은 골반장기를 항문 올림근 위에서 분리하여 항문 올림근 근육과 비뇨 생식 가로막(urogenital diaphragm)을 보존하는 것이고 항문 올림근 하방 골반 내용물 적출술은 항문 올림근 근육과 비뇨 생식 가로막을 절제하게 된다(그림 9-2). 종양이 항문 올림근과 질 하방까지 침범해 있는 경우 항문 올림근

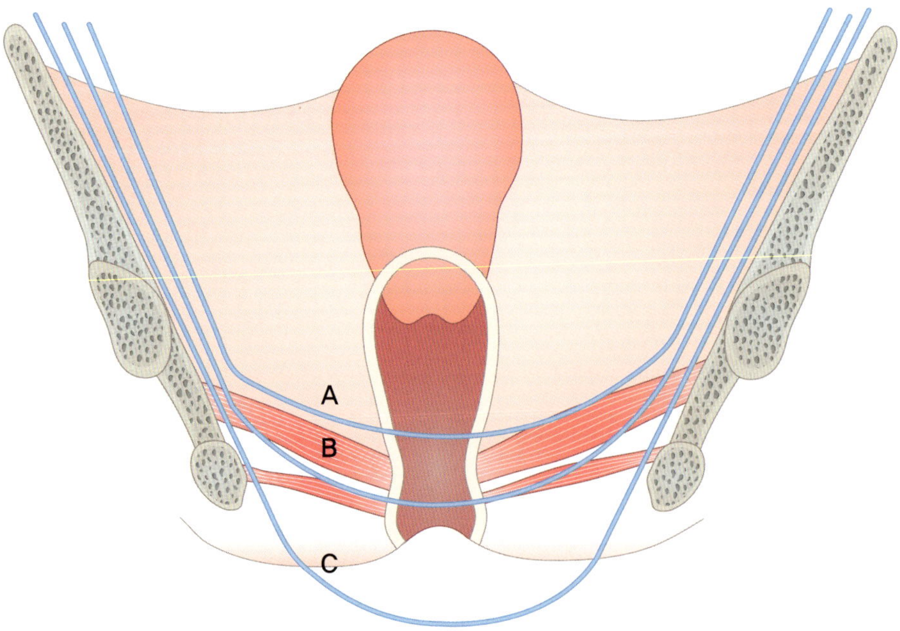

그림 9-2. A. 항문 올림근 상방 골반 내용물 적출술. B. 항문 올림근 하방 골반 내용물 적출술. C. 외음부 절제술을 동반한 항문 올림근 하방 골반 내용물 적출술 (Schneider A et al. 2009).

하방 골반 내용물 적출술을 시행한다.

골반 내용물 적출술은 환자에 따라 맞춤형으로 시행될 수 있다. 방광, 요도, 자궁, 앞쪽 질을 제거하고 뒤쪽 질과, 직장, S자 결장을 보존하는 것을 전방 골반 내용물 적출술(anterior pelvic exenteration)이라고 하며 암이 앞쪽 질 상부에 국한되어 있을 때 시행한다. 직장, S장 결장, 자궁을 제거하고 방광을 보존하는 것을 후방 골반 내용물 적출술(posterior pelvic exenteration)이라고 한다. 후방 골반 내용물 적출술은 재발 시 암이 질 뒤쪽과 직장에 국한되어 있는 경우 할 수 있지만 비뇨기계 합병증이 많고 시행되는 경우가 드물다.

(3) 수술전 준비

수술의 심각성에 대해 수술전 정신과 상담이 이루어져야 한다. 수술후 치료를 위해 중환자실이 준비되어야 하고 장기간 입원을 알 수 있음을 설명해야 한다. 수술후 평생 성기능 장애가 올 수 있고 장루나 요루를 할 수 있다는 것, 수술후 합병증에 대해 환자가 이해해야 하며 충분한 설명을 해야 한다(표 9-1). 주요한 합병증이 적게는 5%에서 많게는 50%까지 생길 수 있다. 합병증이 많지만 기존 방사선 요법을 받은 경우에 있어 치료를 기대할 수 있는 방법이라는 설명해야 한다. 하지만 치료에 대해 보장할 수 없으며 막상 수술했는데 절제가 불가능할 수도 있다는 것에 대해 환자가 알고 동의를 해야 한다.

장루나 요루를 시행할 위치에 대해 전담 팀과 상의를 하고 미리 배에 표시를 해 둔다. 환자가 영양 결핍이 있는 상황이라면 수술하기 한참 전부터 중심 정맥 영양(TPN)이 시행되어야 하며 수술 후에도 지속되어야 한다.

표 9-1. 골반 내용물 적출술의 합병증(Angioli R et al, 1996)

합병증	백분율(%)
수술후 사망	7~22
폐색전증	3~7
장탈출증	30~75
장폐색	5~21
위장관루	8~23
비뇨생식기 누공	12~20
골반 농양	3~14
합병증이 없는 경우	15~17

(4) 수술적 기법

환자는 쇄석위로 복부와 회음부에서의 접근이 가능하도록 위치한다. 심부 정맥 혈전 방지를 위해 간헐적 공기압박 치료기(Intermittent pneumatic compression)를 사용한다. 전신마취와 경막

외 마취를 시행하여 수술후 경막외 마취를 통해 통증을 조절할 수 있도록 한다. 정중앙 절개를 시행 후 상복부를 관찰하게 되는데 간과 대망에 전이가 있는지 촉진을 하고 나머지 부분들도 살펴본다. 대동맥 주의 임파선을 촉진한 후 대동맥 주의 임파선을 제거하여 동결 조직검사를 보내 음성인 경우에 수술을 진행한다. 의심되거나 커져 있는 골반 임파선은 제거 후 동결 조직검사를 보내야 한다. 한 개 이상의 골반 임파선, 대동맥 주위 임파선에 전이가 있거나 종양이 복부까지 진행된 경우에는 수술을 중단한다.

자궁동맥, 방광동맥, 제대 동맥은 제거가 되고 내음부 동맥(Internal pudendal arter), 하부 곧창자 동맥(Inferior hemorrhoidal artery)은 보존한다. 항문과 직장 하부로 가는 동맥은 직장 제거 후 다시 연결(re-anastomosis)을 하는 데 중요하다. 폐쇄 동맥(obturator artery)도 보존되어야 한다. 폐쇄 동맥은 두덩정강근(Gracilics muscle)의 주요한 공급인데 두덩정강근을 이용해 질을 재건하기도 한다.

(5) 골반 재건술(Pelvic reconstruction)

생존율뿐 아니라 삶의 질도 중요하다. 골반 내용물 적출술을 시행하게 되면 방광과 직장, 질과 외음부를 제거하게 되는데 골반 내 결손이 생겨 수술 후 이를 재건하는 시술을 해야만 한다. 결손을 막기 위해 대망 전위(Omental transposition)을 시행한다. 대망전위를 함으로써 장이 유착되는 것을 방지하고 방사선 치료를 받은 골반에 추가적인 혈액을 공급할 수 있다.

배변을 위해 S자 결장루를 흔히 시행하게 된다. 수술기구가 발전함에 따라 항문의 조임근을 보존하면서 장루를 하지 않고 문합을 하는 경우도 있다. 문합을 하는 경우 대장과 항문의 문합 부위에서 발생하는 누출(leakage)이 가장 흔한 합병증이다. 항문에서 문합부까지의 거리, 장 절단면 끝의 혈관 분포 정도, 문합부의 긴장이 누출에 중요하다. 단단연결술(end to end anastmosis)보다는 단측연결술(end to side anastomosis)이나 J자형 주머니(J pouch)를 만드는 것이 보다 안전하고 기능적으로도 좋다(그림 9-3, 표 9-2). 대망전위는 방사선 치료를 받은 골반에 혈액을 공급하여 누공이 생기는 것을 방지하는 데 중요하다. 장루와 요루를 동시에 수술하는 것이 불가능할 때에는 쌍통식 장루(Double barreled wet colostomy)가 시행될 수 있다.

표 9-2. 저전방 절제술 후 대장 항문 문합시 J자형 주머니(J pouch)와 대장 항문 연결술(anastomosis) 비교 (Hallbook O et al. 1996).

요소	단단 연결술	J 자형 주머니
누출	15%	2%
문합부위 협착	14%	7%
지사제의 사용	40%	2%
배변양 증가 약물 사용	21%	50%

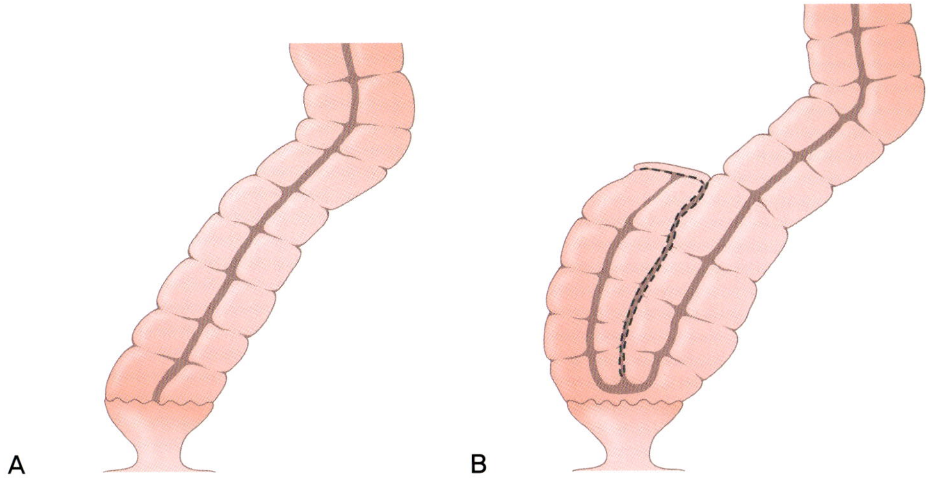

그림 9-3. 대장 항문 문합술의 종류. A. 단단문합술. B. J자형 주머니

배뇨를 위해 요로 전환술(Urinary diversion)을 시행하게 된다. 대부분은 통로(conduit)로 회장을 이용하는데 15cm에서 20cm 정도가 필요하다. 방사선 치료 후 섬유화가 많이 진행된 경우에는 요관을 절제할 때 요관과 장문합 시 누공과 협착을 방자하기 위해 골방 가장자리(pelvic brim) 상부에서 시행한다. 요로 전환술 이후 장기간에 걸쳐 탈장이나 협착이 올 수 있다. 회장을 사용하지 못하는 경우에는 횡행결장을 이용한다. 고용량의 방사선 치료로 회장에 손상이 있어 합병증이 위험이 높은 경우에 시행한다. 통로(conduit)로 공장을 사용하는 것은 탈수과 기면이 생기고 고칼륨혈증, 저나트륨혈증 같은 합병증으로 인해 권장되지 않는다. 일반적으로 요루는 배꼽 아래 우측에 장루는 배꼽아래 좌측에 위치하게 된다.

외음부와 질 재건을 위해 근육피부판 이식(Myocutaneous grafts)을 시행한다. 기존의 방사선 치료로 인해 피부 이식이 제한되므로 먼 부위에서 이식할 부위를 가져온다. 주로 복직근판(rectus abdominis flap)이나 대둔군판(Gluteus maximus flap)을 이용한다. 질 재건을 위해서 복직근이나 두덩정간근, 대장이 이용된다.

3) 측확장 내골반 절제술(LEER)

측확장 내골반 절제술은 골반 내용물 절제술의 적응증이 되지 않는 재발성 자궁경부암에서 시행한다. 골반의 측벽 근육에 침윤되어 있는 종양을 근육과 함께 절제함으로 해서 수술적 절단면에 종양이 없도록 하는 것이다(그림 9-4).

측확장 내골반 절제술을 시행하는 경우 내장골 혈관(internal iliac vessel)을 분지들을 제거함으로써 종양이 없는 절단면을 확보하고 종양이 위치에 있는 내폐쇄 근육(Obturator internus muscle)과 같은 골반 측변의 근육(Pelvic side wall muscle)과 미골근(Coccygeus muscle), 장골미

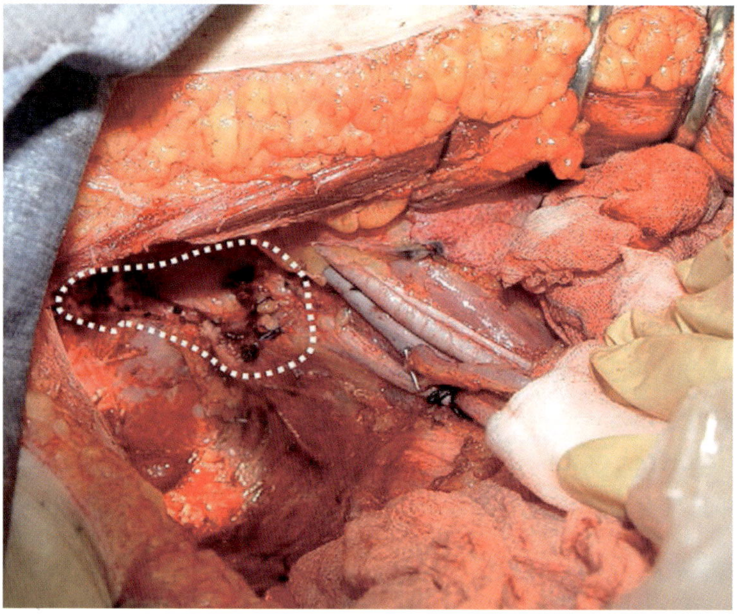

그림 9-4. 측확장 내골반 절제술(LEER)을 시행한 후 골반의 모습. 우측의 내폐쇄근 (internal obturator muscle)이 제거되었다. (흰 점선으로 표시된 부분) (Chiva LM et al. 2008).

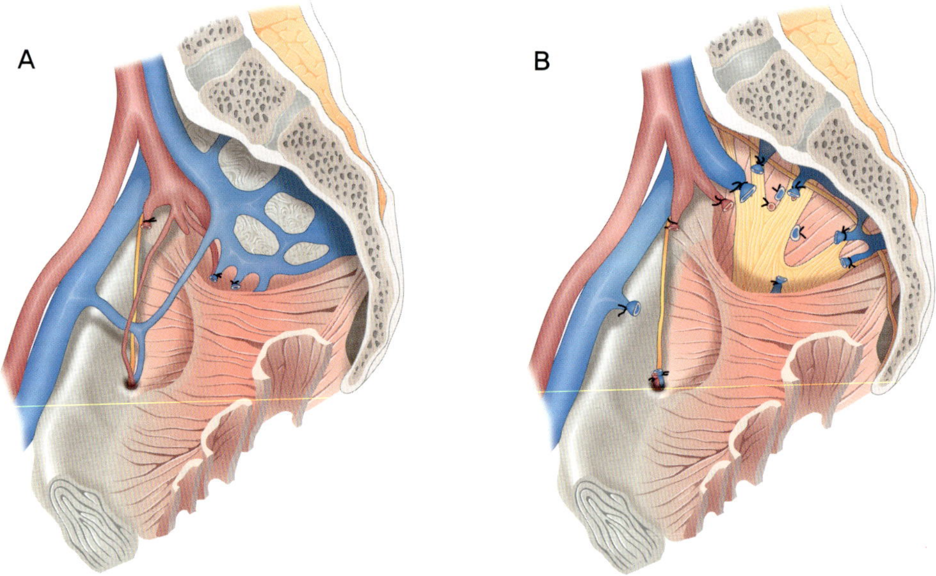

그림 9-5. 측확장 내골반 절제술(LEER)을 시행할 때 관련한 골반 측벽의 구조물. A. 내장골 혈관(Internal iliac vessel)이 보존된 모습. B. 내장골 혈관(Internal iliac vessel)이 제거된 모습.(Hockel M, 2008)

골근(Ileococcygeus muscle), 치골미골근(Pubococcygeus muscle)과 같은 골반저 근육(pelvic floor muscle)의 제거가 가능하다(그림 9-5). 하지만 종양이 허리엉치 신경얼기(Lumboscaral plexus), 좌

골신경(siciatic nerve)의 근위부에 침범한 경우에는 측확장 내골반 절제술로 종양을 제거할 수 없다. 보편적으로 시행되지는 않지만 치골(pubic bone)과 천골(sacrum)의 일부를 제거하기도 한다.

Hockel M은 측확장 내골반 절제술(LEER)을 시행한 환자 100명 중 70%에서 합병증이 발생하였으나 62%의 무병생존율과 55%의 질환 특이 생존율을 보고하였다.

4) 수술과 방사선 병합 치료(Combined Operative and Radiotherapeutic Treatment; CORT)

골반벽 침윤이 있는 경우가 전체 재발암의 28~37%을 차지하는데 이러한 경우 수술이 불가능한 것으로 간주되었으나 1991년 독일의 Hokel 등이 수술과 방사선 치료를 이용하는 치료법을 개발하여 재발암 환자 18명에게 시술한 후 6~32개월간 추적 관찰한 결과 11예(61%)에서 무병 생존율을 보고하였으며 국내에서도 증례가 보고된 바 있다. 이 방법은 수술로 종양의 크기를 줄이고 증식성 세포의 비율과 잔류 종양의 산소 분압을 증가시켜 치료에 필요한 방사선 양을 줄일 수 있다. 또한 잔류 부위에 가이드관을 정확히 설치하여 근접 방사선 치료 양을 정확하게 조절할 수 있다.

시술 방법은 먼저 개복 후 대동맥 주위 및 골반 임파절에 대한 전이 여부를 확인한다. 임파절 전이가 있을 경우는 수술을 중단하고 전이가 없을 경우에 임파절 전이가 없는 경우 방광, 자궁, 직장을 함께 제거한다. 골반벽에 종양조직을 가능한 적게 남긴다. 골반벽에 남은 종양 조직에 가이드관을 설치하여 골반벽에 고정한 후 크기에 따라 실라스틱 도관(Silastic catheter) 2~5개 삽입한 후에 수술부위를 둔근 또는 복직근과 같은 근육과 대장간막을 이용하여 덮는다. 그렇게 하는 이유는 방사선에 예민한 소장을 방사선원이 들어갈 관에서 가능한 한 멀리 차단하여 장폐쇄, 장천공, 장누공 등과 같은 심각한 합병을 줄이고 종양에 신혈관 생성을 촉진하고 혈류량을 증가시켜 산소농도를 증가시킴으로써 방사선 치료에 효과적으로 하기 위해서이다. 마지막으로 요로 항문 회음부 성형술을 시행한다. 카테터를 통한 방사선 근접치료는 수술 2~4주 후에 시행한다.

수술 중 방사선 치료를 하는 경우도 있다. 동결 조직 검사 절편 검사에서 절단면이 현미경적으로 양성인 경우 국소 실패를 낮추기 위해 수술 중에 방사선 치료가 시도되기도 한다(그림 9-6).

2 항암 치료

재발한 환자의 경우 대부분 통증, 식욕부진, 체중감소, 질 출혈, 악액질, 호흡 곤란 등의 증상이 있다. 이러한 환자에서 항암치료는 증상을 완화시키고 삶의 질을 향상시키는 고식적 목적이 주가 되고 생명을 연장시키는 것은 이차적인 목적이 된다. 항암제의 반응에 영향을 주는 것으로 환자의 전신 상태, 나이, 조직학적 형태, 재발 부위, 전이의 수, 기왕의 치료 병력 등이 있으며 치료를 결정할 때 이러한 요소들이 고려되어야만 한다. 단일 약제로서 자궁경부암에 효과적인 약제는 시스플라틴(cisplatin), 파클리탁셀(Paclitaxel), 토포테칸(Topotecan), 비노렐빈(Vinorelbine), 젬시타빈(Gemcitabine), 이포스파마이드(Ifosphamide) 등이다. 편평상피암에 있어 시스플라틴

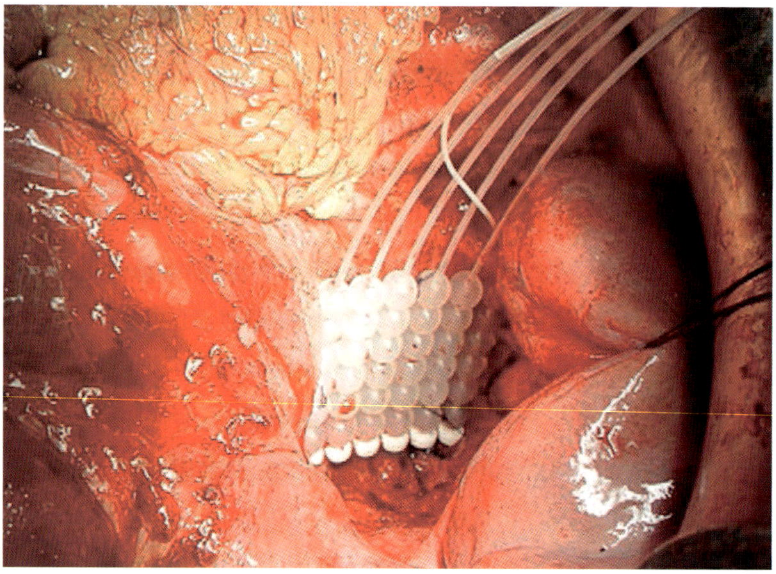

그림 9-6. 후방 전제술을 시행후 수술중 근접치료(Chiva LM et al. 2008)

(Cisplatin)이 단일 약제로 가장 효과가 좋다. 미국 NCCN 가이드라인에서 권고하고 있는 항암 화학 요법의 조합은 파클리탁셀/시스팔라틴(Paclitaxel/Cisplatin), 파클리탁셀/카보플라틴(Paclitaxel/Carboplatin), 토포테칸 /시스플라틴(Topotecan/Cisplatin)이다(표 9-3).

표 9-3. 자궁경부암에서 재발시 항암 화학 요법(NCCN 2011가이드 라인)

일차 병합 화학 요법	가능한 일차 단일화학요법	이차 항암 화학 요법
Cisplatin/paclitaxel	Cisplatin	Bevacizumab
Carboplatin/paclitaxel	Carboplatin	Docetaxel
Cisplatin/topotecan	Paclitaxel	5 FU
Cisplatin/gemcitabine		Gemcitabine
		Ifosphamide
		Irinotecan
		Mitomycin
		Topotecan
		Premetrexed
		Vinorelbine

3 표적 치료

자궁경부암에서 p53의 인유두종 바이러스 억제와 HIF-1 알파의 안정화로 인해 혈관 내피세포 성장인자(Vascular endothelial growth factor, VEGF)가 증가한다. 베바시쥬맙(Bevacizumab)이 가장 주목받고 있는 표적치료제로, VEGF를 불활성화시켜 자궁경부의 종양을 줄이고 진행을 늦출 수 있을 것으로 보인다. 다른 약제로는 파조파닙(Pazopanib)이 있는데 세포내 타이로신 키나제 억제제(Tyrosine kinase inhibitor, TKI)로 경구 투여가 가능하며 임상 시험이 진행 중이다.

4 전이 부위에 따른 치료

1) 폐 전이(Lung metastasis)

치료를 받지 않은 경우에는 간으로의 전이가 가장 많고 수술을 받은 자궁경부암의 경우 폐 전이가 가장 많다. Shingleton 등은 88명의 폐 전이 재발성 자궁경부암 환자 중 흉부에 국한된 경우가 동시성 혹은 연속성 전이를 보이는 경우보다 생존율이 높다고 하였다. 치료로는 시스플라틴(cisplatin), 아드리아마이신(adriamycin), 사이클로포스파마이드(cyclophosphamide) 등을 이용한 구제 항암요법을 사용하여 67.7%의 반응률을 보였다.

폐 전이된 재발성 자궁경부암의 치료로 항암화학요법을 시행하나 최근 수술이 가능한 경우에 있어 수술적 치료를 시도하는 보고가 있다. Morrow 등은 22명의 폐 전이된 자궁경부암 환자에서 폐 부분 절제술 혹은 단엽 절제술을 시행하여 8%의 5년 생존율을 보고하였으며 Matsukuma 등은 7명의 환자를 대상으로 폐절제술을 시행하여 이 중 6명이 2년 이상 생존하였다.

폐 전이된 자궁경부암의 수술에 대해 논란이 많지만 3cm 미만에서는 폐 부분 절제술을 3cm 이상에서는 단엽 절제술 및 임파선 절제술이 필요하다고 보고된 바 있다. 자궁경부암 환자에서 폐 전이가 의심되는 환자들에게 비디오 보조 흉강경 수술(video-assisted thoracoscopic surgery; VATS)을 이용하여 폐 절제를 시행하기도 한다. Yano 등은 자궁경부암에서 폐 전이된 경우 영상의학적 검사상 폐문과 중격동 림프절의 전이가 없는 경우, 폐 병변이 4개 이하, 무병 생존율이 24개월 이상, 크기가 3cm 이하, 혈청 종양 표지자가 정상인 경우 수술적 절제가 고려할 수 있다고 하였다.

2) 간 전이(Liver metastasis)

폐 전이와 함께 자궁경부암에서 가장 전이가 흔한 곳이며 혈액성으로 전이를 한다. 간부전이나 간성 혼수가 오기 전 상당 기간 증상이 나타나지 않을 수 있다. 대개 간 전이가 있는 경우 다른 장기의 전이나 골반내 병변을 동반하며 간 전이만 단독으로 있는 경우는 많지 않다. 대부분 다발성인데 간의 한쪽 엽에 국한되어 있는 단발성 전이가 있는 경우에는 수술적 절제를 시행해 볼 수 있다. 방사선 치료를 시도할 수 있지만 제한적이고 여러 장기에 전이를 동반하는 경우가 많아 대개 항암 화학 요법을 한다.

3) 뼈 전이(Bone metastasis)

자궁경부암에서 폐와 간 다음으로 세 번째로 전이가 흔한 곳이다. 요추를 가장 흔히 침범하며 흉추, 골반 순이다(그림 9-7). 처음 진단 시부터 뼈 전이가 있는 경우보다 재발 시 있는 경우가 많다. 뼈로의 전이 기전은 명확하지 않다. 뼈에 전이가 있는 경우 극심한 통증이 있으며 병적 골절

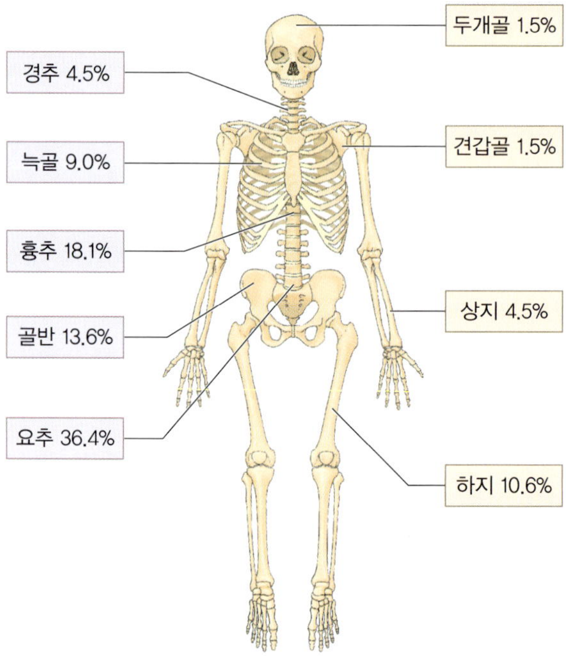

그림 9-7. 자궁경부암에서 뼈 전이 빈도(Thanapprapasr D et al, 2009)

등으로 고통을 받게 된다. 뼈 전이를 진단하는 방법으로는 뼈 스캔(skeletal scintigraphy), 컴퓨터 단층 촬영, 자기공명영상이 효과적이다. 대부분 다발성 병변이며 다른 장기의 전이를 동반하는 경우가 많다. 통증을 경감시키고 골절의 위험을 감소시키기 위해 고식적 목적의 방사선치료를 한다.

4) 뇌 전이(Brain metastasis)

자궁경부암이 뇌에 전이되는 경우는 드물다. 두통이 가장 흔하며 발작이나 상하지 마비 같은 신경학적 증상이 나타날 수 있다. 뇌에 전이된 경우 전이된 종양의 수와 위치, 폐나 간의 다른 장기에 전이 여부에 따라 치료 방법이 달라진다. 다른 장기에 전이가 없이 뇌에만 전이가 있는 경우 병변이 단발성인 경우 수술적 절제가 고려된다. 수술적 절제 후에 방사선 치료를 하게 된다. 특히 젊은 환자에 있어 적극적인 수술적 치료가 고려되어야만 한다. 수술적 접근이 곤란한 경우 정위적 방사선 수술(Stereotaxic radiosurgery)을 고려해 볼 수 있다. 병변이 큰 경우나 병변이 주요한 구조물에 가까이 있는 경우에는 단일용량의 방사선 수술(single dose radiosurgery)보다는 분할 정위적 방사선 수술(fractionated stereotactic radiosurgery)이 유용하다.

하지만 대부분의 환자에 있어 뇌 전이는 병변이 다발성이며 다른 전신 장기의 침범을 동반한다. 이러한 환자들에 있어서는 전뇌 방사선 치료(Whole brain irradiation; WBRT)가 고려되어야 한다. 환자의 전신 상태를 고려하여 고식적 목적의 항암치료를 하게 되는데 뇌 전이를 치료하기 위해 어떠한 항암 치료를 해야 되는 지는 불분명하다. 자궁경부암에서는 시스플라틴(cisplatin)을 포함한 항암치료의 주가 되는데 뇌 전이에 대한 시스플라틴의 영향에 대해서는 아직 알려지지 않았다. 토포테칸(Topotecan)의 경우 단일 약제로 자궁경부암에 효과가 있으면서 뇌혈관 장벽(Brain blood barrier)을 통과하므로 합리적인 선택이 될 수 있다.

뇌 전이가 있을 때 나이, Karnofsky 수행 지수, 뇌전이의 수, 뇌 이외 전이 병변의 존재 유무가 예후에 영향을 미친다. 나이가 적고, 좋은 Karnofsky수행지수, 뇌전이 수가 한 개인 경우, 뇌 이외 다른 장기에 전이 병변이 없는 경우 예후가 좋다(표 9-4, 그림 9-8).

표 9-4. 예후 인자 평가 지수(Grade Performance Assessment; GPA)

	점수		
	0	0.5	1.0
나이	〉60	50~59	〈 50
Karnofsky Performance status	〈 70	70~80	90~100
뇌전이의 수	〉3	2~3	1
뇌이외 전이 병변 존재 유무	있음	-	없음

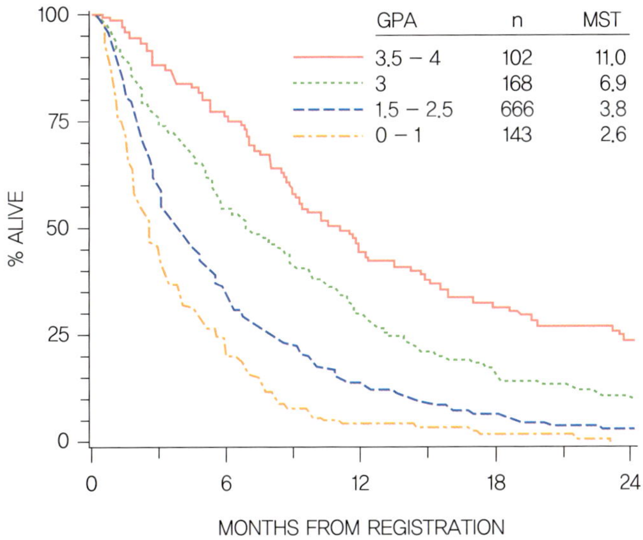

그림 9-8. 평가 지수에 따른 생존율 곡선(Sperduto PW et al, 2008)

☞ 참고 문헌

1. Brunschwig A. Complete excision of pelvic viscera for advanced carcinoma. Cancer 1948;1:177-183.
2. Shingleton HM, Soong SJ, Gelder MS et al. Clinical and histologic factors predicting recurrence and survival

after pelvic exenteration for cancer of the cervix. Obstet Gynecol 1989;73:1027-34.

3. Popovich MJ, Hricak H, Sugimura K. The role of MRI imaging in determining surgical eligibility for pelvic exenteration. Am J Roentgenol 1993;160:525-531.
4. Lai C-H, Huang K-G, See L-C et al. Restaging of recurrent cervical carcinoma with dual phase [18F] fluoro 2 deoxy-D-glucose positron emission tomography. Cancer 2004;100:544-552.
5. Huasin A, Akhurst T, Larson S et al. A prospective study of the accuracy of 18Fluorodeoxyglucose positron emission tomography (18FDG PET) in indentifying sidtes of metastasis prior to pelvic exenteration. Gynecol Oncol 2006;106:177-180.
6. Chung H, Jo H, Kang W et al. Clinical impact of integrated PET/CT on the management of suspected cervical cancer recurrence. Gynecol Oncol 2007;106:177-180
7. Angioli R, Sevin BU, Penalver M et al: Pelvic floor reconstruction with dura matar allograft after pelvic exenteration. J Pelvic Surgery 1996;2:58-62..
8. Hallbook O, Pahlman L, Krog M et al. Randomized comparison of straight and colonic J pouch anastomosis after lower anterior resection. Ann Surg 1996;224:58-65.
9. Rutledge RN, Smith JP, Wharton JT. Exenteration operations: analysis of 296 patients. Am J Obstet Gynecol 1997;129:881-892.
10. Manetta A, Podczaski ES, Larson JE et al Scalene lymph node biopsy in the preoperative evaluation of patients with recurrent cervical cancer. Gynecol Oncol 1989;33:332-334.
11. Miller B, Morris M, Rutledge F et al. Aborted exenterative procedures in recurrent cervical cancer. Gynecol Oncol 193;50:94-99.
12. Hokel M, Knapstein PG. The combined operative and radiotherapeutic treatment (CORT) of recurrent tumors infilterating the pelvic wall : first experience with 18 patients. Gynecol 1992;46:20-8.
13. Hocker M. Lateraaly extended endopelvic resection (LEER)-Principles and practice. Gynecol Oncol 2008;11:S13-17.
14. Chiva LM, Lapuente F, Gonzalez-Cortijo et al. Surgical treatment of recurrent cervical cancer: State of the art and new achievement. Gynecol Oncol 2008;110:S60-66.
15. Hicks ML, Piver MS, Mas E et al Intraoperative orthovoltage radiation therapy in the treatment of recurrent gynecologic malignancies. Am J Clin Oncol 1993;16:497-500.
16. Schneider A, Kohler C, Erdemoglu E. Current developments for pelvic exenteration in gynecologic oncology. Curr Opin Obstet Gynecol 2009;21:4-9.
17. Tao X, Hu W, Ramirez PT et al. Chemotherapy for recurrent and metastatic cervical cancer. Gynecol Oncol 2008;110:S67-71.
18. Vermorken JB. The role of chemotherapy in squamous cell carcinoma of the uterine cervix: a review. Int J Gyencol Cancer 1993;3:12
19. Monk BJ, Willmott LJ, Sumner DA. Anti-angiogenesis agents in metastatic or recurrent cervical cancer. Gynecol Oncol 2009;116:181-186.
20. Hatch KD, Shingleton HM, Potter ME et al. Low recta resection and anastomosis at the time of pelvic exenteration. Gynecol Oncol 1988;31:262-267..
21. Bricker EM. Bladder substitution after pelvic evisceration. Surg Clin North Am 1950;37:363-6.
22. McCraw JB, Massey FM, Shanklin KD et al. Vaginal reconstruction with gracilis myocutaneous flaps. Palst Reconstr Surg 1976;58:176-83.
23. Soper JT, Havrilesky LJ, Secord AA et al. Rectus abdominis myocutaneous flaps for neovaginal reconstruction after radical pelvic surgery. Int J Gynecol Cancer 2005;15:542-8.

24. Kim GE, Lee SW, Suh CO et al. Hepatic metastases from carcinoma of the uterine cervix. Gynecol Oncol 1998;70:56-60.
25. Thanpprapasr D, Nartthanarung A, Likittanasambut P et al. Bone metastasis in cervical cancer patients over 10-year perioid. In J Gynecol Cancer 2010;20:373-378.
26. Chura JC, Shukla K, Argenta PA et al.Brain metastasis from cervical carcinoma. Int J Gynecol Cancer 2007;17:141-146.
27. Kim YJ, Cho KH, Kim JY et al. Single-dose versus fractionated stereotactic radiotherapy for brain metastasis. Int J radiation Oncology Bio Phys 2010 [Epub ahead of print]
28. Sperduto PW, Berkery B, Gaspar LE et al. A new prognostic index and comparision to three other indices for patients with brain metastases: An analysis of 1,960 patients in the RTOG database. Int J Radiation Oncology Biol Phys 2008;70:510-514.

c·h·a·p·t·e·r 10

자궁경부암 환자의 삶의 질 향상 및 증상완화요법

I. 서론

'암 진단 통보'를 위한 준비 단계부터 완치를 목표로 하는 치료 과정 동안에도 암과 암에 대한 치료에 수반되는 환자의 불편과 고통을 적극적으로 돌보는 노력이 필요하다. 이러한 필요성으로 호스피스 철학과 정신을 바탕으로 1960년대 중반부터 유럽을 중심으로 완화의 학이란 전문 영역이 대두되었다. 세계보건기구(World Health Organization; WHO)에서는 완화의료를 조기 발견, 철저한 평가, 통증과 정신사회적, 영적인 다른 문제들의 치료를 통해, 고통을 예방하고 경감시켜 생명을 위협하는 질환과 연관된 문제를 가진 환자와 가족들의 삶의 질을 개선하기 위한 접근으로 정의하고 있다. 구체적인 실천 영역으로는, 암환자의 통증과 다른 고통스런 증상들을 경감시키고, 삶과 죽음을 하나의 정상 과정으로 인정하며 죽음을 앞당기거나 늦추지 않으며, 심리적, 영적인 면을 통합하여 환자를 돌보고 임종 때까지 가능하면 환자가 활동적으로 삶을 영위할 수 있도록 돕는 것이다. 환자가 질병을 앓는 동안이나 임종 후 애도 시기 동안 그 가족들이 잘 대처할 수 있도록 지지체계를 제공하고 사별가족 상담을 포함하여, 다학제 간 팀 접근을 이용하여 궁극적으로는 환자의 삶의 질을 높이고, 질병의 경과에 긍정적 영향을 주도록 하는 것이다. 항암화학치료나 방사선 치료와 같은, 생명을 연장시키는 다른 치료들과 함께, 질병의 초기 단계에 적용가능하며, 고통스러운 임상 합병증을 이해하고 다루는 데 필요한 연구들도 포함한다.

1980년 중앙 암등록사업을 실시한 이후, 2006년 제2기 암정복 10개년 계획의 추진전략에 '암환자의 재활 · 완화의료 지원강화'가 포함되었다(그림 10-1). 이에 2007년 세계보건기구의 완화의료 활성화를 위한 권고에 따라 교육(education policy), 약물(drug policy), 정부(governmental policy-structure & financing)정책으로 세분화하여, 완화의료 인력 종사자 대상 표준교육 및 심화교육과정 개발운영, 암성통증지침권고안 개발보급, 완화의료 전문기관 활성화 지원사업을 시행하고 있다. 즉, 정부는 완화의료 전문기관 지정과 관리, 완화의료 서비스 표준화, e-velos라는 완화의료 이용 환자 등록 시스템을 구축하여 현황 분석 및 서비스 만족도를 조사하고 완화의료 건강

보험 수가 시범사업을 수행하고 있다.

의료진들은 '완치'에서 '돌봄'으로 의학적 접근 방향의 전환이 필요한 시기를 알아야 하고 암환자의 고통을 완화시키는 데 성공하기 위해서는 우수한 의사소통 기술과 기술적 전문지식이 요구된다. 최초 암 진단 시기에는 질병 지향적 치료가 주된 것이지만 증상에 대한 관심 역시 요구된다. 병이 진행되고 회복이 불가능해지면 환자의 삶의 질을 극대화하고 환자의 바람을 우선으로 하는 방향으로 계획한 치료가 중심이 된다. 여기에서는 마지막 나날뿐 만아니라 자궁암 환자에게 흔히 나타나는 증상에 대한 치료 및 관리법을 다루고자 한다.

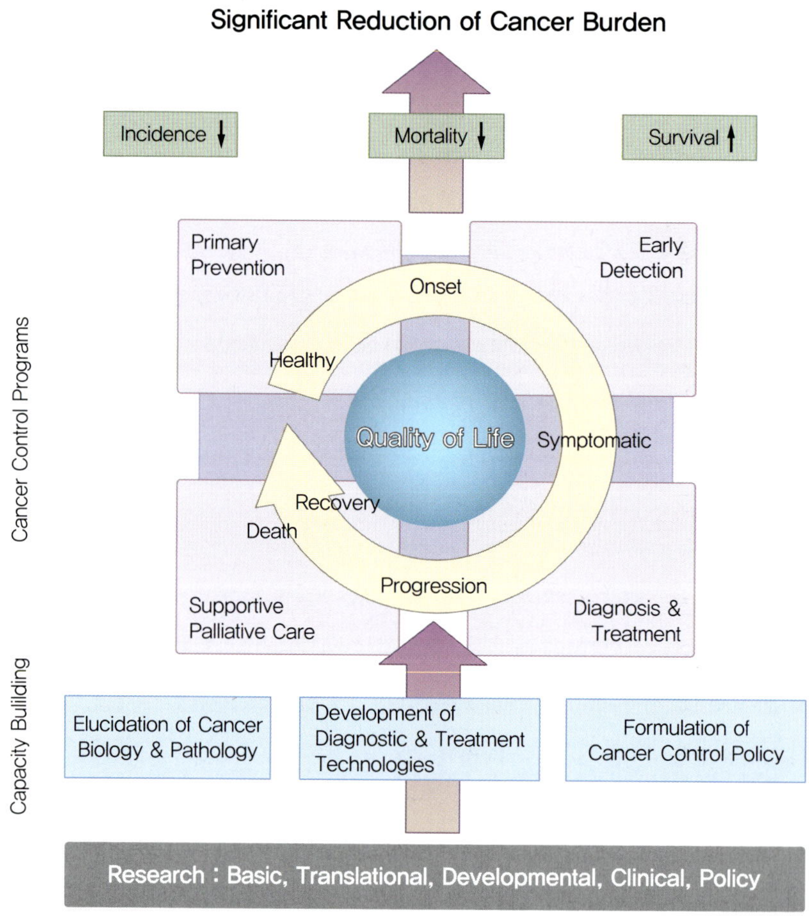

그림 10-1. Scheme of the Government's 2nd 10-year Plan for Cancer Control

II. 본론

1 삶의 질 측정도구

삶의 질은 기원전 아리스토텔레스(BC 384~322) 시대에서도 강조되었다고 할 만큼 새로운 개념은 아니다. 이 용어가 사용되기 시작한 것은 20세기 이후이며, 그 정의 또한 매우 다양하다. '건강'과 '삶의 질'의 정의는 서로 연관되어 있으며 중복되는 개념을 포함하게 되는데, 세계보건기구는 '건강'에 대한 정의를 단순히 질병이 없는 상태가 아닌 신체적, 정신적, 사회적으로 완전한 안녕(well-being) 상태로 보고 있다(WHO, 1947). 이에 비해 삶의 질은 특히 삶에 대한 행복감이나 만족감이 강조되는 개념이며, 의학에서의 '건강관련 삶의 질' 또한 그 의미가 다양하지만 전반적인 건강, 신체적 증상, 감정, 기능, 정신적 안녕, 사회적 안녕 그리고 영적 의미 충족 등의 개념을 포함하고 있다는 것에 많은 연구자들이 동의하고 있다.

완화의료에서의 삶의 질은 일반적인 건강관련 삶의 질에 더하여 영적인 측면, 상실이나 애도, 가족 관계, 그리고 대처 방안과 같은 것들을 특히 중요하게 여긴다. 또한 치료의 최종 결과(outcome)의 측정은 죽음을 앞둔 환자의 삶의 질, 증상 및 가족의 지지를 향상시켰는지 등이 중요하다. 하지만 삶의 질의 다양한 측면과 다방면적이면서도 주관적인 성격 때문에 그 생의학적 평가가 쉽지 않다. 인간의 경험은 매우 복합적이고 지식은 개개인마다 다른 수준에서 존재하게 되므로 삶의 질이라는 것도 마치 '고통'과도 같이 육체적인 것에만 의존하는 것이 아니라 환자 개개인마다 경험하는 어떤 것이라 할 수 있다.

삶의 질을 측정하는 도구는 일반적인 측정(generic), 질병-특이 측정(disease-specific) 및 영역-특이 측정(domain-specific) 등으로 나누어지며, 이들을 임상적으로 측정하려는 목적에 따라 선택하기도 하고, 때로는 혼합하여 사용한다.

'질병-특이 삶의 질 측정' 중 암환자를 대상으로 하는 경우로는 European Organization for Research and Treatment of Cancer Quality of Life Questionnaire Core-30(이하, EORTC QLQ C-30)이나 Functional Assessment in Cancer Therapy(이하, FACT) 등이 대표적이다. 신체의 기능, 역할, 사회적 기능, 주관적 증상이나 안녕감 등의 다양한 분야를 측정하는 것이 특징이며, 특히 최근의 삶의 질 도구들은 부정적인 측면뿐 아니라 긍정적인 측면들을 함께 평가한다. '영역-특이 삶의 질 측정도구'는 건강관련 삶의 질 차원 중 특정 영역, 예를 들면, 심리적 고통, 피로, 통증 등을 측정하는 도구이며, 그 종류로는 Hospital Anxiety and Depression Scale, Brief Pain Inventory, 그리고 McGill Pain Questionnaire 등이 있다.

초기 단계에 사용된 암환자 대상 삶의 질 측정도구는 Karnofksy Performance Scalse이었다. 이 도구는 일상생활 수행 정도를 0~100점으로 측정하는 것으로 임상의에게 친숙한 도구이기는 하지만, 지나치게 신체적 기능 면에 치중되었기 때문에 더 이상 삶의 질 측정에는 사용되지 않는 도구이다. EORTC QLQ C-30은 암환자의 삶의 질 평가에 많이 사용되며, 암의 종류에 따라 폐암, 유방암, 대장암 또는 식도암 등 특정 암 부위별 특이성 도구로도 다양하게 개발되어 있고 국내에서 번안되어 신뢰도 및 타당도가 입증된 바 있다. Functional Assessment in Cancer Therapy는 미국에서 개발되었으며, 이 도구 또한 암의 종류에 따라 다양하게 개발되어 있다. 이들 두 도구는 임상시험에서 흔히 사용된다. 이 두 척도 이외에도 암환자에게 사용하는 도구들이 있는데, 대부분 말기암이나 완화의료 환경보다는 일반 암환자를 위해 개발된 도구이다. 국내에서 개발된 도구로는 태영숙 등이 개발한 도구가 있으며 이는 심층면담을 통한 질적 연구로 신체적 안녕, 심리적 안녕, 사회적 안녕 및 영적 안녕의 4가지 영역의 31개 문항으로 구성되어 있다. 호스피스 대상 주요 삶의 질 도구로는, 김수현 등이 2006년 한국인을 대상으로 개발한 13개 영역, 40문항의 호스피스 암환자를 위한 삶의 질 측정도구(HQLS) 이외에, McMaster QLS 한국어판, McGill QoL 한국어판, 말기암환자의 삶의 질 측정도구, McGill Quality of Life Questionnaire, Spitzer Quality of Life Index, Missoula-VITAS Quality of Life Index, McMaster Quality of Life Scale, Hospice Quality of Life Index (HQLI), Short form Individual Quality of life Questionnaire (SEIQOL), EORTC QLQ C-30와 EORTC QLQ-C15-PAL 등이 있다.

2 돌봄에 대한 계획과 평가

우리나라 노인들이 생각하는 좋은 죽음이란 고통스런 수명의 연장보다는 적절한 수명 가운데 고통 없는 마지막을 가족들이 지켜보는 가운데 맞이하는 것으로 조사되었다.

국립암센터에서 2008년 9월에 우리나라 성인 남녀 1,006명을 대상으로 시행한 '품위 있는 죽음에 대한 대국민 인식 조사'에 따르면, 응답자의 84.5%가 호스피스 · 완화의료기관을 이용할 의향이 있는 것으로 조사되었고, 92%가 자신이 질병의 말기상황에 처했을 때 그 사실을 정확히 통보해주길 바랬으며, 87.6%는 호스피스 · 완화의료에 대한 설명을 의무적으로 제공해 줄 것을 희망하였다. 이 설문 결과는 우리나라 국민들이 고통스런 무의미한 연명치료보다는 품위 있는 죽음을 가치 있게 여기고 있음을 말해주고 있다.

돌봄 계획은 질병에 영향을 주는 네 가지 영역인 신체적, 정신적, 사회적, 영적 접근을 모두 고려한 전인적 평가를 기본으로 한다. 말기 환자의 광범위한 증상들을 평가할 수 있는 도구들이 개발되어 있고 우리나라에서도 말기 암환자들의 통증 평가를 위해 2003년 표준형 성인 암성 통증 평가도구(이하, KCPAT)를 개발한바 있다(130~131페이지 참조). 사전 돌봄 계획(advance care planning)은 환자가 스스로 의학적 의사결정을 못 내리게 되는 상황에 대비하여 미리 향후의 의학적인 돌봄을 계획하는 과정이다. 생명이 위험한 상태가 되거나 말기 상태가 되기 전에 이루어져야 하는 것이 이상적이다. 미국인의 약 80%가 사전 돌봄 계획 및 사망 선택 유언(living will)에 서명하지만 29% 정도만이 실제로 그렇게 하게 된다. 대부분의 환자들은 의사가 사전 돌봄 계획을 시작해 주기를 기대하고 있고, 의사가 먼저 그 주제에 대해 말을 꺼내기를 기다린다. 환자들은 또한 가족과 함께 사전 돌봄 계획을 세울 수 있기를 바란다.

3 의사소통, 상담

질병이 생명을 위협할 정도로 심각한 경우, 나쁜 소식으로 인해 감정적으로 긴장되고 갈등이 초래될 수 있다. 환자에게 공감을 표하는 좋은 의사소통 기술이 필수적이다. 나쁜 소식으로는 암과 같은 난치병을 처음 진단하는 것, 암이 재발되었음을 알리는 것, 항암치료 등에 반응이 없어 완화의료를 권고하는 것, 생명연장의 가능성 낮음을 설명하는 것등이 포함된다. Robert Buckman의 확장된 정의에 의하면 환자가 가진 상황에 대한 기대와 의학적 현실의 차이가 '나쁜 소식'이다. 이러한 상황은 임상에서 흔히 접하게 되는데 의사와 환자 모두에게 매우 큰 부담이 된다. 의사소통 이전에, 환자들이 자신의 질병에 대해 어느 정도 알고자 하는지, 어떻게 자신들의 상황을 이해하는지 확인하는 것이 선행되어야 한다. 환자에게 나쁜 소식을 전할 때는 다음과 같은 P-SIKES로 불리는 7단계 전략을 활용할 수 있다.

① 논의내용을 준비하기
② 적절한 환경을 조성하기(Setting)
③ 환자와 가족들이 이해하고 있는 상태를 파악하여 논의를 시작하기(Perception)
④ 그들이 새로운 정보들을 얼마나 이해할 수 있고 어느 정도 수준까지(Invitation)
⑤ 그에 따라 새로운 지식을 제공하기(Knowledge)
⑥ 감정적인 반응을 고려하기(Empathy)
⑦ 다음 단계의 돌봄에 대해 함께 계획을 세우기(Summary and strategy)

4. 통증 및 증상 조절

통증, 불안, 피로와 위약감 우울, 호흡곤란 절망감, 불면 의미 상실, 구강 건조감, 과민성, 식욕부진 집중력 저하, 오심과 구토 착란, 변비, 섬망, 기침, 팔 또는 다리의 부종, 가려움증, 설사, 연하곤란, 어지럼증, 성욕감퇴, 요실금 및 변실금, 손발의 감각 저하 및 이상감각 등의 신체적 심리적 증상들을 흔히 볼 수 있다.

1) 암성통증의 약물학적 치료 원칙

철저한 통증 평가는 통증의 원인이나 개개인마다 통증 경험을 악화시키는 인자들을 밝힐 수 있으며 약물 및 비약물 치료법에 의해 통증을 완화시킬 수 있다. 통증은 신체적인 요인뿐 아니라 정서적, 사회적, 경제적, 영적 요인들의 영향을 받으므로 '총체적 통증(Total Pain)'이란 개념으로 이해하여야 한다(그림 10-2).

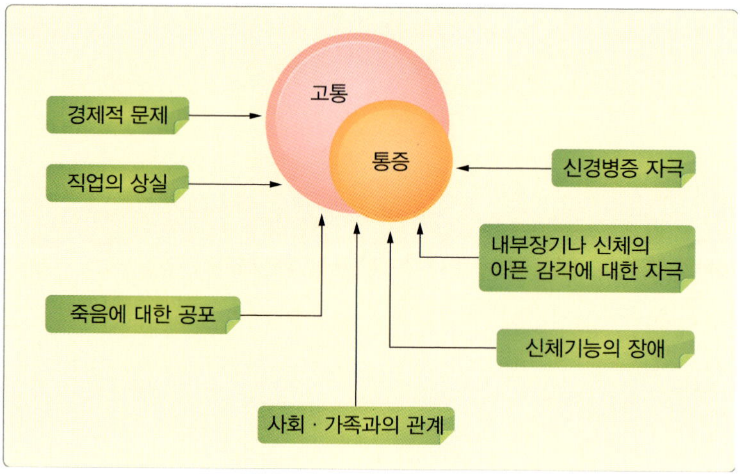

그림 10-2. Factors involved in pain

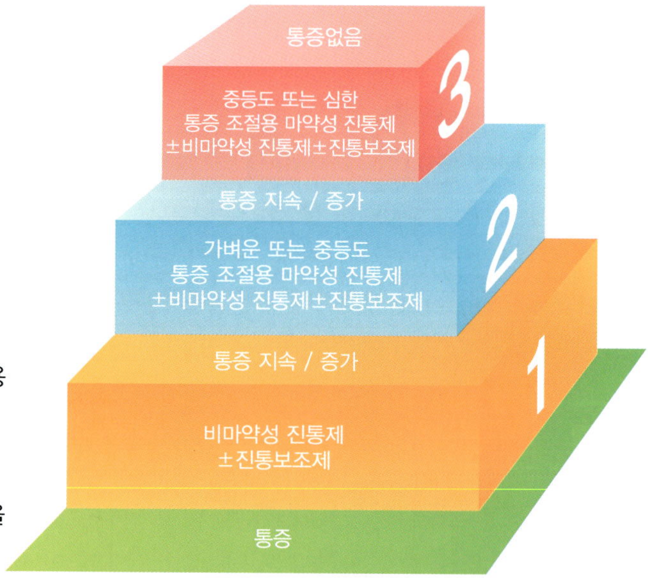

통증없음
중등도 또는 심한
통증 조절용 마약성 진통제
±비마약성 진통제±진통보조제
3
통증 지속 / 증가
가벼운 또는 중등도
통증 조절용 마약성 진통제
±비마약성 진통제±진통보조제
2
통증 지속 / 증가
비마약성 진통제
±진통보조제
1
통증

① 정해진 용량을 규칙적으로 투여한다.
② 세계보건기구 추천 진통제 사다리를 이용하여 진통제를 예방적으로 투여한다.
③ 간편한 투여법을 우선 사용한다.
④ 보조 진통제를 적절히 사용한다.
⑤ 돌발성(breakthrough) 통증에는 용량을 추가한다.

그림 10-3. By the ladder of WHO(세계보건기구 진통제 사다리)

암환자에 대해서는 National Comprehensive Cancer Network 및 세계보건기구에서 계단식 접근을 통한 통증관리 지침(그림 10-3)을 제시하였고 세계적으로 통용되고 있다. 우리나라의 경우 한국호스피스 · 완화의료학회와 보건복지부가 공동으로 앞의 지침들을 토대로 국내 실정에 맞는 통증관리지침 권고안을 마련하여 의료기관에 보급하고 있다. 이에 따르면, 적합한 진단과 통증의 평가가 이루어진 경우라면 적절한 마약성 진통제의 사용 등을 주저할 필요가 없다. 특히 중증 이상의 통증에 대하여서는 처음부터 강한 마약성 진통제를 적절하게 사용하도록 한다.

마약성 진통제를 장기간 사용하게 되면 내성(tolerance)과 신체적 의존성(physical dependence)이 올 수 있다. 내성이나 신체적 의존성을 마약중독(addiction)과 혼돈해서는 안 된다. 통증이 있는 환자에서 마약 중독은 아주 드물다. 마약성 진통제는 천정효과(ceiling effect)가 없기 때문에 용량에 비례해 진통효과를 기대할 수 있으며, 용량의 증량이 마약중독을 의미하지는 않는다. 투여 방법 및 제제 변경에 따른 투여량의 조절은 동등진통용량표(equianalgesic dose table)를 사용한다[Hopkins Opioid Conversion Program(http://www.hopweb.org/)]

마약성 진통제의 흔한 부작용으로는 변비, 오심, 진정, 섬망, 호흡억제 등이 있다. 특히 노인에서 인지기능이 저하된 경우나 물질 남용의 과거력이 있는 환자들에서는 주의하여야 한다. 보조진통제로는 신경병증성 통증에 대한 약제로는 스테로이드, 항경련제, 삼환계 항우울제, baclofen, clonidine, NMDA 수용체 직접 차단제인 케타민(ketamine)을 사용할 수 있고, 뼈 통증에는 NSAIDs, 스테로이드, 방사선치료, 비스포스포네이트(bisphosphonates), 칼시토닌, 척추성형술, kyphoplasty, 고주파수 치료 등이 있다. 그 외 신경이완제, 근이완제, 외용제, 경구제의 마취약, 신경차단술등도 포함된다.

2) 오심, 구토와 장폐쇄

(1) 오심과 구토

진행된 암환자의 50~60%에서 생기며, 65세 이하, 여자, 그리고 위암과 유방암 환자에서 흔하다. 93% 정도는 항구토제에 반응을 보이나, 골반내 종양을 갖고 있는 젊은 사람과 심리적 증상이 동반된 경우는 치료가 어렵다.

오심은 위의 기능적 활동(근력저하, 연동운동 저하, 분비저하)의 약화와 소장의 운동변화(근력증가, 십이지장의 역류성 연동)와 관련되어 나타나는데, 심한 오심은 자율신경 기능(특히 부교감신경)의 변화가 나타나고 식욕부진도 보통 동반된다. 헛구역질(retching)은 보통 구토에 선행하거나 동반되어 나타난다. 반복되는 구토는 식도 파열(Boerhaave's syndrome), Mallory-Weiss 증후군으로 인한 토혈, 탈수, 위분비물(특히, 위산)의 소실로 인한 저 칼륨혈증을 동반한 대사성알칼리혈증을 보이고, 영양결핍 및 치석, 중추신경 억제 상태(예: 혼수)에서의 구토는 흡인성 폐렴의 위험도 있다. 대부분 구토의 원인은 복합적이며, 모든 관련 요소를 찾아내는 것이 치료 계획을 세우는 데 도움이 된다. 구토의 원인은 보통 자세한 병력 청취와 이학적 검사를 통하여 알 수 있으며, 구토의 양, 내용물, 구토 시기의 기록이 도움이 된다. 때로는 생화학적 분석(CBC, ESR, 전해질, 간기능, 신기능 등)이 필요하나, 다른 정밀검사는 종종 적절하지 않을 수 있다.

항구토제는 구토를 일으키는 기전과 주요 신경전달 물질에 대한 이해가 구토 환자의 접근과 치료에 유용하다. 항구토제는 각각 다른 수용체에 작용하므로, 각각 다른 원인의 구토를 치료한다.

크게 중추성과 말초성으로 나눌 수 있다. 구토 중추는 연수에 위치하며, 뇌종양이나 뇌압에 의해 직접 자극 받을 수도 있지만 대부분은 다른 기전의 경로를 거쳐 구토 중추가 자극 받아 오심이나 구토가 생긴다. 중추성 원인은 구토 중추 이외에도 화학 수용체 방아쇠 영역(chemoreceptor tirgger zone) 대뇌피질, 전정기관의 자극으로 생긴다. 구토 중추는 전정, 화학 수용체 방아쇠 영역, 대뇌 피질, 말초 장기로부터의 자극을 받으며 주로 히스타민과 콜린muscarine 수용체가 존재한다. 화학 수용체 방아쇠 영역은 제4뇌실 기저부에 존재하고 주로 도파민과세로토닌 수용체가 분포하고 있으며, 뇌혈관 장벽의 바깥쪽에 위치한다. 일반적으로 혈류량이 많고 혈액-뇌장벽이 덜 발달되어 있어 도파민 수용체에 작용하는 약물이 낮은 농도에서도 화학 수용체 방아쇠 영역에 작용하여 구토 증세를 유발할 수 있으므로 항상 약물 사용에 유의하여야 한다. 대뇌피질은 주로 불안, 공황 장애 등 정신적인 자극에 의해 영향을 받으므로 예기적인 구토를 유발시킨다. 전정기관은 주로 청각에 이상이나 질환이 있는 경우 평형감각 소실로 인해 구토를 유발시킨다.

말초성 원인은 후두 자극과 위정체로 여러 가지 원인에 의해 후두 자극이나 위정체가 생기면 뇌에 있는 구토 중추를 자극하여 구토 증세를 유발한다.

오심은 경구로 치료 가능하나, 심한 구토의 경우에는 다른 경로가 필요하다. 지속적인 오심은 위의 배출을 감소시켜 결과적으로 약의 흡수를 감소시킨다.

진토제의 정맥 주입은 일시적인 구토에는 유용하나, 지속적인 문제일 경우는 주머니 크기의 syringe driver와 같은 장치를 이용한 피하주사가 더 효과적이다.

치료는 가능한 구역의 원인을 밝혀내는 방향으로 진행되어야 한다. 흔한 원인인 변비는 간과되기 쉬운 원인으로, 환자들은 자신이 많이 먹지 않기 때문에 장의 운동이 없는 것이라고 생각하는 경우가 많다. 가족들은 자주, 소량으로 찬 음식(따뜻한 음식에 비해 냄새가 덜 나는)을 제공하고, 외관상 좋지 않거나, 냄새가 나는 음식은 피하는 것이 좋다. 어떤 환자에서는 침술, 최면, 점진적 이완 요법 또한 효과적이다.

Prochlorperazine (Compazine®)은 마약성 진통제를 처음 투여하는 며칠 동안 발생하는 구역을 억제한다. Hyoscyamine (Levsin®), scopolamine (transdermScop®), Meclizine (Bonine®, Antivert®)는 마약성 진통제로 인한 지속적인 구역이나 방이 빙빙 도는 느낌 또는 입덧으로 표현되는 구역에 매우 효과적이다. 위마비(gastroparesis)가 있는 경우에는 경구 Metoclopramide (10~20mg b.i.d 또는 q.i.d)나 경피적 또는 정맥 주입(1~5mg/hr)으로 사용할 수 있다. 요독증 또는 간전이 환자에서는 haloperidol (Haldol®, 0.5~1mg t.i.d), prochlorperazine (Compazine®, 5~10mg 6~8시간 마다 경구 혹은 25mg 12시간마다), Olanzapine (2.5~5mg 경구 혹은 설하b.i.d 또는 q.i.d)를 시도한다. 뇌전이가 있는 경우 dexamethasone (10mg q.i.d 또는 40mg 아침마다)을 불안감을 호소하는 환자는 lorazepam (Ativan®, 0.5~2mg 4~6시간마다 경구, 설하)이나 hydroxyzine (Vistaril®, 25~100mg t.i.d 또는 q.i.d)를 투여한다.

5-HT3 수용체 길항제인 Ondansteron, Granisteron, Palonsetron은 급성 구역과 구토에 효과적

이고 중등도 이상의 구토 위험성을 가진 항암제를 투여하는 경우에 Dexamethasone과 같이 경구 혹은 정맥으로 투여 할 수 있고 약 75%의 환자에서 효과가 있다. 새로운 약제인 Palomosetron은 40 시간 동안 5-HT receptor를 억제하기 때문에 지연성 구역과 구토를 예방할 수 있다. Ondansetron 은 방사선 치료로 인한 구토도 예방한다. 이러한 5-HT3 수용체 길항제는 metoclopramide보다 훨씬 부작용이 적고, 추체외로 증상도 매우 드물어서 근긴장성 반응, 좌불안석, '바지에 개미가 들어간 것 같은 느낌', 졸리움, 지연발생 운동이상증(Tardive dyskinesia) 등이 일어나지 않는다. 다만 변비나, 경미한 두통, 간기능 수치 상승을 보일 수 있다.

Corticosteroid의 항암제로 인한 구역과 구토 예방 기전은 정확하게 알려져 있지는 않지만, Cisplatin 같은 항암제로 인한 뇌부종을 감소시킨다고 생각되고 있다. Corticosteroid는 중등도 이하의 구토 위험성을 가진 항암제 사용 시 단독으로 사용될 수 있고, metoclopramide나 5-HT 수용체 길항제, NK-1 억제제와 같이 투여할 수도 있다. 통증 신호에 중요한 역할을 하는 신경전달 물질인 Substance P는 구토를 일으킬 수 있고 항암제로 인한 구역과 구토와 연관되어 있다. 효과는 NK-1 수용체를 통해서 일어나는데, 혈뇌장벽을 통과하는 약제인 NK-1 억제제(aprepitant)는 Cisplatin 치료 후 발생하는 지연성 구역과 구토에 특별히 효과적이다. Aprepitant 자체로는 부작용이 거의 없지만, CYP3A4의 inhibitor이므로 dexamethasone이나 항암제의 혈중 농도를 증가시킬 수 있다. 또한 와파린에 의한 INR 지연을 의미 있게 감소시킬 수도 있다. Aprepitant는 항암제 치료 첫날이나 2일째에 지연성 구역 혹은 구토를 예방하기 위해 추가한다. 즉, 항암제와 관련된 급성 구역 구토에는, ondansetron 같은 5-HT 수용체 길항제와 dexamethasone 같은 corticosteroid, lorazepam을 병합하고, 지연성 구역과 구토의 위험 인자를 많이 가지고 있는 환자는 aprepitant (NK-1 억제제) 추가를 권하며 4~5일 후의 지연성 구토를 막기 위해서는 metoclopramide나 dexamethasone을 투여하는 것이 좋다.

항구토제의 사용은 심각한 부작용을 일으키기도 하는데, Haldol과 droperiodol은 근긴장성 반응, 좌불안석, 저혈압 등이 일어날 수 있다. 경피형 scopolamine은 눈과 입마름증이 발생하고, Olanzapine은 보통 거의 부작용이 없지만 드물게 간질 역치를 낮추거나, 항정신병 약물악성 증후군, 인슐린 저항성 당뇨가 보고된 적도 있다.

(2) 악성 장폐쇄

진행된 암환자의 3%에서 장폐쇄를 보이나, 진행된 난소암 환자의 경우는 25~40%의 장폐쇄 위험이 있다. 전이된 복부 또는 골반 암의 경우는 종종 한 곳 이상의 기계적 또는 기능적 장폐쇄를 보인다. 위, 십이지장 연결부위부터 직장과 항문까지 장의 어떠한 부위에서도 일어날 수 있다. 수술은 악성 폐쇄의 경우 가장 우선적인 치료법이나 진행된 질환과 전신상태가 좋지 않은 경우는 수술이 부적합하여, 다른 치료법이 요구된다.

증상은 폐쇄 부위에 따라 다른데, 근위부 폐쇄일수록 구토가 심하다. 진행된 질병일 경우 폐쇄는 보통 진행성으로 몇 주에 걸쳐 일어난다. 증상은 서서히 악화되고 계속되는데, 일시적으로 치료 없이도 증상은 간헐적이고 자연적으로 치유될 수도 있다.

방사선적 검사는 두 가지 경우에만 임상적 가치가 있는데, 첫째가 변비와 악성 폐쇄의 구별이고, 두 번째는 수술을 고려하는 환자에 있어서 폐쇄를 확진하고 그 위치와 그 특징을 파악하는 경우이다. 완화수술은 환자의 나이가 많지 않고, 복수가 없으며, 전에 복부에 방사선 치료를 받지 않았고, 다수의 폐쇄가 의심되는 경우에 고려해 볼 수 있다. 하지만, 전신 상태나 영양상태가 좋지 않은 70세 이상의 고령 환자, 복수, 촉진 가능한 복부 종물 또는 원격 전이가 있는 경우, 복부나 골반에 방사선 치료의 과거력, 방사선학적으로 증명되는 다발성 소장 폐쇄의 경우는 수술 후 예후가 불량하다.

비위관 삽입은 환자의 0~2%에서만 증상 완화를 보이므로, 수술 전 일시적인 치료로, 주로 근위부가 폐쇄된 환자, 약물투여에 별 반응을 보이지 않는 환자에서 고려해 볼 수 있다. 이런 경우, 경피적위루술(percutaneous venting gastrostomy)이 더 좋은 대안책이며, 국소 마취하에 시술될 수 있다.

증상은 산통과 지속적인 복통과 구토 증세가 보통 함께 생긴다. 만약 지속적인 복통 또는 장산통이 조절되지 않으면, diamorphine이나 hydroscinebutylbromide의 용량을 늘려야 한다. 만약 구토와 오심이 여전히 문제라면, cyclizine을 haloperidol 대신 사용하거나 두 약을 동시에 사용할 수 있다. Methotrimeprazine이 매우 유용한 항구토제이다. 장내 분비물 감소를 위해 octreotide (somatostatin analogue)와 항콜린제(hypcinebutylbromide)가 종종 사용된다. 이것은 분비작용을 억제하고 흡수를 촉진시키며 연동운동을 감소시킨다, 피하 주입 시는 다른 약과 병합하여 사용할 수있다. 항콜린제는 구토 중추와 장에 대한 진경작용도 있다. 그러나 고용량을 사용하면 방향감각 상실, 환각, 정신과민성 반응 등이 생길 수 있다. 스테로이드는 광범위하게 효과적으로 사용될 수 있으나 초기에 간헐적인 증세를 보일 때 사용하면 증상의 호전이 스테로이드 사용에 의해서인지 판별하기 어렵다. 모든 환자에서 정기적인 구강간호가 필요하다. 적절하게 오심과 구토가 조절되면, 환자는 선택한 기호음식을 적당량 먹고 마실 수 있다.

비경구적 수액공급의 필요성은 개인차에 따라 결정된다. 5-HT3 길항제는 항암제나 방사선 치료에 의해 생기는 오심과 구토 및 난치성 오심에도 도움이 된다. 경구용과 주사용이 있고 부작용은 변비와 경미한 두통이외에는 없는 안전한 약물이다.

표 10-1. 장폐쇄 증상의 완화

약물/용량	작용 부위	기타
Cyclizine 150mg/24h 피하 주입 Haloperidol 1.5~3mg 1일 1회 피하주사	구토중추에 작용 화학 수용체 방아쇠 영역에 작용	오심은 조절되나 완전 장폐쇄 시 구토는 지속
Hyoscinebutylbromid 60~200mg/24h Octrotide 300~1200μg/24h	장운동과 분비물 감소 분비물 감소	장팽창, 오심, 구토, 산통을 감소
Levomepromazine 6.25~25mg/24h	구토중추와 화학 수용체 방아쇠 영역에 작용, 2차 약으로 유용	고용량에서는 진정효과

3) 복수

암환자의 10%에서 발생하며 원인 암은 80%가 난소암, 자궁내막암, 유방암, 대장암, 췌장암이고 20%는 원발암을 모르는 전이성 암이다. 호흡곤란, 피로, 식욕부진, 오심, 구토, 통증, 활동량감소와 같은 증상이 동반되면 적극적으로 복수를 조절하여야 한다. 경우에 따라 항암제의 정맥주사나 복강 내 직접 투여도 가능하다. 보통은 이뇨제를 사용하는데, 이뇨제는 효과가 없다고 판단되면 부작용 때문에 중지하는 것이 좋다.

복수천자는 이뇨제에 효과가 없는 악성복수에 효과적이며 안전하다. 복수양이 많고 빨리 생기는 경우 수술적 방법을 고려하는데, 단락(shunt)이나 카테터 삽입이 있다.

일반적으로 이뇨제(Aldactone + 경구 furosemide)에 반응하지 않는 복수의 경우는 치료하기가 어려운데, 경구 hydrochlorothiazide를 추가하거나, 경구 furosemide를 끊고 정맥 내 furosemide 주입(100mg 24시간 동안) 또는 Bumex®(bumetanide)(0.5~2mg/일 경구, 혹은 0.5~1mg IV- 하루에 10mg는 넘지 않도록)가 효과적일 수 있다. 어떤 환자의 경우에는 병이 진행되거나 음식 섭취가 감소하기 전까지는 오히려 복수가 안정적이거나 감소하기도 한다.

환자의 여명이 수개월 이하라면 반복적 복수천자가 가장 적합한 치료 방법이다. 그러나 비교적 기대 수명이 긴 환자의 경우에는, 외과에 의뢰하여 국소 마취하에 복강 정맥 단락(Peritoneovenous shunts, 예: Denver shunt, Leveen shunt)을 고려해 볼 수 있다. 이러한 단락술은 원래 간경화 환자에서 고안된 것인데, 암성 복수, 특히 비교적 오래 살 수 있는 전이성 유방암이나 난소암 환자에서 유용하다. Denver shunt가 있는 70%의 환자들은 사망할 때까지 복수를 조절할 수 있다. 중요 합병증은 단락을 삽입한 지 수개월 내에 25~30%에서 발생하는데, 암성 복수의 높은 단백질 농도로 인해 일방 판막의 폐쇄가 생기면 복수의 증가가 다시 생기게 된다. 10% 이하에서 생기는 다른 합병증으로는 폐부종이 있다. 5% 이하에서 파종성혈관내 응고, 단락 감염, 상대 정맥 폐쇄가 발생한다. 암세포의 이식이 정맥 문합 부위에 일어날 수 있지만 이것이 환자의 사망을 앞당기거나 단락의 실패를 의미하지는 않는다. 문맥 혹은 간정맥 폐쇄로 인한 복수의 외과적 치료로는 경정맥간내문맥정맥단락술(transjugular intrahepatic portosystemic shunt)이 있는데, 이는 간경화로 인한 간부전환자의 복수에서 사용될 수 있지만, 암성 복수에서도 효과적이다.

4) 질염, 자궁분비물

암환자는 전신 면역억제와 잦은 항생제와 스테로이드의 사용으로 질염이 생기기 쉽다. 항암치료나 방사선 치료도 종종 이차 감염이 병발되면서 질염의 원인이 되기도 한다. 국소적 암 재발이나 방사선괴사, 대변루(faecal fistula)나 요로루(urinary fistula)로 심각하고 다루기 힘든 질염이 생길 수 있다. 질염은 통증과 보통 회음부불편감을 동반한 분비물의 원인이 된다. 분비물은 보통 조직의 손상으로 괴사된 세포나 장이나 비뇨기계로부터 수액이 흘러나오는 것 인데, 궤양이 생긴 곳의 냄새는 액체 자체에서 또는 감염이 병발되어 생긴다. Metronidazole 질좌약이 냄새를 줄여 준다.

종양크기를 줄이는 치료와, 적절한 항생제 사용, 국소 위생관리로 감염을 치료한다. 항암치료로 인한 이차 감염을 치료하고 만성적인 방사선 질염의 경우 국소 에스트로겐 크림을, 방사선 괴사에는 수술적 조직제거술이 필요할 수 있다. Intrasite 같은 polmer gel로 질내 상처를 덮는 것이 치료에 도움은 안 되나 분비물과 악취를 줄여준다. 말기 환자를 제외하고는 보통 직장질루(rectovaginal fistula)에는 대장창냄술(colostomy)을, 방광질루(vesicovaginal fistula)는 요로전환술(urinary diversion)이 필요하다.

5) 혈전색전증과 질 출혈

진행성 암환자에서 직장이나 질출혈은 보통 국소암이나 방사선치료와 연관이 있다. 수 주 내 사망할 환자가 아니고 암과 관련된 것이라면 완화적 방사선 치료를 고려한다. 혈변의 경우 골반내 방사선 치료의 급성 합병증이다. 직장과 결장 점막의 염증성 손상이 원인이다. 심각하게 문제가 된다면, 하루에 1번 또는 2번 prednisolone 20mg in 100mL (Predsol® retension enema)나 prednisolone 5mg과 sucralfate 3g in 15mL로 하루 2회 정체관장(retension enema)으로 치료한다.

혈전색전증도 고위험군이긴 하나 진단 또한 어려운 문제이다. 심부정맥혈전증의 배제진단으로 많이 검사하는 D-dimer또한 암환자 에서는 위양성이 많아 사용이 제한적이다. 치료의 결정은 위험과 이득(risk-benefit)을 따져 결정하는데, 항응고제(anticoagulants), 혈전용해제(thrombolysis therapy)를 사용하다.

6) 정신성성기능 장애(psychosexual problem)

자궁경부암과 자궁내막암환자에서 암생존자가 상대적으로 높아 모든 암생존자의 약 45%가 부인암이다. 부인암환자의 성기능 장애 빈도는 연구마다 다양하나 최고 80%의 빈도를 나타내는 것도 있다. 이는 많은 수의 여성, 배우자, 가족들이 어떤 경우든, 부인암 치료 후 성기능의 변화를 받았다는 것을 시사한다. 여성의 성기능 장애를 유발하는 원인으로 정신적, 행동학적, 신체적 변화를 따로 분리하여 생각할 수 없다. 신체적 요인으로는 암 치료로 기능변화, 피로, 통증을 초래하는 것, 통증과 우울증 조절약물 또는 다른 치료관련 부작용등 직접적으로 신체에 영향을 주는 것이다. 정신적 요인으로는 암 발생과 관련된 오해들(예: '일찍 성관계/ 다수의 성 파트너?' 또는 '성교 후에 암이 재발하지는 않을까?), 기분장애(예: 두려움, 불안, 또는 우울과 신체상(body image)의 변화 모두가 여성의 성적 반응에 치명적 영향을 미친다.

항암치료로는 오심, 구토, 변비, 설사, 점막염, 피로, 탈모(음모 포함, 많은 여성들이 고통스러워함) 등의 신체적 부작용 나타나는데, 이러한 세포독성 약물들은 질의 윤활과 성극치감 모두를 감소시킨다. 이는 또한 조기 폐경으로 인한 결과 일 수도 있다. 방사선 치료로 인해 치료 시작 후 수년에 걸친 만성적 부작용이 나타날 수 있는데, 질점막이 얇아지고 질 협착이 생길 수 있다. 질 협착은 꾸준한 질 확대기 사용과 성교로 예방할 수 있다. 모세혈관 확장으로, 특히 질 상위 벽에, 접촉성 출혈이 생길 수 있으므로 주의를 요한다. 많은 여성암 환자들은 치료로 인한 폐경, 또는 조기폐경에 직면하게 된다. 이로 인한 성욕(sexual desire)의 변화가 관찰된다. 에스트로겐과 안드로겐의 농도가 성욕에 미치는 영향은 잘 알려져 있지 않으나 난소절제술후 혈중 안드로겐 농도가 34%까지 감소되었다는 보고가 있다. 현재로서는 성욕(libido)을 증진시키는 데, 안드로겐과 에스트로겐사이에 어떤 상승작용이 있는 것으로 판단된다. 경구용 호르몬 치료를 에스트로겐-수용체-음성 종양(oestrogen-receptor-negative tumor)환에 사용해 볼 수 있고, 지속적으로 질 위축이 지속된다면, 국소적 에스트로겐크림도 사용해볼 수 있다. 이러한 성기능 장애를 보이는 환자들에게는 다학제간팀접근(multidisciplinary team approach)이 도움이 된다.

7) 요로 폐쇄

소변이 내려가는 곳이 막히는 경우를 말하는데, 심각한 통증과 불편감, 감염의 원인이 고 요독증, 궁극적으로는 신부전을 유발하게 된다. 종양의 침범이나 압박, 수술이나 방사선 치료 후의 협착, 결석, 혈전, 감염, 분변매복, 배뇨근의 기능부전, 약물의 항콜린성 작용, 신경성 등이 원인이다. 치료는 원인 제거가 가장 중요한데, 하부요로 폐쇄의 경우 단순 도뇨관에 의해서도 치료가 가능하다. 상부요로 폐쇄의 경우 침습적 수술 방법(방광경하 요관 스텐트 삽입, 경피적신루설치술, 신루설치관 삽입)을 통해서만 가능하므로 환자의 전신 상태와 생존기간을 고려하여 치료방법을 선택한다.

8) 림프부종

초기 증상으로는 림프부종이 생길 부위가 다른 부위에 비해 무겁다는 느낌이며, 눈으로 보기에는 부종이 없어 보이지만 자주 부어 있다는 생각이 들 수 있다. 눈으로 부종이 의심되게 되면 이미 많이 진행되어 있다고 생각하면 된다. 사람에 따라서는 말초 신경에 이상이 와서 바늘로 찌르는 느낌이나 열이 나는 것 같은 느낌을 호소하기도 한다. 단 갑작스럽게 빨갛게 되고, 통증을 호소하며, 열이 발생하면 감염을 의심하여야 한다.

국제 림프학 협회(International Society of Lymphology)에서는 림프부종을 1,2,3기로 분류한다. 잠복기란 림프액을 이동하는 능력이 비록 떨어져 있지만 임상증상이 없는 경우로 단순히 무겁다는 느낌만 드는 상태이다. 1기는 가역적 단계로 비록 부종은 있지만 피부가 아직은 부드럽다. 손가락으로 부종 부위를 눌렀을 때 정상 부위보다 눌린 상태로 남아 있는 시간이 긴 경우를 말하며, 일명 함요 부종이라고 부른다. 이 경우 부종 부위를 심장보다 높게 장시간 둠으로써 정상으로 돌아오기도 한다. 아직까지 림프관에 섬유화가 일어나지 않은 시기로 보통 치료가 가능하다. 그러나 만약 치료를 하지 않고 이 상태를 계속 유지시키면 조직에 단백질이 축적되어 섬유경화증이 초래되고 피부를 눌러도 들어가지 않는 단계에 이른다. 이 시기를 2기라고 한다. 이때는 사지를 단순히 올린다고 해서 호전되지 않으며 감염될 위험이 매우 높다. 3기는 불가역적인 단계로 피부가 과다하게 부었으며 피부에 변화가 일어나고 기능을 상실한 시기로 다른 합병증이 잘 동반된다. 일명 상피증이라고 부른다. 피부는 거칠고 표면이 울퉁불퉁하며 체액이 피부표면으로 나온다. 감염이 아주 잘 생기며 만약 적극적으로 치료하지 않으면 욕창이나 상처에 의한 감염으로 생명을 잃을 수도 있다. 이미 섬유화가 완전히 온 상태이기 때문에 정상으로 돌아갈 가능성은 극히 희박하다.

림프부종은 보통 환자의 병력, 문진, 임상증상을 통해 간단히 진단이 가능하다. 먼저 수술, 손상, 감염, 방사선 치료 등을 물어보고, 전구증상으로 통증, 무거운 느낌 등이 있는지와 언제부터 붓기 시작한 지와 스테머 징후(Stemmer's sign) 등이 있는 지 꼭 확인한다. 필요에 따라서 혈액 검사나 방사선 검사(림프계조영술을 많이 사용하였으나 현재는 동위원소를 이용한 림프계조영술을 사용한다)를 한다. 이런 검사나 임상증상이 맞지 않은 경우들이 있다. 그런 경우 다른 질환을 의심해 보아야 한다. 감별할 질환으로는 만성 정맥 부전증과 정맥혈전 후 증후군, 점액수종, 지방부종, 악성 림프부종, 노인성 하지 부종 등을 들 수 있다.

악성 림프부종의 원인은 모두 암과 암의 치료에 의해서 생긴다. 림프부종과의 구분, 기존 부종의 악화, 암이 재발이 된 것인지를 아는 것이 반드시 필요하다. 림프부종이 악화되는 경우 림프관을 통해 암세포가 퍼져서 림프관을 막기 때문에 생길 수 있다. 림프관 외부에서 암이 눌러 생길 수도 있다. 다행히 악성 림프부종과 양성 림프부종을 구별할 수 있는 몇 가지 방법이 있다. 악성 림프부종의 경우는 빠르게 성장하며 악화되는 반면 양성의 경우는 그렇지 않다. 또 발생부위가 악성은 다리, 복부, 가슴인 반면 양성은 손이나 발이며 진행되면 다리나 팔로 가게 된다. 양성 림프부종은 초기에 조직이 단단하게 되어 있다. 그러므로 의심되는 증상이나 징후가 있으면 바로 진단을 위한 평가를 하여야 한다. 림프부종의 가장 좋은 치료는 역시 예방이다. 수술이나 방사선 치료 전후에 림프부종이 발생할 수 있다는 것을 환자가 아는 것은 매우 중요하다.

현재까지 밝혀진 가장 좋은 치료 방법은 림프 마사지, 압박 치료, 운동, 피부 관리를 이용한 복합적인 림프부종 치료법이다. 환자의 상태와 질병에 따라 치료법과 치료 계획은 다르나 기본적인 원칙은 간단하다. 즉 신체의 어느 부위에서든지 림프관에 문제가 있어 림프액 이동이 불가능한 상태에서 그 림프액을 정상적인 부위로 이동시키는 것이다. 자신에게 맞는 치료 계획을 수립할 때 병력에 대해서 질문하고 몇 가지 검사를 시행한다. 그리고 만약 신장질환, 심장질환, 당뇨병, 고혈압, 천식, 혈관 질환을 가졌다면 더 정밀한 검사를 시행한 후에 치료 계획을 세워야 한다.

효과 있는 약물로는 항생제, 스테로이드, 이뇨제, 벤조피론, 비티스비니페라 등이 있다. 항생제는 염증이 있는 초기에 사용하며 벤조피론은 대식 세포의 생성과 활성도를 증가시켜 단백질, 세균, 노폐물 등을 제거하여 감염의 위험을 줄여주며, 부종도 없애준다. 피노게놀과생플라보노이드 등의 합성물인 엔터론은 모세관을 강화시켜 주로 하지부종에 효과적이다. 특히 비타민 C와 함께 사용하면 상승작용이 있어 모세관의 막과 콜라겐을 강화시킨다는 보고가 있다.

림프부종에 대한 수술적 방법은 결과가 좋지 않아 극히 제한적으로 하고 있다. 방사선 치료는 오히려 림프부종을 악화시키기 때문에 거의 사용하지 않지만 종양에 의해 림프계가 눌려서 부종이 오는 경우에 제한적으로 사용하고 있다.

5 심리적 문제

National Comprehensive Cancer Network (NCCN)은 암과 관련된 고민의 유병률이 20~40%를 보이고 있으나, 환자의 10% 이하만이 도움을 받기 위해 의뢰한다는 사실에 주목하고, 2003년에 암으로 인한 고민의 평가와 치료를 위한 지침을 발간하였다. 지침에는 제시된 치료의 표준, 선별검사들(고민 척도와 임상적, 가족적, 감정적, 영적, 종교적, 그리고 육체적인 일람표를 포함)과 심리적 고민(치매, 섬망, 기분장애, 적응장애, 약물남용, 인격장애)으로부터 고통 받는 환자들을 위한 평가와 치료의 알고리즘을 제공한다. 2005년도에는 정신과, 사회복지, 영적서비스에 의뢰하기 위한 적응증이 추가되었다.

1) 불안

암 진단을 받으면 거의 50%의 환자에서 적응장애, 10~20%는 불안장애, 5~10%가 우울증을 보인다. 젊은 여자, 여성, 약물중독, 사회경제적으로 어려운 경우에 위험성이 높아지는데, 이러한 불안감은 암에 대한 치료를 처음 받은 후 가장 높고 수년간 지속되며, 암이 완치되더라도 지속될 수 있다. 보조 항암치료를 하는 동안 점차 감소하다가 치료를 중단하면 다시 불안감을 느끼고 완치기간이 길어지면 점차 감소하게 된다. 만일 암이 재발할 경우 불안감의 빈도가 증가하고 우울증의 빈도도 23~58%에 이르게 되며, 이러한 불안감과 우울증은 삶의 질을 감소시키게 된다. 그렇더라도 환자들은 종종 효과적으로 치료될 수 있다.

불안은 염려, 근육의 긴장, 좌불안석, 자율신경계 기능항진(두근거림, 발한, 입마름, 흉통), 오심, 구토, 설사, 벼랑 끝에 서있는 느낌, 집중장애, 불면증 혹은 과민성 등의 증상으로 나타날 수 있다.

불안한 환자는 약물적 혹은 이완 훈련, 최면, 행동 요법 등의 비약물적 치료가 도움이 된다. 불안에 대한 약물적인 치료는 벤조다이아제핀, 선택적 세로토닌 재흡수 억제제(이하 SSRI), 비전형적 항정신병치료제[quetiapine (Seroquel®), mirtazipine (Remeron®)] 등이 있다. Benzodiazepine은 경미한 불안장애 환자에서 사용할 수 있는데, Lorazepine (Ativan®, 0.5mg~1mg 경구 혹은 설하정t.i.d.)은 간헐적 불안 장애 환자에서 권장되는 치료이다. Clonazepam (0.25mg~0.5mg 경구, 0.5~1mg 취침 시)은 만성 불안 장애 환자에서 추가할 수 있다. 그러나 어떤 환자에서는 lorazepam 투여 시 증상이 악화될 수도 있다. Alprazolam (Xanax®, 0.25mg~2mg 경구 t.i.d-q.i.d)은 빠른 효과를 나타내는 약이지만, 반동 효과로 다시 불안감이 생길 수도 있다. Oxazepam (Serax®, 15~30mg 경구 취침 시), Tamazepam (Restoril®, 7.5~30mg 경구 취침 시), Zolpidem (Stilnox®, 5~10mg 경구)은 불안으로 인한 불면증에 사용할 수 있다. Clorazepate (Tranxene®, 15~60mg/day 경구)은 불안 및 알코올 금단증상에 쓰이며, 심한 불안감이 있는 환자에서는 SSRI [citalopram (Celexa®), escitalopram (Lexapro®)], 혹은 mirtazapine (Remeron®)을 사용할 수 있다.

2) 우울

암환자의 우울증을 식별하는 것은 쉽지 않으며 여러 신체적 증상(식욕 부진, 수면 장애, 피로, 체중 감소)은 기저 질환 때문일 가능성이 있기 때문에 도움이 안 될 경우가 많다. 우울한 환자들은 슬프고, 울고 싶으며, 어떤 활동에도 기쁨을 얻기 힘들기 때문에 모든 일들이 의미 없게 느껴지고, 죄의식, 절망적인 느낌을 받게 된다. "당신은 우울합니까?" 라는 질문이 우울증 진단에 유용한 질문이다. 우울증을 일으키는 흔한 내과적 상태로는 저나트륨혈증, 고칼슘혈증, 중추신경계 종양, 고용량 인터페론 치료, 마약성 진통제, steroid 사용 등이 있으며, 경제적인 스트레스, 가족관계, 수면 박탈도 영향을 끼칠 수 있다. 이런 상황이 하나도 없다면 환자는 적응 장애이거나, 드물지만 우울증일 수도 있다. 조절되지 않는 통증은 우울증 및 자살의 중요한 위험 요인이기 때문에 통증 치료만으로도 우울증이 효과적으로 치유되는 경우도 있다. 심리학적인 전략은 심리약물 치료와 심리치료를 포함한다. 우울증에 효과적인 약은 여러 종류가 있는데 가장 빠른 작용을 보이는 약은 dextramphetamine과 methyphenidate (2.5~5mg 오전 8시, 정오, 최대 60mg)이다. SSRI는 즉각적인 반응을 필요로 하지 않는 경우에는 가장 먼저 사용할 수 있는 약이고 4~6주 정도 지나야 효과를 나타낸다. 처음 용량은 낮게 시작하여 3~7일 후 매주 반응이 있을 때까지 혹은 최대 용량까지 용량을 증가시키면 된다. SSRI는 갑자기 투약을 중단시키면 안 되고 천천히 감량하여 중단한다. 만일 환자가 수 주에서 수개월 생존이 예상된다면 자극제와 SSRI를 같이 시작하여 4주 후에는 적정 용량을 줄여나간다.

SSRI의 중요 부작용은 저나트륨혈증, 성기능 장애 혹은 성욕감퇴, 위장관 기능 이상(구역, 설사, 냄새 나는 방귀)이다. Mirtazapine (Remeron®, 15mg 경구, 취침 시, 최대 45mg/일)의 작용 기전은 정확히 알려진 바 없으나, 불면증에 효과적이며 식욕증가 효과도 있다. Trazodone (Desyrel®) 역시 수면 효과가 있다. 삼환계항우울제(amitriptyline, nortriptyline, desipramine)는 부작용으로 인해 진행성 암환자에서는 유용하지 않지만 환자가 신경병증성 통증을 호소하는 경우에는 낮은 용량(10mg 취침 시)으로 시작하여 10~20mg로 증가하여 투여해 볼 수 있다. 효과가 없을 경우에는 치료적 용량에 도달했는지 확인하기 위해 혈중 농도를 확인하고, 고용량의 경우 전도 장애 발생에 대비해 심전도를 체크한다.

만일 환자가 처음 치료 약제에 반응이 없을 경우 정신과 의사와 협진을 해야 한다. 정신과에 협진 의뢰해야 하는 경우는 다음과 같다: 임상의가 진단이 확실치 않을 때; 환자가 정신병적 혼돈 상태 혹은 섬망일 때; 환자가 과거 중요 정신병적 질환 있는 경우; 가족 역기능이 예상될 때; 자살 사고가 있을 때.

암환자에서 자살을 시도할 위험성이 높은 경우는 진행성 질환, 나쁜 예후, 조절 안 되는 통증, 우울증, 절망감; 섬망과탈억제; 기존의 정신병; 자살시도의 과거력, 자살의 가족력; 탈진과 피로감 등이 있다.

III. 결론

자궁경부암의 완치를 위한 노력도 중요하지만 진행된 자궁경부암 환자의 경우, 적극적인 증상조절을 해줌으로써 궁극적으로 환자 삶의 질을 개선시키려는 노력 또한 중요하다. 암이 진행될수록 자궁경부암 환자에서 흔하게 보이는 신체적 증상들, 암성 통증, 특히 골반통(pelvic pain syndrome), 질 분비물과 악취, 치료로 인한 대변루나요로루, 장 폐색, 정신성성기능장애(psychosexual problem), 혈전증 및 질 출혈, 복수, 요로폐쇄 등을 미리 예견하고 평가 및 재평가를 통해 적극적으로 조절해주어야 한다. 또한 심리 사회적 문제 해결을 위한 다학제간팀접근의 중요성을 인식하고 이를 위해서는, 자궁경부암 진단 초기부터 삶의 질 향상을 목적으로 하는 완화의료팀의 적극적인 참여를 고려한다. 국내에서 개발된 암환자를 위한 삶의 질 및 증상 평가도구를 활용할 수 있어야 한다.

☞ 참고 문헌

저널:

1. 최윤선. 완화의학의 소개. 가정의학회지 2002;23(4):S348-351.
2. 최윤선, 이준영, 박진노 et al. 표준형 성인 암성 통증 평가도구" 의 타당도 신뢰도 조사. 한국호스피스 · 완화의

료학회지 2003;6(2):82-85.

3. 김수현, 최윤선, 이영미, et al. SPIKES 프로토콜을 바탕으로 한 "나쁜 소식 전달" 교육 - 일개 가정의학과 임상 실습 학생을 대상으로- 의학교육학회지 2006;18(1):55-63.
4. 태영숙, 강은실, 이명화, et al. 암환자의 삶의 질 도구개발. 성인간호학회지 2000;12(4):741-757.
5. Aaronson NK, Ahmedzai S, Bergman B, et al. The European Organization for Research and Treatment of Cancer QLQ-C30: a quality-of-life instrument for use in international clinical trials in oncology. J Natl Cancer Inst 1993;85(5):365-376.
6. Ahmedzai SH, Costa A, Blengini C, et al. A new international framework for palliative care. Eur J Cancer 2004;40:2192-2200.
7. Bullinger M. Quality of life assessment in palliative care. J Palliat Care 1992;8(3):34-39.
8. Byock IR, Merriman MP. Measuring quality of life for patients with terminal illness: the Missoula-VITAS quality of life index.Palliat Med 1998;12(4):231-244.
9. Cassel EJ.The nature of suffering and the goals of medicine. N Engl J Med 1982;306(11):639-645.
10. Cella DF, Tulsky DS, Gray G, et al. The Functional Assessment of Cancer Therapy scale: development and validation of the general measure. J ClinOncol 1993;11(3):570-579.
11. Choi YS, Billings JA.Changing perspectives on palliative care.Oncology(WillistonPark). 2002;16(4):515-522.
12. Cleeland CS, Ladinsky JL, Serlin RC, et al. Multidimensional measurement of cancer pain: comparisons of US and Vietnamese patients. Journal of pain and symptom management 1988;3(1):23-27.
13. Cohen SR, Mount BM, Strobel MG, et al. The McGill Quality of Life Questionnaire: a measure of quality of life appropriate for people with advanced disease. A preliminary study of validity and acceptability. Palliat Med 1995;9(3):207-219.
14. Finlay IG, Dunlop R. Quality of life assessment in palliative care. Ann Oncol 1994;5(1):13-18.
15. Groenvold M, Petersen MA, Aaronson NK, et al. The development of the EORTC QLQ-C15-PAL: a shortened questionnaire for cancer patients in palliative care. Eur J Cancer. 2006 Jan;42(1):55-64.
16. Kaasa S, Loge JH. Quality of life in palliative care: principles and practice. Palliat Med 2003;17(1):11-20.
17. Kim KU, Yoon SJ, Lee JL, et al. Validation of the Korean version of the McMaster Quality of Life Scale in terminal cancer patients. J Palliat Care 2006;22(1):40-45.
18. Kim SH, Choi YS, Lee J, et al. Reliability and Validity of the Hospice Quality of Life Scale for Korean Cancer Patients. Journal of Pain and Symptom Management 2009;37(2):156-167
19. Kim SH, Gu SK, Yun YH, et al. Validation study of the Korean version of the McGill Quality of Life Questionnaire.Palliat Med 2007;21:441-447.
20. Hickey AM, Bury G, O'Boyle CA, et al. A new short form individual quality of life measure (SEIQoL-DW): application in a cohort of individuals with HIV/AIDS. BMJ 1996;313(7048):29-33.
21. McMillan SC. The quality of life of patients with cancer receiving hospice care.OncolNurs Forum 1996;23(8):1221-1228.
22. Melzack R. The McGill Pain Questionnaire: major properties and scoring methods. Pain 1975;1(3):277-299.
23. MurraySA,KendallM,BoydK, et al. Illness trajectories and palliative care. BMJ 2005;330:1007-1011.
24. Rhee YS, Shin DO, Lee KM, et al. Korean version of the Caregiver Quality of Life Index - Cancer (CQOLC-K) Quality of Life Research 2005;14:899-904.
25. Sepulveda C, Marlin A, Yoshida T, et al. Palliative Care: the World Health Organization's global perspective. J Pain Symptom Manage 2002;24:91-6.
26. Suh SY, Choi YS, Shim JY, et al. Construction of a new, objective prognostic score for terminally ill cancer patients: a multicenter study. Support Care Cancer. 2010;18(2):151-157.

27. Spitzer WO, Dobson AJ, Hall J, et al. Measuring the quality of life of cancer patients: a concise QL-index for use by physicians. J Chronic Dis 1981;34(12):585-597.
28. Sterkenburg CA, King B, Woodward CA. A reliability andvalidity study of the McMaster Quality of Life Scale(MQLS) for a palliative population. J Palliat Care 1996;12(1):18-25.
29. Walter LC, Brand RJ, Counsell SR, et al. Development and validation of a prognostic index for 1-year mortality in older adults after hospitalization. JAMA 2001;285(23):2987-94.
30. Yates JW, Chalmer B, McKegney FP. Evaluation of patients with advanced cancer using the Karnofsky performance status. Cancer 1980;45(8):2220-2224.
31. Yun YH, Park YS, Lee ES, et al. Validation of the Korean version of the EORTC QLQ-C30.Qual Life Res 2004;13(4):863-868.
32. Zigmond AS, Snaith RP. The hospital anxiety and depression scale. Actapsychiatrica Scandinavica 1983;67(6):361-370.

책:

33. 김수현. 호스피스 암환자를 위한 삶의 질 측정도구 개발. 고려대학교, 2006 박사학위
34. 김준석 외. 암환자를 위한 완화의학: 통증 및 증상 조절. 서울:고려대학교 출판부;2008.
35. 문도호 외. 증례로 배우는 완화의학. 서울:도서출판 의학문화사;2009.
36. 보건복지부. 암성 통증관리지침 권고안. 4th ed. 2010.
37. 염창환, 임호섭, 양규환. 완화의학. 서울:한솔의학서적;2009.
38. 염창환 외. 림프부종. 서울:한솔의학서적;2009.
39. 윤경이. 말기 암환자의 삶의 질 측정도구 개발, 연세대학교, 1997 박사학위
40. 이명선 외. 암환자의 심리사회적 간호와 연구. 서울:수문사;2007.
41. 한림의대 가정의학교실. 삶의 질 측정의 이론과 실제. 서울:고려의학; 1999.
42. 최윤선. 호스피스 · 완화의학 서울:고려대학교출판부;2000.
43. Booth S, Bruera E. Palliative care consultations in gynecology. New York:Oxford University Press Inc.;2004.
44. Carter J. Gynecological cancer. In: Glare P, Christakis NA. Prognosis in advanced cancer. New York:Oxford University Press, Inc;2008. p.187-199.
45. Fayers PM, Machin D. Quality of life: assessment, analysis, and interpretation. NewYork:John Wiley;2000.
46. Lloryd-Williams M. Depression, anxiety, and confusion.In:Fallon M, Hanks G editors, ABC of palliative care. 2nd ed. Oxford:BMJ Books;2006. p.36-39.
47. Mannix K. Nausea and voming.In:Fallon M, Hanks G editors, ABC of palliative care. 2nd ed. Oxford:BMJ Books;2006. p. 25-28.
48. Sykes N, Ripamonti C, Bruera E et al. Constitpation, diarrhea, and intestinal obstruction. In:Fallon M, Hanks G editors, ABC of palliative care. 2nd ed. Oxford:BMJ Books;2006. p.29-35.
49. TwycrossR,WilcockA,TollerCS.Symptommanagementinadvancedcancer.4thed.Nottingham:Pallitivedrugs.com Ltd.;2009.
50. Woodruff R. Palliative Medicine 4th ed. New York:Oxford University Press;2003.

IV. Supplementary

표준형 성인 암성통증 평가지

성 명		병원등록번호		전화번호	( ) -
나 이	만 세	성 별	① 남자 ② 여자	환자구분	① 외래 ② 입원
통증평가일시	20 년 월 일	진 단 명		전이여부	① 없다 ② 있다

1. **통증부위 : 현재 통증이 있는 부위를** Body chart**에 표시하세요.**

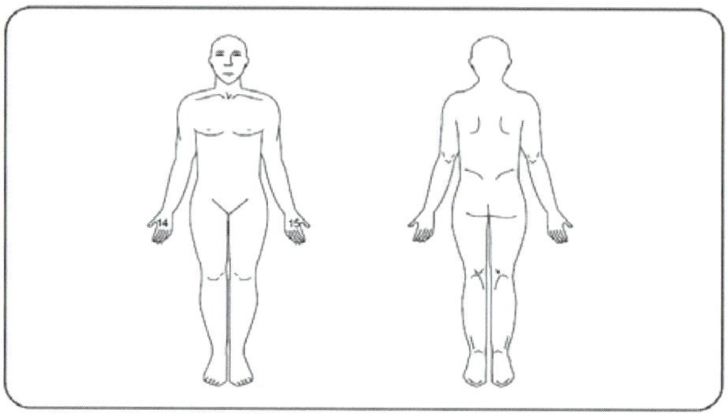

2. **통증의 성격** : Body chart **에 표시한 곳의 평균통증강도를 표시하세요.**

통증의 성격	통증 표현 어휘	1 아주약간	2 약간	3 보통	4 심함	5 아주심함
가. 체성 통증 위치: 피부, 근육, 뼈의 통증	① 쑤시다	1	2	3	4	5
	② 결리다	1	2	3	4	5
	③ 뻐개지는 듯하다	1	2	3	4	5
	④ 찢어지는듯하다	1	2	3	4	5
	⑤ 찌르다	1	2	3	4	5
	⑥ 묵지근하다.	1	2	3	4	5
나. 내장성 통증 위치: 장기나 내장의 통증	① 뻐근하다	1	2	3	4	5
	② 쑤시다	1	2	3	4	5
	③ 쓰리다	1	2	3	4	5
	④ 뒤틀리다	1	2	3	4	5
	⑤ 쥐어짜는듯하다	1	2	3	4	5
	⑥ 묵직하다	1	2	3	4	5
다. 신경병증성 통증 위치: 신경의 통증	① 저리다	1	2	3	4	5
	② 찌릿찌릿하다	1	2	3	4	5
	③ 화끈거리다	1	2	3	4	5
	④ 뻗치다	1	2	3	4	5
	⑤ 피부가 닿기만 해도 아프다	1	2	3	4	5
라. 기타 통증어휘 표현		1	2	3	4	5

표준형 성인 암성통증 평가지

3. 현재의 통증강도 (점)

:현재의 통증정도를 환자가 직접 손으로 가르키도록 한 후 평가자가 왼쪽(0cm) 을 기준으로 VAS 아래10cm자를 이용하여 소수점 아래1자리까지 적는다.

시각통증등급 (Visual Analogue Scale)

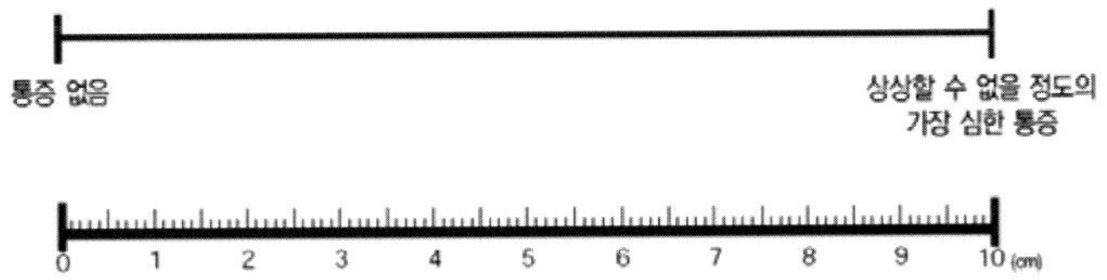

4. 통증외 동반 증상들: 현재 다음의 증상들이 있다면 O표 하세요.

① 식욕부진	② 무기력	③ 수면장애
④ 입마름	⑤ 체중감소	⑥ 변비
⑦ 집중력감소	⑧ 어지러움	⑨ 졸림
⑩ 가려움증	⑪ 메스꺼움	⑫ 기침

5. 심리사회적 항목들: 다음의 항목들을 물어보고 해당사항에 O표 하세요.

① 가족의 지지	가족들의 정서적, 경제적인 지원이 지속적으로 있다고 느끼십니까?	예	아니오
② 진통제 복용순응도	과거에 의사가 처방 하는 진통제를 규칙적으로 복용하셨습니까?	예	아니오
③ 스트레스 대처 유형	암 진단 이전에 스트레스를 느끼는 경우 적극적으로 해결하는 편이었습니까?	예	아니오
④ 환자의 불안, 우울 등 최근 감정상태	최근 들어 불안하거나 우울하십니까?	예	아니오
⑤ 현재 처한 환자 자신의 영적 고뇌	삶의 가치, 존재 의미, 현재상황에 대한 혼란, 죄책감, 괴로움 등이 있으십니까?	예	아니오
⑥ 자기조절능력 소실 유무	자신의 감정이나 행동을 조절하기 어렵다고 느끼십니까?	예	아니오
⑦ 약물 남용 및 의존	술, 항불안제(진정제, 수면제), 마약 등을 남용하거나 의존한 적이 있으십니까?	예	아니오
⑧ 정신과적 기왕력	과거에 우울증, 신경증, 정신병 등으로 치료를 받은 적이 있으십니까?	예	아니오

한국호스피스완화의료학회지 2003;6(2):152~163

c·h·a·p·t·e·r 11

임신 중 자궁경부암

I. 서론

자궁경부암의 1/3 정도는 가임기 여성에서 발생한다[1]. 자궁경부암의 약 3% 정도가 임신 중 진단되며 이는 임신 중 발견되는 악성 종양의 절반에 해당된다[2]. 자궁경부암은 전 세계적으로 매우 흔한 질환이며 상피 내암과 분만 후 여성들을 포함하는가에 따라 다르나 대략적으로 1,000~5,000 임신당 한 명꼴로 발생하는 것으로 추정된다[3]. 최근의 한 연구는 임신한 여성이 비임신 여성에 비해 같은 병기의 자궁경부암으로 진단되는 비율이 약 3배가량 높은 것으로 보고하였는데 이는 정기적인 산전 관리의 하나로 육안 진찰과 자궁경부암 세포 검사가 시행되기 때문으로 보인다[4].

임신 중 진단된 자궁경부암의 경우 수술적 처치가 가능한 상태라 하여도 태아의 성숙 상태를 고려해야 하는 것이 치료에 있어 제한점이 된다. 이 장에서는 임신 중 자궁경부암의 진단과 제태 연령에 따른 적절한 치료 방법에 대해 기술하고자 한다.

II. 본론

1 진단

임신 여성에서 자궁경부암의 진단은 임상 증상, 자궁 경부의 육안 진찰, 세포 검사, 질확대경 검사 및 조준하 생검, 영상 검사에 의해 이루어진다[4].

1) 임상증상

진단 시의 병기와 병변의 크기에 따라 임신 중 자궁경부암의 임상 증상은 다양하게 나타난다. 자궁경부암의 임상 증상이 임신 시 발생될 수 있는 증상과 유사하므로 간혹 진단이 지연되는 결과를 초래하기도 한다. 임신 중 자궁경부암이 진단되기까지 평균 4.5개월이 걸린다.

임신 시 병기 I기 자궁경부암은 진단 당시 증상이 없는 경우가 대부분이다. 증상은 악취를 풍기거나 노란색 또는 혈흔이 있는 질 분비물이 있거나 성관계 후 출혈, 모호한 통증 등을 들 수 있다. 병기가 진행된 경우에는 요통이나 혈뇨, 배뇨 양상 및 배변 습관의 변화 등이 나타날 수 있다. 임신 중 가장 흔한 임상 증상은 질 출혈로 절반 정도에서 나타난다[5].

2) 자궁 경부의 육안 진찰

임신 중 자궁 경부는 호르몬 변화와 관련된 생리적 변화로 인해 일반적으로 변형된다. 임신 말기에 이르면 자궁 경부는 두 배에서 세 배 정도로 커진다. 변형대(Transformation zone)는 편평원주상피결합부(squamo-columnar junction; SCJ)의 외전으로 인해 잘 관찰되며 이러한 변화는 악성 병변과 혼동될 수 있는 이유가 된다[6].

3) 세포 검사

임신 여성과 비임신 여성 모두에서 비정상 세포 검사 소견은 5~8%로 비슷하게 보고된다. 이상 세포 검사를 보이는 여성의 약 1.2% 정도가 자궁경부암으로 추정된다[7,8]. 임신 중 시행되는 세포 검사가 비임신 시와 같은 효과를 보이므로 임신 중 자궁 경부 병변의 선별 검사로 세포 검사는 유용하게 시행된다. 그러나 검사 수행 의사는 임신 여성의 검체임을 병리의사에게 주지하여 임신 시 수반되는 선상피 세포의 과형성이나 탈락막 세포의 존재와 같은 생리적 변화를 상피내 종양과 같은 다른 이상과 혼동하지 않도록 유도하여야 한다[9,10].

또한 내경관의 외전은 변형대가 성관계와 같은 외부 자극에 취약하게 만들며 감염 및 이로 인한 질 내 산도 변화에 의한 미성숙 화생(immature squamous metaplasia) 발생 가능성을 높인다. 이는 동시에 비정형 선상피 세포로 혼동될 가능성을 증가시키고 결국 전암성 병변의 진단 비율을 높이는 결과를 초래한다. 숙련된 검사실에서는 비임신과 임신 시 이러한 변화의 빈도가 0.6%으로 거의 같은 것으로 되어 있다[8,9].

4) 질확대경 검사(Colposcopy)

임신 중 시행한 세포 검사에서 이상을 보이는 경우 질확대경 검사를 시행하여야 한다. 이는 악성 병변의 확인과 더불어 적합한 생검 위치를 결정하는 데 도움이 된다. 또한 간질 미세 침윤(stromal microinvasion)이나 침윤 여부를 확인함으로써 적절한 치료 방법과 분만 전, 후 치료 시기를 결정할 수 있도록 한다[4].

임신 중 질확대경 검사에서 관찰되는 기본적 특징은 비임신 시와 비교하여 크게 차이 나지 않는다(그림 11-1). 90% 이상의 거의 모든 임신 여성에서 편평원주상피결합부가 잘 관찰되므로 질확대경 검사 결과가 불만족스럽게 진행되는 경우는 드물다[11].

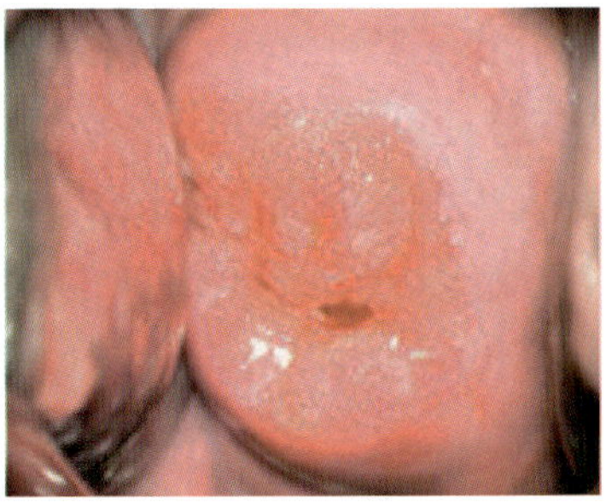

그림 11-1. colposcopy in the pregnant women

그러나 질확대경 검사는 숙련된 부인과 종양 의사에 의해서 이루어져야 하는데 이는 임신 중 자궁 경부의 용적이 증가하고 간질 부종과 선상피의 과형성으로 인해 발생한 과도한 점액 분비 및 탈락막 작용이 적절한 검사의 수행을 방해할 수 있기 때문이다[12].

자궁 경부의 증가된 혈관 형성과 초산 도포 시 관찰되는 두드러진 화생 상피 변화가 보다 진행된 병변을 시사하나 전암성 병변과 침윤성 병변을 구분하기 위해서는 육안 관찰과 질확대경 검사만으로는 부족하며 질확대경을 통한 생검이 보다 민감도가 높은 방법이 된다[12, 13].

5) 조직 검사

임신 여성에서 질확대경 검사를 통한 조준 생검의 민감도와 특이도는 각각 83.7%, 95.9%이다.

임신 중 자궁 경부 생검 시 출혈이 가장 흔한 합병증이나 그 빈도는 1~3%에 불과하며 조산이나 양수 양막염 발생은 매우 드물다[10, 12]. 임신 여성에서의 원추 절제술은 침윤이 의심이 되는 경우로 제한한다. 이는 침윤 병변이 세포 검사에서 고등급 병변을 보이고 질확대경 검사가 불만족스러운 경우 임신 중 시행되는 치료를 변화시키는 유일한 진단이 되기 때문이다. 그러나 대부분의 경우 원추절제술은 분만 후로 연기한다[14, 15].

임신 여성의 병변은 대부분 외경관에 위치하므로 모체 태아 합병증 발생 빈도를 증가시킬 가능성이 많은 치료 목적보다는 진단 목적의 짧은 원추 절제술이 보다 적절하다. 더구나 잔여 병변이 절반 정도에서 관찰된다는 점도 짧은 원추 절제술을 시행해야 하는 이유가 된다.

임신 중 원추 절제술로 인한 가장 흔한 합병증은 출혈(일삼분기 5%, 이삼분기 10%), 유산(25%), 조산(12%), 감염(2%)이다. 원추 절제술이 임신 이삼분기에 시행되는 경우, 특히 14~20주 사이에는 유산과 출혈의 발생 위험성이 상당히 감소된다고 알려져 있다[6, 7].

조준 생검과 질확대경 검사에서 침윤 병변에 대한 불일치 소견을 보이는 26명의 산모를 대상으로 한 연구에 따르면 18주 이후에 시행한 CO_2 레이저 원추 절제술은 산모 및 신생아 합병증과 관련이 없었다. 모든 분만은 만삭에 질식으로 이루어 졌으며 92.3%에서는 18개월 추적 관찰하는 동안 재발 소견이 없었다[16]. 대부분의 연구에서 산모와 태아 모두에게 덜 위험한 방법으로 생각되는

CO_2 레이저 원추 절제술이 시행되었으나 고주파 기구에 비해 수술 소요 시간은 더 긴 것으로 알려져 있다. 또한 치료 결과는 만족스러우나 CO_2 레이저를 사용한 기화 요법(evaporation)은 추가 처치가 필요한 경우를 제외하고 일반적인 산모의 경우에는 권고되지 않는다.

임신 중 자궁내경관 소파술(endocervical curettage; ECC)은 조기 양막 파수 및 조산의 위험성 때문에 시행하지 않는 것으로 되어 있다[4].

6) 영상 진단

일반적으로, 영상 진단 기계에 의한 방사선 노출량은 태아 사망, 기형, 정신 발달 장애와 같은 부작용을 유발하는 최소 정도인 10~15cGy 이상 용량보다 매우 낮은 것으로 알려져 있다[17]. 표준적 영상 검사로 유발되어 태아에 노출되는 방사선 양은 0.01Gy, 즉 1cGy보다 낮으며 복부 골반 CT 시행 시 각각 920mGy, 650mGy 이다[18, 19].

FIGO 병기 설정에는 초음파와 자기 공명 영상이 들어 있지 않으나 임신 여성의 병기 설정에는 두 가지 방법이 우선적으로 선택된다. 초음파는 신장과 요관 상태를 평가하는 데 사용되고 자기 공명 영상의 경우 종양 크기와 자궁방, 질, 방광과 직장 같은 인접 장기로의 침윤 유무와 전이 임파선 발견에 유용한 것으로 되어 있다[20].

태아에 대한 자기 공명 영상의 유해성은 명확하게 밝혀진 바가 없으므로 임신 일삼분기에는 사용을 권고하지 않는다.

2 치료

임신 중 전암성 병변은 세포 검사와 질확대경 검사를 6~12주 간격으로 시행하며 추적 관찰한다. 분만 6~8주 사이에 세포 검사와 질확대경 검사 및 조준 생검을 실시하여 필요한 경우 치료를 시행한다. 임신 기간 중 추가적인 조준 생검은 세포 검사와 질확대경 검사에서 침윤 병변으로 진행이 의심되는 경우에 한하여 시행한다[21-23].

상피내 병변을 추적 관찰한 연구들에 따르면 보다 진행된 병변으로 변화되는 경우가 매우 적으므로 세포 검사와 질확대경 검사의 시행만으로도 안전한 것으로 되어 있다. 저등급 병변의 경우 48~62%에서 병변 소실이 관찰되고 29~38%에서 변화가 없으며 진행 빈도는 매우 낮아 한 연구에서는 아예 보고되지 않았고 다른 연구에서는 6%에 불과하였다[24].

고등급 병변에서는 소실 빈도가 27.4~34.2%로 낮은 반면 진행 빈도는 2.7~9.7%를 보이고 분만 후 재평가한 환자의 40.3~63.1%에서는 병변이 지속되는 것으로 되어 있다. 따라서 분만 후 평가에 따른 기대 요법은 비록 병변이 진행될 가능성이 많지 않으나 임신 중 진단된 상피 내암에 국한한다[14, 21].

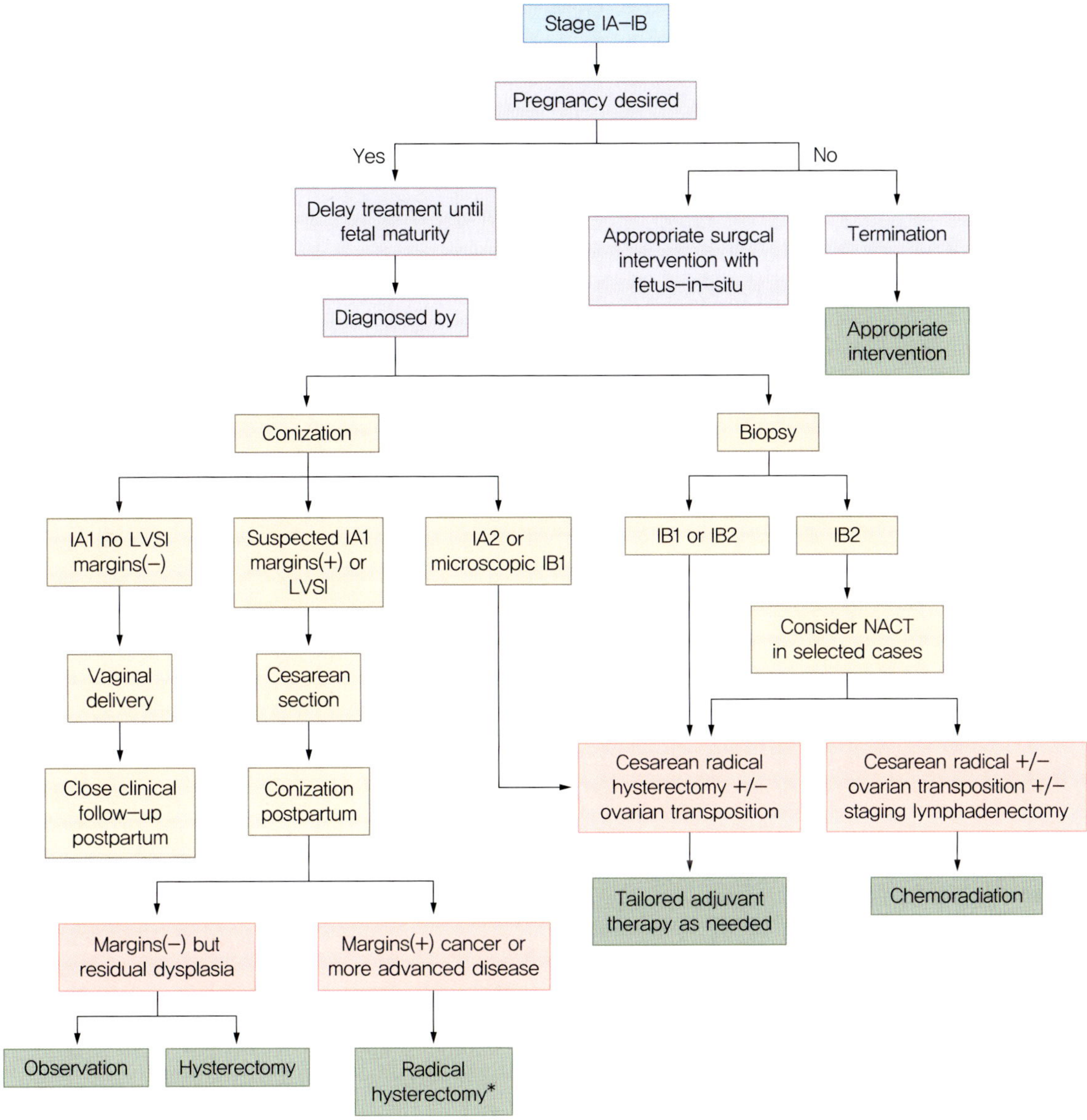

그림 11–2. Treatment in early cervical cancer before 20 weeks gestational age
(* Consider radical trachelectomy postpartum in selected cases. LVSI = lymphovascular invasion, NACT = neoadjuvant chemotherapy Modified from: Muller, CY, Smith, HO. Cervical neoplasia complicating pregnancy. Obstet Gynecol Clin North Am 2005; 32:533)

1) 침윤암

임신 중 발생한 자궁경부암은 치료와 윤리 측면에서 어려운 문제이다. 이러한 경우의 치료는 진단 시점의 제태 연령과 병기, 병변의 크기, 임신과 가임력을 유지하고자 하는 환자의 바람 등에 달려 있다[4].

임신 중 스테로이드의 사용과 신생아에 대한 폐 계면 활성제의 투여는 조산아의 예후를 호전시키는데 큰 도움을 주었다. 이로 인해 임신 24주 이후 신생아의 생존율이 증가하면서 임신 중 자궁경부암 여성에서 분만 시기를 결정하는 데 있어 이를 고려하여, 치료를 연기하여도 안전한 적절한 시기에 대한 많은 연구들이 시행되었다[5].

한 연구에서는 임신 중 자궁경부암 환자에서 제왕 절개술의 시행 빈도가 2배, 수혈 빈도가 9배가량 높다고 보고하였으나 분만 후 사망 위험성은 차이가 없다고 하였다. 태아의 경우 조산 빈도가 2배, 신생아 사망 가능성이 7배 높았으며 산모와 신생아 모두 입원 기간이 길어지고 이로 인해 비용 증가가 높게 나타났다[25].

임신 중 자궁경부암의 종류는 약 80%에서 편평상피암으로 나타났으며 선암이 다음 순서로 비임신 여성에서와 같았다. 진단 당시 병기는 FIGO에 따르면 I기가 70~80%, II기가 11~20%, III기가 3~8%, IV기가 0~3%였다[26, 27].

(1) 미세 침윤암(병기 IA1)

임신 중 미세 침윤암의 치료에 있어서는 아직 충분한 동의가 이루어져 있지 않다. 일부 저자들은 미세 침윤을 보이는 경우 침윤 여부를 정확히 확인하기 위하여 원추 절제술을 시행할 것을 권고한다. 미세 침윤암으로 진단되는 경우 임신 기간 동안 2개월 간격으로 질확대경 검사를 시행하며 경과 관찰하거나 분만 6주 후 세포 검사, 질확대경 검사 및 조준 생검을 시행하여 재평가하는 방법이 있다. 진단이 임신 24주 이후 이루어졌다면 출혈이나 조산 위험으로 인하여 폐 성숙이 이루어지는 시점까지 기다리는 것이 가장 적절한 방법이다[4, 14]. 원추 절제술 시행 후 수술 절제면 부위 종양 음성 소견을 보이면 완치된 것으로 간주하되, 임신 기간 동안 2개월 간격으로 질확대경 검사를 시행하고 분만 6~8주 후 세포 검사, 질확대경 검사 및 가능한한 생검을 시행하여 재평가한다[2, 4]. 그러나 다른 연구자들은 미세 침윤암의 경우 원추 절제술을 시행하지 않고 1~2개월 간격으로 질확대경 검사를 시행하여 관찰하다가 분만 후 재평가할 것을 권고하기도 한다[5].

(2) 침윤암(병기 IA2, IB, IIA)

임신이 자궁 경부암의 진행을 악화시킨다는 증거는 없다. 또한 임신 삼삼분기에 진단된 경우 질환관련 생존율은 관계가 없다. 임신 16주 이전에 진단이 된 경우 즉각적인 치료가 필요함을 뒷받침하는 증거들이 있으나 이 시기 이후에 진단된 IA~IIA기의 초기 진행 암인 경우 치료 시작을 태아 폐 성숙 시점 이후로 연기할 수 있다[28, 29]. 즉각적인 치료를 시작하는 대신 정기 관찰하며 치료를 연기할 수 있는 시점의 한계를 어디까지 할 것인지에 대해서는 다양한 의견들이 존재하며 제시되는 시기는 일삼분기 끝 지점부터 임신 20주까지로 그 범위 또한 매우 넓다[3].

임신 16주 이후 진단된 경우 태아 폐 성숙을 위하여 치료를 연기하였을 때 산모의 예후에는 영향을 주지 않았다. 재발률은 5%로 비임신의 경우와 같았다[28, 29]. 그러나 기본적으로 산모에게 치료의 위험성과 임신의 종결을 포함한 사용 가능한 치료 선택권에 대해 충분히 설명하는 것이 필요하다

① 임신 20주 이전

임신 20주 이전에 진단된 경우에는 임신 상태에서 광범위 자궁절제술 및 골반 림프절 절제술 또는 대개의 경우 유산 유도가 이루어지는 골반 방사선 조사를 시행한다[30]. 만약 자연 유산이 발생하지 않는 경우 질강 내 조사가 이루어지기 전에 소파 수술을 시행하여야 한다[4, 26].

젊은 환자의 경우 광범위 자궁절제술을 시행하여 난소를 보존하고, 자궁방이나 림프절 전이 여부를 명확하게 확인해야 한다. 비록 수술로 인한 방광 기능의 저하나 감염 우려가 있으나 이는 대개의 경우 쉽게 호전된다. 방사선 치료의 경우 치료 후 5년 이상 경과된 시점에서도 질 섬유화나 방광염, 장염 등의 장기 합병증이 나타날 수 있다[29]. 일부 연구자의 경우, 치료 연기의 시점을 임신 12주로 제안하기도 한다[26, 27].

② 임신 20주 이후

대부분의 연구들은 제왕절개술을 시행하여 분만하고 이후 광범위 자궁절제술과 골반 림프절 절제술을 시행한다. 국소 진행 병변의 경우 시스플라틴(cisplatin)을 사용한 선행 화학 요법을 실시하고 이어서 수술적 처치를 시행한다[2, 5].

25주 이후 진단된 경우 제왕절개술을 시행하기 전 태아 폐 성숙까지 기다리고 제왕절개술 후 수술적 처치를 하거나 병합 항암 화학 요법, 방사선요법을 시행한다[5]. 임신 말기의 경우 즉각적인 처치를 시행한다[2, 4, 5, 26]. 자궁 용적의 증가에도 불구하고 광범위 자궁절제술을 시행함으로써 발생할 수 있는 합병증의 빈도는 비임신 시와 차이가 없는 것으로 되어 있다[2].

몇몇 연구에서는 태아 폐 성숙까지 수술적 처치를 연기하고 임신 이삼분기에는 우선적으로 항암 화학 요법을 사용한 후 분만 후 수술적 제거를 시행할 것을 제안하기도 한다[31]. Caluwaerts 등은 임신 17주에 자궁경부암 IB1로 진단된 산모에서 10일간 시스플라틴 75mg/m^{2}을 6회 사용하고 32주에 제왕 절개술 및 광범위 자궁절제술을 시행한 후 추가 항암 화학 요법 없이 10개월간 추적 관찰하였을 때 재발 소견이 없었던 증례를 발표한 바 있다[32].

2007년 Bader 등은 임신 19주에 자궁경부암 IIA로 진단되어 시스플라틴 50mg/m^{2}과 빈크리스틴(vincristine) 1mg/m^{2}을 21일간 4회 사용한 산모의 증례를 보고하였다. 이 환자에서는 임신 33주에 제왕절개술 및 광범위 자궁절제술 및 골반 림프절 절제술을 실시하였으며 골반 림프절 전이 소견 보여 시스플라틴 50mg/m^2, 빈크리스틴 1mg/m^2, 블레오마이신(bleomycin) 25mg/m^{2}을 10일간 3회 사용하였고 80개월 간 재발 소견을 보이지 않았다[33].

2007년 발표된 다른 연구에서는 임신 24주에 자궁경부암 IB2로 진단된 산모에서 시스플라틴 항

암 화학 요법을 시작하고 임신 33주에 제왕 절개술 및 광범위 자궁절제술과 골반, 대동맥 림프절 절제술, 난소 전위술 시행 후 골반 방사선 조사 및 4주간 시스플라틴 항암 화학 요법을 추가하여 치료한 증례를 소개하였다[20].

임신 중 자궁경부암 환자에서 항암 화학 요법의 사용은 유용한 것으로 보인다. 그러나 잠재적 기형 발생 물질을 포함하고 있을 가능성이 있으므로 임신 일삼분기에는 사용되지 않는다. 임신 이삼분기와 삼삼분기에 치료 약제를 사용하는 것은 노출된 신생아의 40%에서 관찰되는 저체중과 더불어 조산, 자궁 내 태아 사망, 발달 지연과 관련을 보이는 것으로 되어 있다. 더구나 임신 35주 이후에는 항암 화학 요법의 사용이 태아에 있어 심각한 면역 억제를 일으킬 수 있는 요인이 되므로 사용하지 말아야 한다[16, 32, 33].

③ 침윤암(병기 IIB, III, IV)

임신 중에 자궁경부암이 IIB 이상의 병기로 발생하는 경우는 매우 드물다. 문헌에 따르면 이러한 경우에는 시스플라틴을 사용한 항암 화학 요법과 방사선 요법이 즉각 시행되어야 한다. 병합 요법을 시행하는 경우 5년 생존율은 방사선 단독 요법에 비하여 12%까지 증가하는 것으로 알려져 있다[2, 5].

2) 가임력의 보존

암 환자에 있어 가임력의 보존은 치료 후 생존율의 증가와 가임 연령의 증가로 건강상의 매우 중요한 문제가 되고 있다. 가임력을 보존하기 위한 방법으로 환자의 상태에 따라 난자나 난소의 냉동 보존이나 난소 전위술을 시행할 수 있다.

3) 분만 방법

임신 중 자궁경부암이나 전암 병변으로 진단된 여성의 치료를 위해서는 숙련된 산과 전문의, 부인 종양 전문의, 정신과 의사 및 간호사의 유기적인 협조가 매우 중요하다. 이러한 환자는 자궁경부암과 고위험 임신을 효과적으로 처치할 수 있는 전문화된 병원에서 진단과 치료가 이루어져야 한다. 더불어 저체중 출생이나 조산, 자궁내 태아 발육 지연 등으로 인하여 신생아 중환자 관리 문제도 매우 중요하다[5, 24, 34, 35]. 분만 방법은 병변의 형태나 진행 정도에 따라 달라진다. 전암 병변의 경우 저등급인지 고등급 병변인지에 관계없이 질식 분만을 진행한다. 미세 침윤암인 경우, 원추 절제술을 실시하여 절단면 음성 소견을 보였다면 질식 분만을 시행할 수 있다. 그러나 일부 연구에서는 제왕절개술을 시행할 것을 권고하기도 한다[4, 5].

침윤암의 경우에는 제왕 절개술을 시행하여야 한다. 질식 분만은 병변의 림프 혈관내 파종을 유발할 수 있고 과다 출혈, 산도 폐색, 경관 열상 및 회음 절개 부위의 전이를 유발할 수 있기 때문이다. 자궁 절개 시에는 체부 절개가 선호되며, 태반 만출 후 자궁절제술을 시행하여야 한다[4, 5, 35].

간혹 질식 분만 후 회음 절개 부위의 전이가 보고된 바 있으며, 이러한 경우 수술적 절제 후 방사선 요법을 시행한다[34].

3 예후

임신 중 진단된 전암 병변의 10~70%는 분만 후 소실되며, 25~47%는 지속되고 3~30%는 진행되는 것으로 알려져 있다. 분만 전 시기에는 정기적인 관찰만으로 충분하며 치료는 분만 이후로 연기한다[6, 11, 13]. 임신 시 발생한 침윤암의 경우 비임신에 비해 예후가 좋은 것으로 알려져 있다. 이는 많은 경우 임신 초기에 진단되기 때문이며 병기를 일치시켰을 경우 질환의 진행 양상이나 생존율, 치료로 인한 합병증 빈도는 유사하게 나타난다[2, 5]. 임신 16주 이후 진단되어 태아 폐 성숙을 위해 치료를 연기한 경우 산모의 예후는 차이가 없으며 재발률은 비임신 시와 비슷하다[26, 27].

태아의 예후는 치료 방법과 치료 시기에 따라 다른 결과를 보인다. 임신 삼삼분기에 진단된 경우라도 즉각적인 치료를 요하는 경우 같은 제태 연령의, 치료를 연기할 수 있는 조산아에 비해 높은 합병증 발생과 사망률을 나타낸다[2, 5, 16]. 항암 화학 요법 시 사용되는 약제 사용 여부 또한 태아의 예후를 결정하는 주된 요인이 된다[2, 4, 5, 25].

III. 결론

임신 중에는 전암 병변과 초기 침윤암을 발견할 가능성이 많다. 비정상 세포 검사 결과 소견을 보이는 모든 환자의 경우 질확대경 검사를 시행하여야 하며 필요 시 조준 생검을 시행하여야 한다.

질확대경 검사는 미세 침윤과 침윤 존재 여부를 확인할 수 있는 확실한 방법이며 이를 통하여 치료 방침 및 분만 시기와 방법이 결정된다. 임신 중의 원추절제술은 침윤이 의심되는 경우로 제한하는데 이는 합병증의 발생 빈도가 증가되기 때문이다.

전암 병변이나 상피 내암의 경우에는 임신 중 경과 관찰하다 질식 분만 시행 후 재평가한다.

미세 침윤암의 경우 치료 시기 및 적절한 분만 방법에 대한 일치된 의견은 없다. 대체로 임신 14주 이전 진단된 경우 원추 절제술을 시행할 수 있으며 이후 만삭까지 분만을 연기한다. 원추 절제술 후 절단면 음성 소견을 보이면 질식 분만을 시행하고 원추절제술을 시행하지 않았거나 절단면 양성 소견을 보이는 경우에는 제왕 절개술을 시행한다.

침윤암이 임신 12주 이전에 진단된 경우는 치료가 우선이다. 임신 이삼분기에 진단된 경우는 태아 폐 성숙 시기까지 치료를 연기할 수 있다. 최근 연구에서는 분만 시기까지 병변 안정을 유도하기 위하여 항암 화학 요법의 사용을 권고하고 있으며 이러한 경우 분만은 제왕 절개술을 시행한다

☞ 참고 문헌

1. Jacobs IA, Chang CK, Salti GI. Coexistence of pregnancy and cancer. Am Surg 2004;70(11):1025-9.
2. Traen K, Svane D, Kryger-Baggesen N, Bertelsen K, Mogensen O. Stage Ib cervical can-cer during pregnancy: planned delay in treatment-case report. Eur J Gynaecol Oncol. 2006;27(6):615-7.
3. Nguyen C, Montz FJ, Bristow RE. Management of stage I cervical cancer in pregnancy. Obstet Gynecol Surv. 2000;55(10):633-43
4. Van Calsteren K, Vergote I, Amant F. Cervical neoplasia during pregnancy: diagnosis, mana-gement and prognosis. Best Pract Res Clin Obstet Gynaecol. 2005;19(4):611-30
5. Eitan F, Abu-Rustum NR. Management of cervical carcinoma diagnosed during pregnancy. Primary Care Update for Ob/Gyns. 2003;10(4):196-200. Availavle from: http://cat.inist.fr/?aModele=afficheN&cpsidt=15065438.Accessed in 2009 (Nov 25).
6. Palle C, Bangsboll S, Andreasson B. Cervical intraepithelial neoplasia in pregnancy. Acta Obstet Gynecol Scand. 2000;79(4):306-10.
7. Vlahos G, Rodolakis A, Diakomanolis E, et al. Conservative management of cervical intraepi-thelial neoplasia (CIN(2-3)) in pregnant women. Gynecol Obstet Invest. 2002;54(2):78-81.
8. Sarkar S, Yusif S, Egan D. Cervical screening during pregnancy. Ir Med J. 2006;99(9):284-5
9. Chhieng DC, Elgert P, Cangiarella JF, Cohen JM. Significance of AGUS Pap smears in pregnant and postpartum women. Acta Cytol. 2001;45(3):294-9
10. He GF, Bian ML, Wang Y, Liu XY. Cervical cytological sereening and management in pregnant and postpartum women. Clin Med Sci J. 2005;20(4):242-6.
11. Kyrgiou M, Tsoumpou I, Vrekoussis T, et al. The up-to-date evidence on colposcopy practice and treatment of cervical intraepithelial neoplasia: the Cochrane colposcopy & cervical cytopatho-logy collaborative group (C5 group) approach. Cancer Treat Rev. 2006;32(7):516-23
12. Baldauf JJ, Dreyfus M, Ritter J, Philippe E. Colposcopy and directed biopsy reliability during pregnancy: a cohort study. Eur J Obstet Gynecol Reprod Biol. 1995;62(1):31-6
13. Zoundi-Ouango O, Morcel K, Classe JM, Burtin F, Aundrain O, Leveque J. Lesions cervica-les uterines pendant la grossesse: diagnostic et prise en charge [Uterine cervical lesions during pregnancy: diagnosis and management. J Gynecol Obstet Biol Reprod (Paris). 2006;35(3):227-36
14. Robova H, Rob L, Pluta M, et al. Squamous intraepithelial lesion-microinvasive carcinoma of the cervix during pregnancy. Eur J Gynaecol Oncol. 2005;26(6):611-4.
15. Demeter A, Sziller I, Csapo Z, Szantho A, Papp Z. Outcome of pregnancies after cold-kni-fe conization of the uterine cervix during pregnancy. Eur J Gynaecol Oncol. 2002;23(3):207-10
16. Fambrini M, Penna C, Fallani MG, et al. Feasibility and outcome of laser CO_2 conization performed within the 18ht week of gestation. Int J Gynecol Cancer. 2007;17(1):127-31.
17. Kal HB, Struikmans H. Radiotherapy during pregnancy: fact and fiction. Lancet Oncol. 2005;6(5):328-33.
18. International Commission on Radiological Protection. Pregnancy and medical radiation. Ann ICRP. 2004;30(1):iii-viii, 1-43.
19. Aldrich JE, Bilawich AM, Mayo JR. Radiation doses to patients receiving computed tomogram-phy examinations in British Columbia. Can Assoc Radiol J. 2006;57(2):79-85
20. Karam A, Feldman N, Holschneider CH. Neoadjuvant cisplatin and radical cesarean hyste-rectomy for cervical cancer in pregnancy. Nat Clin Pract Oncol. 2007;4(6):375-80.
21. Ackemann S, Gehrsitz C, Mehlhorn G, Beckmann MW. Management and course of histo-logically verified

cervical carcinoma in situ during pregnancy. Acta Obstet Gynecol Scand. 2006;85(9):1134-7.

22. Frega A, Scirpa P, Corosu R, et al. Clinical management and follow-up of squamous in-traepithelial cervical lesions during pregnancy and postpartum. Anticancer Res. 2007;27(4C):2743-6.
23. Jakobsson M, Gissler M, Sainio S, Paavonen J, Tapper AM. Preterm delivery after surgical tre-atment for cervical intraepithelial neoplasia. Obstet Gynecol. 2007;109(2 Pt 1):309-13.
24. Kaplan KJ, Dainty LA, Dolinsky B, et al. Prognosis and recurrence risk for patients with cer-vical squamous intraepithelial lesions diagnosed during pregnancy. Cancer. 2004;102(4):228-32.
25. Smith LH, Dalrymple JL, Leiserowitz GS, Danielsen B, Gillbert WM. Obstetrical deliveries as-sociated with maternal malignancy in California, 1992 through 1997. Am J Obstet Gyencol. 2001;184(7):1504-12; discussion 1512-3.
26. Takushi M, Moromizato H, Sakumoto K, Kanazawa K. Management of invasive carcinoma of the uterine cervix associated with pregnancy: outcome of intentional delay in treatment. Gynecol Oncol. 2002;87(2):185-9.
27. Charkviani L, Charkviani T, Natenadze N, Tsitsishvili Z. Cervical carcinoma and pregnandy. Clin Exp Obstet Gynecol. 2003;30(1):19-22.
28. Germann N, Haie-Meder C, Morice P, et al. Management and cliniclal outcomes of pregnant patients with invasive cervical cancer. Ann Oncol. 005;16(3):397-402.
29. Benedet JL, Bender H, Jones H 3rd, Ngan HY, Pecorelli S. FIGO staging classifications and clinical practice guidelines in the management of gynecologic cancers. FIGO Committee on Gynecologic Oncology. Int J Gynaecol Obstet. 2000;70(2):209-62.
30. Holland CM, Shafi MI. Radical hysterectomy. Best Pract Res Clin Obstet Gynaecol. 2005;19(3):386-401
31. Marana HR, de Andrade JM, da Silva MahesAC, Duarte G, da Cunha SP, Bighetti S. Chemo-therapy in the treatment of locally advanced cervical cancer and pregnancy. Gynecol Oncol. 2001;80(2):272-4.
32. Caluwaets S, VAN Calsteren K, Mertens L, et al. Neoadjuvant chemotherapy followed by radical hysterectomy for invasive cervical cancer diagnosed during pregnancy: report of a case and review of the literature. Int J Gynecol Cancer. 2006;16(2):905-8.
33. Bader AA, Petru E, Winter R. Long-term follow-up after neoadjuvant chemotherapy for high-risk cervical cancer during pregnancy. Gynecol Oncol. 2007;105(1):269-72.
34. Siddiqui G, Kurzel RB, Lampley EC, Kang HS, Blankstein J. Cervical dysplasia in preg-nancy: progression versus regression post-partum. Int J Fertil Womens Med. 2001;46(5):278-80
35. Smith LH, Danielsen B, Allen ME, Cress R. Cancer associated with obstetric delivery: results of linkage with the California cancer registry. Am J Obstet Gynecol. 2003;189(4):1128-35.

c·h·a·p·t·e·r 12

자궁경부암 예방 백신과 암 예방법

I. 서론

자궁경부암은 2006년 세계보건기구(WHO) 자료에 따르면 매년 전 세계적으로 약 50만 명의 신환이 발생하고 28만 명 이상의 여성들이 자궁경부암으로 인하여 사망하였다. 한국의 경우, 여성에서 자주 발생하는 암 중 위암, 유방암에 이어 5위를 차지하는 호발 암이며, 상피 내암(carcinoma in situ)을 포함할 경우 아직까지도 두 번째로 흔한 암으로 보고된다. 인유두종바이러스(human papillomavirus; HPV)는 직접적으로 자궁경부암, 전암성 병변을 유발하는 것으로 잘 알려져 있다. 우리나라 여성에서 전체적인 인유두종바이러스의 감염률은 10~15%로 여러 연구에서 보고된 바 있으며 3차 의료기관 건강검진센터를 방문한 3000여 명의 여성을 대상으로 한 연구에서 전체적인 감염률은 12.6%, 연령을 보정한 감염률은 15.5%로 알려져 있다[1]. 성적으로 활발한 여성에서 일생 동안 인유두종바이러스 누적 감염빈도는 80~90%에 이르지만, 대부분의 감염은 무증상으로 약 2년 이내에 80%의 경우에서 자연 소멸된다. 이 중 일부에서 발생하는 고위험군 인유두종바이러스에 지속적으로 감염된 상태는 세포, 조직학적 변화에 필요조건으로 역할을 하며 수년 또는 수십 년간의 일련의 과정에 따라 자궁경부암으로 진행할 수 있다. 이렇게 자궁경부암은 오랜 기간의 전암 단계를 거쳐서 침윤암으로 진행하여, 전암 단계가 7~20년 정도로 길어 조기 진단이 가능하다는 특징이 있다. 이러한 점진적인 세포학적 변화, 인유두종바이러스의 발병 기전에 대한 기여가 알려지면서 자궁경부암의 선별검사(이차예방)를 통해 조기에 발견하게 되었고, 대표적인 발암성 인유두종바이러스(16, 18형)의 바이러스양 입자(virus-like particles; VLPs)를 이용한 면역반응을 유도하면서 자궁경부암 예방백신(인유두종바이러스 백신)이 상용화되었다(일차 예방). 이러한 자궁경부암의 예방 전략들은 모두 현재 진행형으로 볼 수 있으며 본 장에서는 이에 대하여 개략적으로 살펴 보고자 한다.

II. 본론

1 자궁경부암의 일차 예방

자궁경부암은 발암성 인유두종바이러스의 지속 감염에 의해서 발생한다는 사실은 매우 잘 알려져 있다. 발암성 인유두종바이러스란 100여 가지의 인유두종바이러스 유형 중 전암성 병변 및 암을 일으키는 고위험 유형을 말하며, 이에는 16, 18, 31, 33, 35, 39, 45, 51, 52, 58형 등 약 15여 종이 속한다. 이 중 16, 18형이 전체 자궁경부암의 70% 정도를 차지하고, 45, 31, 33, 52, 58형을 포함하면 이들 유형이 전체 자궁경부암의 90% 정도를 차지한다.

자궁경부암 발생의 필요조건인 발암성 인유두종바이러스의 감염을 예방하여 자궁경부암을 예방하고자 하는 시도로 인유두종바이러스 백신이 탄생하게 되었다. 이러한 인유두종바이러스 백신의 개발 성공은 공중보건에 있어서도 극적인 효과를 볼 수 있다. 즉, 백신으로 인해 효과적으로 면역능이 생긴 사람에게 있어 감염의 위험이 줄어들 뿐 아니라, 나머지 사람들에게까지 감염유발 인자의 노출이 감소함에 따라 집단 면역(herd immunity)의 파생효과까지 기대할 수 있다.

현재 두 종류의 인유두종바이러스 백신이 시판 중이다. 가다실은 Merck사 백신으로, 인유두종바이러스 16, 18, 6, 11형에 연관된 대한 질병 예방 효과를 가지고 있으며 을 가능하게 하며, 또 다른 백신인 서바릭스는 GSK사 백신으로 인유두종바이러스 16, 18형에 연관된 질병 예방이 가능하다.

2 인유두종바이러스 감염과 인유두종바이러스 백신 개발의 과학적 근거

인유두종바이러스 첫 감염은 자궁경부의 미세손상(microtrauma, microabrasion) 부위의 기저세포층에서 일어나며, 바이러스 유전자가 순차적으로 발현되면서 바이러스의 replication이 일어난다. 제일 먼저 발현되는 바이러스 유전자는 replication factor인 E1, E2이며, E5, E6, E7 세 종류의 인유두종바이러스 단백은 증식을 자극하는 특징을 가지고 있다. 이들은 또한 DNA가 손상을 입은 뒤에 발생할 수 있는 세포사멸(apoptosis)을 저해한다. E6, E7은 각각 단독적으로도 인간 세포의 조직 배양상태에서 불멸화(immortalization)상태를 야기하고 동시에 발현될 경우에 그 효율성이 증대된다. 자궁경부 상피의 부기저막층으로 인유두종바이러스가 침투하게 되면 후기 바이러스 유전자의 발현이 시작되면서 바이러스 구조단백인 L1, L2가 발현된다. 이러한 구조단백은 자동적으로 정이십면체의 캡시드(capsid) 바이러스입자를 만든다. 이렇게 성숙된 바이러스 입자는 상피세포의 최상층에서 상피세포가 떨어져나갈 때에 방출이 된다.

저위험 병변에서, 고위험 인유두종바이러스 유전자는 부체형(episome)으로 존재한다. 그러나 고위험 병변이나 자궁경부암으로 진행이 되면서 이들은 종종 숙주의 유전자로 융합형(integrated form)으로 발견이 된다. 이 과정에서 대부분의 여성들은 결국에는 바이러스 감염을 소멸시킬 수 있다. 인유두종바이러스 유전자 중 캡시드를 만드는 L1, L2 단백 내에 인유두종바이러스 DNA 유전자는 담겨 있으며, 자연 감염에서는 L1 단백으로 구성된 바이러스 입자(virus particle)에 대한 특이항체가 만들어진다. 자연 감염에 대한 특정 인유두종바이러스 유형에 대한 특이항체는 감염 이후 일관되게 발생하지 않으며 백신에 의해 유도된 면역능에 비하여 매우 낮은 역가를 보였고 향후 재감염에 대한 예방이라는 효과를 기대할 수 없다. 이러한 현상에 근거하여 바이러스 입자 내의 인유두종바이러스 유전정보를 제외한 L1 단백으로만 이루어진 바이러스양 입자의 투여를 통한 특이 항체의 생성은 바이러스의 침입 단계에서 중화(neutralization)시키게 되고 유도된 체액성 면역 반응에 의하여 이후의 동일 유형 인유두종바이러스 재감염을 지속적으로 무력화하는 효과를 거둠으로써 지속감염을 예방하고 따라서 전암성 병변과 자궁경부암 예방에 유효한 백신으로 개발되었다.

3 인유두종바이러스 백신의 소개와 유효성

현재 상용화되어 있는 인유두종바이러스 백신은 DNA가 없는 바이러스 구조단백 L1으로 만들어진 바이러스양 입자(virus-like particles; VLPs)이다. 인유두종바이러스 L1 바이러스양 입자는 형태학적 구조상으로는 비어 있는 외각 구조(capsid)이면서, 형태학적, 항원적인 면에서는 바이러스 입자와 거의 비슷하다. 이들은 내부엔 DNA가 들어 있지 않으며, 감염성이 없는 상태이다. 현재 국내 및 전세계적으로 시판되고 있는 Merck사의 가다실 (Gardasil, quadrivalent HPV 16/18/6/11 L1 VLP vaccine, 일부 국가에서는 Silgard로 명명)과 GlaxoSmithKline사의 서바릭스(Cervarix, bivalent HPV 16/18 VLP vaccine) 모두 L1 VLP를 이용한 백신이다. 두 백신 모두 인유두종바이러스 16, 18형에 관련한 자궁경부암의 예방 효과를 목표로 하고 있다. 두 가지 예방 백신 모두 여성의 첫 성적 접촉이 발생하기 전에 접종을 완료하는 것이 이상적이므로 대부분의 백신 허가 국가에서는 10~14세를 권유하고 있지만, 예방 접종의 초기에는 해당 연령보다 나이가 많은 여성에 대해서도 정기적인 또는 일시적인 따라잡기 백신 접종을 권유하고 있다. 현재 대한부인종양 · 콜포스코피학회의 자궁경부암 백신 권고안에서는 한국여성에서의 최적 접종 연령은 15~17세로, 9세 이상의 여아에서부터 접종이 가능하며 따라잡기 백신 접종은 18~26세까지를 권고하고 있다[2]. 현재 시판 중인 인유두종바이러스 백신의 임상적 유효성에 대하여 상세히 기술하고 있는 미국 식품의 약품안전청의 허가 사항을 중심으로 알아 보기로 한다.

1) 4가 인유두종바이러스 백신(Quadrivalent HPV vaccine, Gardasil, 가다실)[3]

자궁경부 상피내 종양(cervical intraepithelial neoplasia; CIN) 2/3와 선상피 내암(Adenocarcinoma in situ; AIS)은 각각 자궁 경관의 편평세포암과 선암의 발병단계에서 필연적으로 존재하는 전구체로 볼 수 있다. 자궁경부 상피내 종양 2/3와 선상피 내암 단계에서의 예방은 곧 자궁경부암을 효과적으로 예방할 수 있다는 합리적 근거가 성립한다. 이와 같은 근거로 가다실의 개발 과정에서 16~26세 여성을 대상으로 한 연구에서 자궁경부 상피내 종양 2/3, 선상피 내암을 유효성 일차 종료점으로 설정하였다. 가다실은 자궁경부암 이외에도 생식기 사마귀, 외음부, 질의 전암성 병변에 대한 유효성과 미국의 경우 남성의 음경, 항문, 회음부 주위 전암성 병변, 악성 종양에 대한 임상적 유효성 역시 포함되어 있으나 이에 대한 논의는 여기에서 제외하였다.

지금까지 자궁경부암의 예방 효과와 안전성를 증명하기 위한 6개의 2상, 3상 무작위 이중 맹검 위약 통제 연구가 진행되었다. 첫 번째 2상 연구는 가다실의 인유두종바이러스 16형에 대한 구성성분(HPV-16 monovalent vaccine)을 평가하였고(연구 1, N = 2391, 여성), 두 번째는 가다실의 4가지 구성 성분 모두를 평가하였다(연구 2, N = 551, 여성). 2개의 3상 연구에서 5,442명(연구 3)과 12,157명(연구 4)의 16~26세 여성을 대상으로 가다실을 평가하였다. 세 번째 3상 연구에서(연구 5) 4,055명의 16~26세의 남성을 대상으로 연구를 수행하였고 네 번째 3상 연구에서는(연구 6) 3,817 명의 24~45세의 여성에서 연구를 수행하였다. 위의 연구들을 통하여 총 28,413명(20,541명의 16~26세의 여성, 등록 당시 평균 연령 20.0세; 4,055명의 16~26세의 남성, 등록 당시 평균 연령 20.5세; 3817 명의 24~45세의 여성, 등록 당시 평균 연령 34.3세). 임상시험에 참여한 소녀와 여성은 다음과 같은 인종 분포를 보였다; 백인 70.4%, 히스패닉 12.2%, 기타 인종 8.8%, 흑인 4.6%, 아시아인 3.8%, 미국 원주민 0.2%.

연구대상군은 백신 또는 위약을 연구 등록시점 기준 0, 2, 6개월 시점에 투여받았으며 유효성 평가를 한 추적 관찰을 시행하였는데 연구 1~6의 후속 관찰 기간의 중간값 (median)은 각각 4.0, 3.0, 3.0, 3.0, 2.3, 4.0년이었다. 전체적으로 모든 연구 대상군 중에서 16~26세의 여성의 73%, 24~45세의 여성의 67%에서 연구 참여 당시 PCR과 혈청학적 검사에 근거하여 4개의 백신 유형에 전혀 노출되지 않은 상태였다. 16~26세 여성 중 27%와 24~45세 여성의 33%에서 4개의 백신 유형 중 한 가지 이상에 사전에 노출된 상태였다. 한 가지 이상의 백신 인유두종바이러스 유형에 노출된 적이 있던 연구 대상군 중에서 74%의 16~26세 여성, 71%의 24~45세의 여성에서 한 가지 백신 인유두종바이러스 유형에 대한 기감염 또는 현성 감염 상태를 보이고 있었으며 나머지 3개의 백신 인유두종바이러스 유형에 대해서는 PCR과 혈청 검사에서 모두 음성의 결과를 보였다. 24~45세의 여성의 0.4%는 연구 시작 당시 이미 4가지 백신 유형에 모두 노출된 상태였다. 네 개의 백신 유형에 노출되지 않은 연구대상군 중, 4개의 백신 유형에 대한 질병 발생(자궁경부 상피내 종양 2/3, 선상피 내암, 자궁경부암) 또는 지속 감염을 종료점으로 설정하였다. 연구 시작 시점 특정 백신 유형에 양성이었던 여성에서 동일 유형으로 인한 질병 발생은 유효성 평가에 포함되지 않았다. 이들에서 PCR과 혈청 검사에서 음성인 다른 백신 유형에 대한 질병 발생만이 종료점 평가에 포함되었다. 예를 들어, 첫날 인유두종바이러스 18형 양성 이였던(PCR 양성이고 혈청검사 양성인) 여성에서 인유두종바이러스 18형에 의한 질병은 유효성 평가에 포함되지 않았으며 6, 11, 16형으로 인한 종료점만을 평가하였다. 다른 세 가지 백신 유형에 대해서도 이러한 예에 대해서 동일한 방법으로 분석하였다.

표 12-1. Analysis of efficacy of gardasil in the PPE* population** of 16-through 26-year-old girls and women for vaccine HPV types

population	Gardasil		AAHS control		% Efficacy (95% CI)
	N	Number of cases	N	Number of cases	
HPV 16- or 18-related CIN 2/3 or AIS					
Study 1***	755	0	750	12	100.0 (65.1, 100.0)
Study 2	231	0	230	1	100.0 (−3744.9, 100.0)
Study 3	2201	0	2222	36	100.0 (89.2, 100.0)
Study 4	5306	2	5262	63	96.9 (88.2, 99.6)
Combined Protocols†	8493	2	8464	112	98.2 (93.5, 99.8)
HPV 16-related CIN 2/3 or AIS					
Combined Protocols†	7402	0	7205	29	97.9 (92.3, 99.8)
HPV 18-related CIN 2/3 or AIS					
Combined Protocols†	7382	0	7316	29	100.0 (86.6, 100.0)
HPV 6-, 11-, 16-, 18-related CIN (CIN1, CIN2/3) or AIS					
Study 2	235	0	233	3	100.0 (−138.4, 100.0)
Study 3	2261	0	2279	58	100.0 (95.1, 100.0)
Study 4	5404	2	5390	132	93.8 (88.0, 97.2)
Combined Protocols†	7900	2	7902	193	99.0 (92.3, 98.2)

* The PPE population consisted of individuals who received all 3 vaccinations within 1 year of enrollment, did not have major deviations fro the study protocol, and were naïve (PCR negative and seronegative) to the relevant HPV type(s) (Types 6, 11, 16, and 18) prior to dose 1 and through 1 month postdose 3 (Month 7).
** See Table 14-2 for analysis of vaccine impact in the general population.
*** Evaluated only the HPV 16 L1 VLP vaccine component of Gardasil
† Analyses of the combined trials were prospectively planned and included the use of similar study entry criteria.
N =Number of individuals with at least 1 follow-up visit after Month 7
CI = Confidence Interval
Note 1: Point estimates and confidence intervals are adjusted for person-time of follow-up.
Note 2: The first analysis in the Table (i.e., HPV 16- or 18-related CIN2/3, AIS or worse) was the primary endpoint of the vaccine development plan.
Note 3: Table 14-1 does not include cases due to non-vaccine HPV types.
AAHS control = Amorphous Aluminum Hydroxyphosphate Sulfate

(1) 16~26세 여성에서의 가다실의 유효성 평가

백신 유효성 평가를 위한 임상 시험에서 가다실은 인유두종바이러스 감염 여부와 관계없이 모든 연구 대상군에서 투여되었으나 유효성 평가를 위한 일차 분석은 PPE군(per-protocol efficacy population)을 대상으로 수행하였다. PPE군은 백신 3회 접종을 1년 이내에 완료하였거나 중대한 연구계획서 위반 사항이 발생하지 않았으며 4가지 백신 유형에 대한 미감염 상태를 백신 투여시점부터 접종 완료 후 1개월 경과시점까지 유지한 대상군을 의미한다. PPE군의 증례 수 집계는 접종 완료 후 1개월 시점에서 이루어졌고 유효성 평가 역시 이 시점부터 개시되었다. 표 12-1을 살펴보면 가다실은 연구개시 시점에서 4가지 백신 유형에 대한 PCR 음성, 혈청 검사 음성인 여성에서 인유두종바이러스 6/11/16/18과 관련된 자궁경부 상피내 종양1, 자궁경부 상피내 종양/2/3, 선상피 내암의 예방에 효과적인 것으로 나타났으며 전체적인 3상 데이터를 종합하면 백신유형과 관련한 자궁경부 상피내 종양2/3, 선상피 내암에 대한 PPE군에서의 유효성은 98.2%(95% CI, 93.5%, 99.8%)으로 나타났다. 또한, 16~26세 여성들 중 백신 접종 이전에 하나 또는 그 이상의 백신 유형에 감염되었던 여성들에서 미감염 상태의 백신 유형에 대한 질병 예방 효과 역시 관찰되었다. 연구 2를 60개월까지 연장한 연구(Study 2 Extension)에서 백신 유형과 연관된 자궁경부 상피내 종양의 발생은 관찰되지 않았고 따라서 그 유효성은 100%(95% CI 12.3%, 100%)였다.

(2) 16~26세 여성에서 시판 후 관찰된 백신의 효과성

① 16세에서 26세의 여성에게 인유두종바이러스 유형에 노출 여부 상관없이, 인유두종바이러스 6, 11, 16, 18형에 의한 생식기 질병을 예방 하는 가다실의 유효성.

가다실 시판 후 백신 유형에 대한 기감염 여부와 무관하게 백신 유형으로 인한 질병 예방 효과를 평가하기 위한 4상 연구가 진행되었다. 이 연구에서는 PCR검사와 항체 상태와 무관하게 발생한 event를 측정하여 평가하였으며 이에 대한 결과는 표 12-2에 나타나 있다.

이 결과에 따르면 대부분의 백신유형에 연관된 질병 발생은 백신 접종 당시 동일 유형에 기감염된 상태에서 기인한 것으로 나타났으며 현재까지 항체 상태와 무관하게 PCR 양성인 여성에서의 질병 예방 효과에 대해서는 분명한 근거를 가지고 있지 못한 상태이다.

표 12-2. Effectiveness of gardasil in prevention of HPV 6, 11, 16, or 18-related genital disease in girls and women 16 through 26 years of age, regardless of current or prior exposure to vaccine HPV types

Endpoint	Analysis	Gardasil or HPV 16 L1 VLP vaccine		AAHS Control		% Reduction (95% CI)
		N	Cases	N	Cases	
HPV 16-or 18-related CIN2/3 or AIS	Prophylactic Efficacy*	9346	4	9407	155	97.4 (93.3, 99.3)
		2870	142	2898	148***	--†
	Girls and women regardless of current or prior exposure to HPV 16 or 18‡	9836	146	9904	303	51.8 (41.1, 60.7)
HPV 6-, 11-, 16-or 18-related CIN 1/2/3 or AIS	Prophylactic Efficacy*	8630	16	8680	309	94.8 (91.5, 97.1)
		2466	186#	2437	213#	--†
	Girls and women regardless of current or prior exposure to HPV 16 or 18‡	8819	202	8854	522	61.5 (54.6, 67.4)

* Includes all individuals who received at least 1 vaccination and who were HPV-naïve (i.e., seronegative and PCR negative) at Day 1.
** Includes al individuals who received at least 1 vaccination and who were HPV positive or had unknown HPV status at Day 1, to at least on vaccine HPV type. Case counting started at Day 1.
*** Out of the 148 AAHS control cases of 16/18 CIN2/3, 2 women were missing serology of PCR results for Day 1.
† There is no expected efficacy since gardasil has not been demonstrated to provide protection against disease from vaccine HPV types to which a person has previously been exposed through sexual activity.
‡ Includes all individuals who received at least 1 vaccination (regardless of baseline HPV status at Day 1). Case counting started at 1 month postdose 1.
\# Includes 2 AAHS control women with missing serology/PCR data at Day 1.
CI = Confidence Interval
N = Number of individuals who have at lease on follow-up visit after Day 1
Note 1: The 16- and 18-related CIN 2/3 or AIS composite endpoint included data from studies 1, 2, 3, and 4. All other endpoints only included data from studies 2, 3, and 4.
Note 2: Positive status at Day 1 denotes PCR positive and/or seropositive for the respective type at Day 1.
Note 3: Table 14-2 does not include disease due to non-vaccine HPV types.
AAHS control = amorphous aluminum Hydroxyphosphate Sulfate

② 16-26세의 여성에서 인유두종바이러스에 대한 노출 여부와 무관한 상태에서 모든 인유두종바이러스 유형에 대한 효과성

전체적으로 특정 인구 집단에 대한 자궁경부암, 전암성 병변에 대한 가다실의 효과성(effectiveness)는 백신 유형에 대한 예방 효과, 백신 접종 당시 인구 집단의 질병 분포, 백신 유형 이외의 인유두종바이러스 유형으로 인한 질병 분포와 인유두종바이러스가 검출되지 않은 질병으로 인한 영향을 모두 포함한다고 할 수 있다. 이에 대한 유효성 분석은 다음과 같은 2개의 연구대상군으로 나누어 진행하였다.: (1) 접종 당시 성경험이 없는 여성들이 속하는 14 가지의 흔한 인유두종바이러스 유형에 모두 노출되지 않았으며 Day 1에 정상 자궁경부세포검사 결과를 보인 대상

군. (2) 일반적인 연구대상군으로 Day 1의 인유두종바이러스 상태에 무관하거나 인유두종바이러스 관련 질병을 가지고 있던 여성.

2개의 연구대상군을 아울러 볼 때 가다실은 전체적인 자궁경부 상피내 종양2/3, 선상피 내암의 발생을 감소시킨다고 볼 수 있으며 이러한 감소 효과는 대부분 인유두종바이러스 6/11/16/18형에 대한 질병 예방 효과에 기인하는 것으로 볼 수 있다. 기감염된 여성의 경우 Day 1에 이미 자궁경부 상피내 종양2/3, 선상피 내암과 같은 질병에 이환되어 있을 가능성이 있거나 또는 연구시작시점에서는 질병을 가지고 있지 않았으나 이후 추적 관찰 과정에서 백신 유형 혹은 이에 속하지 않는 다른 유형의 인유두종바이러스 감염으로 인하여 발병할 가능성이 존재한다.

(3) 27~45세 여성에 대한 임상시험

연구 6은 27~45세 연력의 여성 3,253명을 대상으로 인유두종바이러스 6, 11, 16, 18형과 연관된 지속감염, 생식기 사마귀, 자궁경부 상피내 종양, 질 상피내 종양, 외음부 상피내 종양, 선상피 내암, 자궁경부암을 모두 포함하는 병합 종료점(composite endpoint)을 설정, 이의 유효성을 검증하고자 하는 연구이다. 이 여성들에게는 백신 또는 위약을 투여받도록 1:1의 비율로 무작위 배정된 후 추적 관찰을 시행하였다. 병합 종료점의 유효성은 일차적으로 지속감염의 예방이라는 측면에서 증명되었으나 자궁경부 상피내 종양 2/3, 선상피 내암, 자궁경부암 각각에 대한 유효성은 증명되지 않았다. 병합 종료점에 대한 각각의 개별 종료점의 영향을 다룬 사후분석(post-hoc analysis)에 따르면 백신 유형에 naïve 상태의 27~45세 여성에서 백신 유형에 대한 지속감염에 대하여 80.5% [95% CI: 68.3, 88.6], 백신 유형과 연관된 자궁경부 상피내 종양(모든 단계)에 대하여 85.8% [95% CI: 52.4, 97.3]의 유효성을 가진 것으로 밝혀졌다. 이 연구의 종료점을 인유두종바이러스 감염 상태에 관계없이 모든 연구 대상군(Full Analysis Set, FAS)을 대상으로 조사했을 때는 인유두종바이러스 16, 18형에 연관된 자궁경부 상피내 종양 2/3, 선상피 내암 또는 자궁경부암에 대한 유효성은 존재하지 않았다.

(4) 면역원성

① 면역반응을 측정하는 검사법

백신의 질병 예방 효과를 보증하는 최소한의 인유두종바이러스 특이항체의 농도에 대해서는 아직 알려지지 않았다. 가다실의 접종 당시에 인유두종바이러스에 전혀 노출되지 않았던(PCR 음성, 항체 음성) 소수의 연구 참여자에서는 이벤트가 거의 발생하지 않았기 때문에 인유두종바이러스 6, 11, 16, 18형으로 인한 질병 예방을 기대할 수 있는 최저 농도의 기준을 정하는 데 대한 근거를 가지고 있지 못한 상태이다.

가다실의 면역원성은 23,951 명의 9~45세 여성과 5,417명의 9~26세 남성에서 평가되었다. 여기에는 각각의 인유두종바이러스 유형별로 표준화된 항체측정법을 사용하였고 이는 인유두종바이러스 유형별로 특이적인 epitope에 특이 항체를 결합시켜 이를 검출하는 방법으로 이루어졌다. 각 인유두종바이러스 유형별로 이러한 특이성을 가지고 있으므로 다른 인유두종바이러스유형에 대한 항체가의 직접 비교, 다른 측정법에 대한 직접 비교는 적절하지 않다고 할 수 있다.

② 가다실의 면역원성

일차적인 면역원성 분석은 PPI군(계획 순응군, per-protocol immunogenicity)에서 실행되었다. 이 군은 등록 당시 백신 유형에 혈청검사 음성, PCR 음성의 결과를 보였고 백신 접종 당시부터 세 번째 접종 완료 이후 1개월 경과 시점까지 백신 유형에 계속 노출되지 않은 상태로 연구계획서에 대한 중대한 위반이 발생하지 않은 연구대상자들이라 할 수 있다. 항체가 측정에는 백신유형에 대한 특이 항체에 대하여 정성적, 정량적 (geometric mean titer; GMT) 방법을 함께 적용하였다.

16~26세의 여성을 대상으로 한 연구에서는 인유두종바이러스 6, 11, 16, 18형에 대하여 접종 완료 후 1개월 시점에서 각각 99.8%, 99.8%, 99.8%, 99.4%의 항체 양성률을 보였다. 27~45세의 여성을 대상으로 한 연구에서는 인유두종바이러스 6, 11, 16, 18형에 대하여 접종 완료 후 1개월 시점에서 각각 98.2%, 97.9%, 98.6%, 97.1%의 항체 양성률을 보였다. 모든 연령의 연구 대상군에서 4개의 백신유형에 대한 특이항체는 접종 완료 후 1개월 시점 (Month 7)에서 혈중 최고농도에 도달하고 이후에 24개월까지 서서히 감소하며 36개월 시점까지 기저치보다 높은 농도로 유지되는 경향을 관찰하였다(표 12-3). Competitive lumanex immunoassay (cLIA)의 정량적 결과치를 통한 여성의 연령별 구간에 따른 면역원성은 표 12-4에서 확인할 수 있으며 가다실을 접종 완료한 이후 면역의 지속되는 기간에 대한 결론은 아직 확립되지 않은 상태이다.

가다실을 접종 완료한 이후 1개월 시점, 즉 Month 7에서의 면역원성 데이터는 표 12-3에서 살펴볼 수 있다. 9~15세의 여아를 대상으로 조사한 4개의 백신 유형에 대한 면역원성은 16~26세의 여성에서 조사한 면역원성에 비하여 비열등성을 만족하고 있으며 면역가교연구(immuno-bridging study)에서 증명하고자 했던 면역원성을 충족시키는 것으로 나타났다. 가다실을 1년 이내에 접종 완료한 PPE군을 대상으로 면역원성을 조사한 바에 따르면 두 번째 접종 일정의 ±1개월의 변동성(즉, Month 1에서 Month 3 사이의 접종 일정)과 3번째 접종 일정의 ±2개월의 변동성(즉, Month 4에서 Month 8 사이의 접종 일정)은 가다실 접종 이후 기대할 수 있는 면역반응에 영향을 미치지 않는 것으로 나타났다.

표 12-3. Summary of Month 7 anti-HPV cLIA geometric mean titers in the PPI* population of girls and women

Population	N**	N***	% seropositive (95% CI)	GMT (95% CI) mMU†/mL
Anti-HPV 6				
9- through 15-year-old girls	1122	917	99.9 (99.4, 100.0)	929.2 (874.6, 987.3)
16- through 26-year-old girls and women	9859	3329	99.8 (99.6, 99.9)	545.0 (530.1, 560.4)
27- through 34-year-old women	667	439	98.4 (96.7, 99.4)	435.6 (393.4, 482.4)
35- through 45-year-old women	957	644	98.1 (96.8, 99.0)	397.3 (365.2, 432.2)
Anti-HPV 11				
9- through 15-year-old girls	1122	917	99.9 (99.4, 100.0)	1304.6 (1224.7, 1389.7)
16- through 26-year-old girls and women	9859	3353	99.9 (99.5, 99.9)	748.9 (726.0, 772.6)
27- through 34-year-old women	667	439	98.2 (96.4, 99.2)	577.9 (523.8, 637.5)
35- through 45-year-old women	957	644	97.7 (96.2, 98.7)	512.8 (472.9, 556.1)
Anti-HPV 16				
9- through 15-year-old girls	1122	915	99.9 (99.4, 100.0)	4918.5 (4556.6, 5309.1)
16- through 26-year-old girls and women	9859	3249	99.8 (99.6, 100.0)	2409.2 (2309.0, 2513.8)
27- through 34-year-old women	667	435	99.3 (98.0, 99.9)	2342.5 (2119.1, 2589.6)
35- through 45-year-old women	957	657	98.2 (96.8, 99.1)	2129.5 (1962.7, 2310.5)
Anti-HPV 18				
9- through 15-year-old girls	1122	922	99.8 (99.2, 100.0)	1042.6 (967.6, 1123.3)
16- through 26-year-old girls and women	9859	3566	99.4 (99.1, 99.7)	475.2 (458.8, 492.1)
27- through 34-year-old women	667	501	98.0 (96.4, 99.0)	385.8 (347.6, 428.1)
35- through 45-year-old women	957	722	96.4 (94.8, 97.6)	324.6 (297.6, 354.0)

* PPI population consisted of individuals who received all 3 vaccinations within pre-defined day ranges, did not have major deviations from the study protocol, met predefined criteria for the interval between the Month 6 and Month 7 visit, and were naïve (PCR negative and seronegative) to the relevant HPV type(s) (types 6, 11, 16, and 18) prior to dose 1 and through 1 onth Postdose 3 (Month 7).

** Number of individuals randomized to the respective vaccination group who received at least 1 injection.

*** Number of individuals contributing to the analysis.

cLIA = Competitive Luminex Immunoassay

CI = Confidence Interval

GMT = Geometric Mean Titers

† mMU = milli-Merck Units

표 12-4. Persistence of Anti-HPV cLIA Geometric Mean Titers in 9-Through 45-Year-Old Girls and Women

Assay (cLIA)/ Time Point	9- to 15-yr-old girls (N* = 1122)		16- to 26-yr-old girls and women (N* = 9859)		27- to 34-yr-old women (N* = 667)		35- to 45-yr-old women (N* = 957)	
	n**	GMT (95% CI) mMU***/mL	N**	GMT (95% CI) mMU***/mL	n**	GMT (95% CI) mMU***/mL	n**	GMT (95% CI) mMU***/mL
Anti-HPV 6								
Month 7	917	929 (874.6, 987.3)	3329	545.0 (530.1, 560.4)	439	435.6 (393.4, 482.4)	644	397.3 (365.2, 432.2)
Month 24	214	156.1 (135.6, 179.6)	2788	109.1 (105.2, 113.1)	421	70.7 (63.8, 78.5)	628	69.3 (63.7, 75.4)
Month 36†	356	129.4 (115.6, 144.8)	-	-	399	79.5 (72.0, 87.7)	618	81.1 (75.0, 87.8)
Month 48‡	-	-	2514	73.8 (70.9, 76.8)	391	58.8 (52.9, 65.3)	616	62.0 (57.0, 67.5)
Anti-HPV 11								
Month 7	917	1304.6 (1224.7, 1389.7)	3353	748.9 (726.0, 772.6)	439	577.9 (523.8, 637.5)	644	512.8 (472.9, 556.1)
Month 24	214	218.0 (188.3, 252.4)	2817	137.1 (132.1, 142.3)	421	79.3 (71.5, 87.8)	628	73.4 (67.4, 79.8)
Month 36†	356	148.0 (131.1, 167.1)	-	-	399	81.8 (74.3, 90.1)	618	77.4 (71.6, 83.6)
Month 48‡	-	-	2538	89.4 (85.9, 93.1)	391	67.4 (60.9, 74.7)	616	62.7 (57.8, 68.0)
Anti-HPV 16								
Month 7	915	4918.5 (4556.5, 5309.1)	3249	2409.2 (2309.0, 2513.8)	435	2342.5 (2119.1, 2589.6)	657	2129.5 (1962.7, 2310.5)
Month 24	211	944.2 (804.4, 1108.3)	2721	442.6 (425.0, 460.9)	416	285.9 (254.4, 321.2)	642	271.4 (247.1, 298.1)
Month 36†	353	642.2 (562.8, 732.8)	-	-	399	291.5 (262.5, 323.8)	631	276.7 (254.5, 300.8)
Month 48‡	-	-	2474	326.2 (311.8, 341.3)	394	211.8 (189.5, 236.8)	628	192.8 (176.5, 210.6)
Anti-HPV 18								
Month 7	922	1042.6 (967.6, 1123.3)	3566	475.2 (458.8, 492.1)	501	385.8 (347.6, 428.1)	722	324.6 (297.6, 354.0)
Month 24	214	137.7 (114.8, 165.1)	3002	50.8 (48.2, 53.5)	478	31.8 (28.1, 36.0)	705	26.0 (23.5, 28.8)
Month 36†	357	87.0 (74.8, 101.2)	-	-	453	32.1 (28.5, 36.3)	689	27.0 (24.5, 29.8)
Month 48‡	-	-	2710	33.2 (31.5, 35.0)	444	25.2 (22.3, 28.5)	688	21.2 (19.2, 23.4)

* N = Number of individuals randomized in the respective group who received at least injection.

** n = number of individuals in the indicated immunogenicity population.

*** mMU = milli-Merck Units

† Month 37 for 9- to 15-year-old girls. No serology samples were collected at this time point for 16- to 26-year-old girls and women.

‡ Month 48/End-of-study visits for 16- to 26-year-old girls and women were generally scheduled earlier than Month 48. Mean visit timing was Month 44. The studies in 9- to15-year-old girls were planned to end prior to 48 months and therefore no serology samples were collected.

cLIA = Competitive Luminex Immunoassay

CI = Confidence Interval

GMT = Geometric Mean Titers

2) 2가 인유두종바이러스 백신(Bivalent HPV vaccine, Cervarix, 서바릭스)[4]

자궁경부 상피내 종양(cervical intraepithelial neoplasia, 이하 CIN) 2/3와 선상피 내암(adenocarcinoma in situ)는 각각 자궁 경관의 편평세포암과 선암의 발병단계에서 필연적으로 존재하는 전구체로 볼 수 있다. 자궁경부 상피내 종양 2/3와 선상피 내암 단계에서의 예방은 곧 자궁경부암을 효과적으로 예방할 수 있다는 합리적 근거가 성립한다. 이를 근거로 서바릭스의 유효성을 평가하는 임상시험의 일차 종료점은 인유두종바이러스 16, 18형과 연관된 자궁경부 상피내 종양 2/3, 선상피 내암 그리고 이외의 인유두종바이러스 유형과 연관된 자궁경부 상피내 종양 2/3, 선상피 내암과 12개월 이상 지속되는 인유두종바이러스 16, 18형의 지속감염으로 설정하였고 이에 대한 서바릭스의 유효성은 19,778명의 15세에서 25세의 연령의 여성을 대상으로 한 임상시험에서 평가되었다.

연구 1(HPV 001)에 등록된 여성은 자궁경부 세포검사에서 발암성 인유두종바이러스 유형 DNA(인유두종바이러스 유형 16, 18, 31, 33, 35, 39, 45, 51, 52, 56, 58, 59, 66, 68)에 음성, 인유두종바이러스 16, 18형에 혈청 음성, 정상 세포검사 소견을 보이는 경우로 정하였다. 이는 백신 접종 당시 발암성 인유두종바이러스에 대한 현성 감염이 없고 이 중 인유두종바이러스 16, 18형에 대한 과거 감염이 없는 상태의 여성을 대표한다고 볼 수 있다. 연구대상군은 장기 유효성, 면역원성과 안전성을 평가하기 위하여 확장된 추적 연구[연구 1의 연장 연구(HPV 007)]에 등록되었으며 추가 연구 기간은 6.4년이었다.

연구 2 (HPV 008)에서는, 인유두종바이러스 DNA 상태, 혈청 상태, 세포검사 결과에 관계없이 연구대상군의 백신 접종을 시행하였다. 그러므로 HPV 008에서는 이 연구는 인유두종바이러스에 대한 미노출 상태(현성 감염이나 기감염의 병력이 없는 상태)와 이미 노출된 상태에 있는 집단을 모두 포함하는 연구라고 할 수 있다. 백신 접종 이전에 자궁경부 검체를 이용한 발암성 인유두종바이러스(16, 18, 31, 33, 35, 39, 45, 51, 52, 56, 58, 59, 66, 68형)에 대한 DNA 검사와 함께 인유두종바이러스 16, 18형에 대한 혈청 검사를 시행하였다. 이 두 연구에서 조직으로부터 발암성 인유두종바이러스 DNA를 검출하기 위하여 SPF10-LiPA25 PCR을 이용하였다.

(1) 인유두종바이러스 16, 18형에 대한 서바릭스의 유효성

연구 2: 이 연구는 무작위배정, 이중맹검, 통제 연구로 15~25세에 속하는 18,665명의 건강한 여성을 대상으로 서바릭스 또는 A형 간염백신을 0, 1, 6개월의 접종 일정으로 투여한 이후 이에 대한 유효성, 안전성을 조사하기 위한 연구이다. 연구대상군 중 54.8%의 여성은 백인, 31.5%는 아시아인, 3.7%는 히스패닉, 3.7%는 흑인, 2.9%는 기타 민족/인종의 분포를 보였다. 이 연구에서 연구대상군은 앞서 기술한 바와 같이 인유두종바이러스 DNA, 혈청검사, 자궁경부 세포검사 결과와 무관하게 무작위 배정되었으며 연구 시작시점에서 인유두종바이러스 16형 또는 18형 DNA PCR 양성의 결과를 보인 여성은 해당 인유두종바이러스 유형에 대하여 현성 감염 상태에 있는 것으로 간주하였다. 추가적으로 자궁경부 검체는 세포검사를 위하여 의뢰되었고 인유두종바이러스 16, 18형에 대한 특이 항체에 대한 검사 역시 시행되었다. 인유두종바이러스 16, 18형에 대한 특이 항체 양성 반응을 보인 경우, 인유두종바이러스 16, 18형에 대한 감염의 병력이 있는 것으로 간주하였고 특이 항체는 보유하고 있으나 DNA 검사 음성인 경우는 예전의 감염 상태에서 현재는 감염이 소실된 상태로 판단하였다. 이 같은 분류에 따르면 백신접종 이전에 73.6%의 여성은 인유두종바이러스 16, 18형에 대한 미노출 상태 즉, 특이 항체 검사 음성, DNA PCR 검사 음성으로 볼 수 있었다.

연구 2의 유효성을 증명하기 위한 종료점에는 자궁경부 상피내 종양 1, 2, 3와 선상피 내암에 대한 조직학적인 평가가 포함되었다. 첫 번째 백신 접종 이후 평균 추적관찰기간은 39개월이었으며 그 이외에도 12개월의 지속 감염(최소 10개월 이상의 간격으로 2회 연속 시행한 인유두종바이러스 DNA 검사에서 양성을 보인 경우로 정의) 역시 종료점으로 설정하였다.

인유두종바이러스 16, 18형에 대한 유효성 분석에서 ATP-E군(According-to-protocol cohort for efficacy)은 3회의 접종을 완료하고 연구시작시점과 백신 접종 완료시점에서 모두 인유두종바이러스 16, 18형에 대하여 DNA 음성, 특이 항체 음성 상태를 유지한 연구대상군을 의미하며 따라서 ATP-E군의 증례 수 역시 백신 접종을 완료한 그 다음날을 기준으로 집계되었다. 이 군에는 정상 세포 또는 저등급 세포이상 소견(ASCUS, LSIL의 이상소견)을 가진 여성은 포함되었으나 고등급 세포이상 소견을 가진 경우는 제외하였다. 개별 유효성 종료점을 분석하기 위한 TVC 군(Total vaccinated cohort)은 최소 1회의 백신 접종을 시행하고 유효성 평가를 위한 결과가 수집된 상태의 연구 대상군을 의미하며 세포학적 소견, 특이항체, 인유두종바이러스 DNA 결과에 제한을 두지 않았다. 따라서 TVC군의 증례 수는 첫 번째 백신을 접종한 그 다음날을 기준으로 집계되었다. TVC naïve군은 TVC군 중에서 연구시작시점에서 인유두종바이러스 16, 18형에 대하여 노출되지 않은(인유두종바이러스 16, 18형에 대한 혈청검사 음성, PCR 음성) 연구 대상군을 의미한다. 서바릭스의 인유두종바이러스 16, 18형과 연관된 자궁경부 상피내 종양, 선상피 내암에 대한 유효성은 다음의 표 12-5에서 살펴볼 수 있다.

표 12-5. Efficacy of cervarix against histopathological lesions associated with HPV-16 or HPV-18 in females 15 through 25 years of age (According to protocol[a]) (Study 2)

	Cervarix		Control[b]		% efficacy (96.1% CI)[c]
	N	No. of cases	N	No. of cases	
CIN2/3 or AIS	7344	4	7312	56	92.9 (79.9, 98.3)
CIN1/2/3 or AIS	7344	8	7312	96	91.7 (82.4, 96.7)

CI = Confidence Interval

[a] Subjects (including women who had normal cytology, ASC-US, or LSIL at baseline) who received 3 doses of vaccine and were HPV DNA negative and seronegative at baseline and HPV DNA negative at month 6 for the corresponding HPV type (N). The mean follow-up was approximately 35 months.

[b] Hepatitis A Vaccine control group [720 EL.U of antigen and 500 mcg $Al(OH)_3$].

[c] The 96.1% confidence interval reflected in this final analysis results from statistical adjustment for the previously conducted interm analysis.

자궁경부 상피내 종양3 또는 선상피 내암은 자궁경부암의 직전 단계에서 필연적으로 존재하는 전구질환이므로 인유두종바이러스 16, 18형과 연관된 자궁경부 상피내 종양3과 선상피 내암의 발생 건수를 백신의 유효성 평가를 위해 이용하였다. ATP-E군에서 서바릭스는 인유두종바이러스 16, 18형에 연관된 자궁경부 상피내 종양3, 선상피 내암의 예방에 유효한 것으로 나타났다 [vaccine efficacy = 80.0% (96.1% CI: 0.3, 98.1)]. 또한 하나의 백신 유형에 이미 감염된 여성들은 다른 백신유형에 대한 질병 예방 효과를 기대할 수 있다. ATP-E군에서 인유두종바이러스 16, 18형에 대한 12개월 이상의 지속감염을 95.8% (96.1% CI: 86.1, 95.0)의 빈도로 감소시키는 유효성을 확인하였다.

일반적으로 자연 감염 이후에 발생한 면역반응으로 이후에 발생할 동일한 인유두종바이러스 유형에 대한 감염 예방 효과를 기대하기는 어렵다. 서바릭스의 3회 접종을 완결한 경우 연구 시작시점과 백신 접종 종료시점에서 인유두종바이러스 16형 또는 18형에 대한 혈청검사 양성이고 PCR 음성인 경우 지속감염의 발생률을 91.4% (96.1% CI: 86.1, 95.0) 감소시키는 것으로 나타났다. 그러나 이 군을 대상으로 자궁경부 상피내 종양2/3 또는 선상피 내암에 대한 유효성을 평가하기에는 발생한 증례가 너무 적었다.

연구 1과 연구 1의 연장: 두 번째 무작위 배정 이중맹검 대조 연구(연구 1)에서는 서바릭스의 1,113명의 15~25세 여성을 대상으로 한 유효성을 위약(aluminum hydroxide)과 비교하였으며 유효성 분석을 위한 종료점은 인유두종바이러스 16, 18형에 대한 일시적, 지속적 감염의 예방이었다. 연구 대상군은 발암 유발성 인유두종바이러스에 대하여 과거부터 연구 시작 시점까지 미노출 상태에 있던 여성들(total cohort)로 정하였다. 776 명의 연구 대상군은 연구 1에서 연장된 추적관찰(Study 1 extension)에도 등록되어 서바릭스의 장기간 유효성, 면역원성, 안전성을 평가할 수 있었다. 연구 1의 연장을 통해 총 6.4년의 추적 관찰을 시행하였다(평균 5.9년). 발암 유발성 인유두종바이러스에 대하여 미노출 상태에 있던 15~25세의 여성들에서 인유두종바이러스 16, 18형과 연관된 자궁경부 상피내 종양2/3, 선상피 내암에 대한 유효성은 100%(98.67% CI: 28.4, 100)였으며 인유두종바이러스 16, 18형에 대한 지속감염에 대한 예방 효과 역시 100% (98.67% CI: 74.4, 100)로 확인되었다. 이 결과에서 사용된 신뢰구간은 통계학적인 조정을 거친 최종적인 결과에서 산출된 구간을 반영하고 있다.

(2) 인유두종바이러스 16, 18형에 대한 현성감염 또는 과거 노출을 고려하지 않은 상태에서의 인유두종바이러스 16, 18형에 대한 서바릭스의 유효성

연구 2: 이 연구는 연구시작시점에서의 인유두종바이러스 16, 18형에 대한 PCR 결과, 혈청검사 결과에 관계없이 인유두종바이러스 16, 18형에 대한 유효성을 역시 평가하였다. 그러므로 백신의 첫 번째 접종 당시 이미 현성 감염 또는 과거 노출의 병력을 가지고 있거나 미노출 상태에 있던 연구 대상군이 모두 포함되었다고 할 수 있으며 서바릭스는 이 군에 있어서도 역시 자궁경부 상피내 종양, 선상피 내암의 예방에 유효성을 나타내었다(표 12-6).

표 12-6. Efficacy of cervarix against disease associated with HPV-16 or HPV-18 in females 15 through 25 years of age, regardless of current or prior exposure to vaccine HPV types (Study 2)

	Cervarix		Control		% Efficacy (96.1% CI)[b]
	N	No. of cases[a]	N	No. of cases[a]	
CIN1/2/3 or AIS					
Prophylactic efficacy[c]	5449	3	5436	85	96.5 (89.0, 99.4)
HPV-16 or HPV-18 DNA positive at baseline[d]	641	90	592	92	–
Regardless of current infection or prior exposure to HPV-16 or HPV-18e	8667	107	8682	240	55.5[f] (43.2, 65.3)
CIN2/3 or AIS					
Prophylactic efficacy[c]	5449	1	5436	63	98.4 (90.4, 100)
HPV-16 or HPV-18 DNA positive at baseline[d]	641	74	592	73	–
Regardless of current infection or prior exposure to HPV-16 or HPV-18[e]	8667	82	8682	174	52.8[f] (37.5, 64.7)
CIN3 or AIS					
Prophylactic efficacy[c]	5449	0	5436	13	100 (64.7, 100)
HPV-16 or HPV-18 DNA positive at baseline[d]	641	41	592	38	–
Regardless of current infection or prior exposure to HPV-16 or HPV-18[e]	8667	43	8682	65	33.6 (-1.1, 56.9)

CI = Confidence Interval
표 12-does not include disease due to non-vaccine HPV types.
[a] Cases = Histopathological cases associated with HPV-16 and/or HPV-18.
[b] The 96.1% confidence interval reflected in this final analysis results from statistical adjustment for the previously conducted interm analysis.
[c] TVC naïve: includes all vaccinated subjects (who received at least one dose of vaccine) who had normal cytology, were HPV DNA negative for 14 oncogenic HPV types, and seronegative for HPV-16 and HPV-18 at baseline (N). Case counting started on day 1 after the first dose.
[d] TVC subset: includes all vaccinated subjects (who received at least one dose of vaccine) who were HPV DNA positive for HPV-16 or HPV-18 irrespective of serostatus at baseline (N). Case counting started on day 1 after the first dose.
[e] TVC: includes all vaccinated subjects (who received at least one dose of vaccine) irrespective of HPV DNA status and serostatus at baseline (N). Case counting started on day 1 after the first dose.
[f] Observed vaccine efficacy includes the prophylactic efficacy of cervarix and the impact of cervarix on the course of infections present at first vaccination.

(3) 인유두종바이러스 유형 또는 인유두종바이러스 감염 병력에 무관한 상태에서의 서바릭스의 유효성

연구 2: 인유두종바이러스에 연관된 질병부담추계에 대한 백신의 영향을 평가하기 위하여 백신 유형 또는 그에 속하지 않는 다른 인유두종바이러스 유형으로 인한 유효성과 질병 분포를 함께 평가하였다. TVC naïve군(발암 유발성 인유두종바이러스에 과거감염은 포함되어 있으나 현성 감염은 존재하지 않는 경우)에 속하는 여성들에서는 병변에 존재하는 인유두종바이러스 유형에 관계없이 전암성 병변의 발생률을 감소시키는 것으로 나타났으며 TVC-naive군과 non-naïve TVC군을 함께 평가한 경우의 결과는 표 12-7에 제시되어 있다.

표 12-7. Efficacy of cervarix in prevention of CIN or AIS irrespective of any HPV type in felmales 15 through 25 years of age, regardless of current or prior infection with vaccine or non-vaccine types (study 2)

	Cervarix		Control		% Efficacy (96.1% CI)[a]
	N	No. of cases	N	No. of cases[a]	
CIN1/2/3 or AIS					
Prophylactic efficacy[b]	5449	106	5436	211	50.1 (35.9, 61.4)
Irrespective of HPV DNA at baseline[c]	8667	451	8682	577	21.7 (10.7, 31.4)
CIN2/3 or AIS					
Prophylactic efficacy[b]	5449	33	5436	110	70.2 (54.7, 80.9)
Irrespective of HPV DNA at baseline[c]	8667	224	8682	322	30.4 (16.4, 42.1)
CIN3 or AIS					
Prophylactic efficacyb	5449	3	5436	23	87.0 (54.9, 97.7)
Irrespective of HPV DNA at baselinec	8667	77	8682	116	33.4 (9.1, 51.5)

CI = confidence Interval.
[a] The 96.1% confidence interval reflected in this final analysis results from stastical adjustment for the previously conducted interm analysis.
[b] TVC naïve: includes all vaccinated subjects (who received at least one dose of vaccine) who had normal cytology, were HPV DNA negative for 14 oncogenic HPV types, and seronegative for HPV-16 and HPV-18 at baseline (N). Case counting started on day 1 after the first dose.
[c] TVC: includes all vaccinated subjects (who received at least one dose of vaccine) irrespective of HPV DNA status and serostatus at baseline (N). Case counting started on day 1 after the first dose.

서바릭스를 1회 이상 투여 받고 연구시작시점에서 PCR, 혈청검사 결과에 무관한 여성들이 포함된 TVC군에서 외과적 수술[자궁경부 환상 투열 절제술(LEEP), 레이저 시술]의 빈도를 조사하였을 때 백신 투여로 인하여 24.7% (96.1% CI: 7.4, 38.9) 감소시키는 효과를 거두었고 TVC naive군에서는 68.8% (96.1% CI: 50.0, 81.2) 감소시키는 효과를 보였다.

백신 유형에 속하지 않는 인유두종바이러스 유형에 연관된 질병 감소 효과를 측정하기 위하여 인유두종바이러스 16, 18형을 제외한 12가지의 발암성 인유두종바이러스에 연관된 증례의 분석을 시행하였다. 이 분석에서 연구시작시점에서 해당 인유두종바이러스에 대하여 PCR 음성이고

3회 접종을 모두 마친 여성들에서 12가지의 발암성 인유두종바이러스에 연관된 질병 감소 효과는 자궁경부 상피내 종양2/3와 선상피 내암에 대하여 각각 54.0% (96.1% CI: 34.0, 68.4)와 37.4% (96.1% CI: 7.4, 58.2)인 것으로 나타났다.

다중 변수를 고려한 사후 분석에서 백신 유형에 속하지 않는 이외의 12가지 발암 유발성 인유두종바이러스 유형으로 인한 질병 감소 효과를 분석하였다. 이 분석에는 ATP-E군 즉, 연구시작시점과 연구 6개월 시점(백신 3회 접종 완료시점)에서 해당 발암성 인유두종바이러스에 대한 현성 감염이 없는 상태(PCR 음성, 혈청검사 결과 무관)이며 3회의 백신 접종을 모두 완료한 연구 대상군과 TVC-naive군을 대상으로 시행하였는데 인유두종바이러스 31형에 연관된 자궁경부 상피내 종양2/3, 선상피 내암에 대한 유효성은 각각 92.0% (99.7% CI: 49.0, 99.8)과 100% (99.7% CI: 62.3, 100)인 것으로 나타났다. 이 중 인유두종바이러스 16, 18형이 검출된 병변을 제거한 상태에서의 각 군의 인유두종바이러스 31형에 대한 유효성은 89.4% (99.7% CI: 29.0, 99.7)과 100% (99.7% CI: 36.3, 100)인 것으로 나타났다.

(4) 서바릭스의 면역원성

백신의 질병 예방 효과를 보증하는 최소한의 인유두종바이러스 특이항체의 농도에 대해서는 아직 확립되지 않았다. 인유두종바이러스 16, 18에 대한 면역반응은 유형 특이성을 지닌 GlaxoSmithKline사에 의하여 독자적으로 개발된 ELISA와 peudovirion-based neutralization assay (PBNA) 검사법을 이용하여 측정하였다. 연구 대상군의 일부를 대상으로 한 시험에서 ELISA 검사법은 PBNA 검사법으로 인한 결과와 연관성을 보였고 각 검사법에 대한 단위는 각 인유두종바이러스 유형 별로 특이성을 가지고 있으므로 각 검사법별, 인유두종바이러스 유형별로 직접적인 비교는 적절하지 않다.

면역 반응의 지속 기간: 서바릭스의 접종 일정을 모두 완료한 상태에서 면역 반응의 지속 기간에 대해서는 아직 확립되지 않았다. 연구 1과 연구 1의 연장 연구에서 인유두종바이러스 16, 18형에 대한 면역 반응은 첫 번째 접종 이후 76개월의 기간 동안 15~25세의 여성에서 조사하였다. 백신에 의하여 유도된 Geometric Mean Titers (GMTs)는 7개월 시점에서 정점에 이르고 이후 18개월 시점에서 76개월 시점까지 안정기로 유지되는 양상을 보였다. 연구기간 동안 모든 시점에서 인유두종바이러스 16, 18형에 대한 >98% (≥8 EL.U./mL, 검출의 최소 한계점)의 항체 양성률을 보였다.

연구 2에서는 ELISA, PBNA 검사법을 통한 항체가(GMT)를 측정하여 표 12-8에 기록하였다. 면역원성 분석을 위한 ATP군에는 연구 전 기간 동안 인유두종바이러스 16, 18형에 대한 현성 감염을 갖게 된 경우는 제외하였고 적어도 한 가지 유형 이상의 면역원성 데이터가 수집된 경우는 모두 포함되었다. 연구시작시점에서 특이항체 음성이었던 여성들의 99.5%가 연구 7개월 시점에서 항체 양 전환되는 결과를 보였다.

표 12-8. Summary of anti-HPV geometric mean titers (GMTs) for HPV-16 and HPV-18 at month 7 for initially seronegative females 15 through 25 years of age (According to protocol cohort for immunogenecity[a]) (Study 2)

Antibody assay	N	Cervarix, GMT (95% CI)	N	Cervarix, GMT (95% CI)
ELISA[b] (EL.U./mL)				
Anti-HPV-16	865	9206.5 (8609.4, 9845.1)	740	4.4 (4.2, 4.6)
Anti-HPV-18	930	4741.3 (4452.2, 5049.1)	772	3.8 (3.6, 3.9)
PBNA[c] (ED_{50})				
Anti-HPV-16	46	27364.8 (19780.1, 137857.9)	44	20.0 (20.0, 20.0)
Anti-HPV-18	46	9052 (6851.8, 11960.5)	44	20.0 (20.0, 20.0)

[a] subjects who received 3 doses of vaccine for whom assay results were available for at least one post-vaccination antibody measurement (N). subjects who acquired either HPV-16 or HPV-18 infection during the study were excluded.
[b] Enzyme linked immunosorbent assay (assay cut-off 8 EL.U/mL for anti-HPV-16 antibody and 7 EL.U/mL for anti-HPV-18 antibody).
[c] Pseudovirion-based neutralization assay (assay cut-off 40 ED50 for both anti-HPV-16 antibody and anti-HPV-18 antibody).

(5) 9~14세 여성에서 15~25세 연령으로의 가교 연구

9~14세 여성에서 서바릭스의 면역원성은 1,275명을 대상으로 한 3개의 임상 시험에서 평가되었으며 이 중에서 HPV013은 1,035명의 백신군과 1,032명의 활성 위약군(A형 간염백신)을 대상으로 면역원성을 평가하기 위한 이중 맹검, 무작위 대조 임상시험으로 수행되었다. 연구시작시점에서 항체음성이었던 여성들은 백신 접종 이후 모두 항체양성으로 바뀌었다. 이에 대한 HPV 16, 18형 특이 항체의 GMT값은 표 12-9에 정리되어 있다.

표 12-9. Geometric Mean Titers (GMTs) at month 7 and 18 for initially seronegative females 10 through 14 years of age (According to Protocol Cohort for Immunogenecity[a])

Age group	Anti-HPV-16 antibodies GMT EL.U./mL (95% CI)			Anti-HPV-18 antibodies GMT EL.U./mL (95% CI)		
	N	Month 7	Month 18	N	Month 7	Month 18
10-14 years of age	556-619	19882.0 (18626.7, 21221.9)	3888.8 (3605.0, 4195.0)	562-628	8262.0 (7725.0, 8836.2)	1539.4 (1418.8, 1670.3)

[a] Subjects who received 3 doses of vaccine for whom assay results were available for at least one-post vaccination antibody measurement (N).

연구 4 (HPV 012)는 서바릭스를 투여받은 10~14세 소녀들의 면역원성을 15~25세의 여성에서의 결과와 비교하는 0세에서 14세의 소녀들의 면역원성과 15세에서 25세의 여성의 결과를 비교하는 연구 설계를 채택하였다. 표 14~10에 정리된 결과를 보면 10~14세 소녀들의 연구 시작 7개월 시점(3회 백신 접종 완료 후 1개월 시점)에서의 면역원성이 15~25세 여성에서 관찰된 면역원성과 비교하였을 때 비열등하다는 가설을 만족시키는 것으로 확인할 수 있다

표 12-10. Geometric Mean Titers (GMTs) and seropositivity rates at Month 7 for initially seronegative females 10 through 14 years of age compared to 15 through 25 years of age (According to protocol for immunogenicity[a]) (Study 4)

Age group	10~14 years of age			15~25 years of age		
	N	GMT[b] EL.U./mL (95% CI)	Seopositivity Rate (%)[c]	N	Month 7	Month 18
Anti-HPV-16	143	17272.5 (15117.9, 19734.1)	100	118	7438.9 (6324.6, 87449.6)	100
Anti-HPV-18	141	6863.8 (5976.3, 7883.0)	100	116	3070.1 (2600.0, 3625.4)	100

[a] Subjects who received 3 doses of vaccine for whom assay results were available for at least one-post vaccination antibody measurement (N).
[b] Non-inferiority based on the upper limit of the 2-sided 95% CI for the GMT ratio (15~25 year olds/10~14 year olds) was 〈 2.
[c] Non-inferiority based on the upper limit of the 2-sided 95% CI for the difference between the seropositivity rates for 10~14 year olds and 15~25 year olds was 〈 10%.

연구 5에서는 서바릭스를 투여받은 9~14세 소녀들(n=68)과 15~25세 여성들(n=114)의 면역원성을 비교하는 사후 분석을 시행하였는데 연구시작시점에서 항체 음성이었던 1~14세 소녀들은 15~25세 여성들과 비교하여 연구 시작 7개월 시점에서 인유두종바이러스 16, 18형에 대한 면역 반응이 비열등성을 지닌 것으로 증명되었다[GMT 비율(9~14세/15~25세의 면역원성)에 대한 양측검정의 95%CI의 최저한도는 〉0.5이었다]. 인유두종바이러스 16, 18형 특이항체에 대한 연구 7개월 시점에서의 GMT값은 10~14세 소녀에서 각각 22261.3EL.U./mL, 7398.8EL.U./mL이었고 15~25세 여성에서 각각 10322.0EL.U./mL과 4261.5EL.U./mL였다. 이러한 면역가교연구의 결과를 근거로 10~14세 소녀들에 대한 서바릭스의 유효성을 추론하였다.

2 자궁경부암의 이차 예방

암 조기검진은 질병 예방의 2단계인 이차적 예방에 해당되며 무증상 여성을 대상으로 선별 검사를 통해 발현 전 단계에서 조기 발견하여 치료하는 것에 속하는데 일차예방보다는 하위 전략이지만, 세포병리학, 진단검사의학의 발달과 함께 효과와 중요성이 커지고 있다.

자궁경부 세포검사는 1941년 자궁경부암의 조기 진단 방법으로 제안된 이후 자궁경부암의 표준적인 선별검사로서 전 세계적으로 널리 사용되고 있다. 미국에서는 자궁경부 세포검사를 매년 시행하면서 엄격한 추적 관리를 동시에 시행하여, 자궁경부암의 발생빈도를 80% 정도로 현저하게 감소시켰다[5]. 우리나라에서도 1950년대에 자궁경부 세포검사를 통한 검진이 도입되었고 1988년부터 매년 시행하는 건강검진의 한 부분으로서 NHIC (National health Insurance Corporation)에서 권유되었다. 1999년 의료보호계층을 대상으로 한 국가 암 조기 검진 사업(National Cancer Screening Program)을 시행한 이래 2002년 하위 20% 소득층까지 포함되었고 2005년 하위 50% 소득층까지 확대되었다. 이로 인한 2010년 기준 수검률은 전체 약 124,000명 중 28.5%에 그치고 있어 영미의 80%에 이르는 수검률보다 현저히 낮은 상태에 머무르는 양상을 보이고 있다[6]. 국민건강영양조사에 따르면 우리 나라의 전체적인 수검률은 1998년의 22.4%, 2001년의 39.8%, 2005년의 41.5%로 점진적인 증가 추세에 있다[7].

자궁경부암 선별검사가 국가 암 검진 체계에 포함되어 운영되고 있기는 하나 몇 가지 문제점 또한 노출되어 있다. 이는 여전히 존재하는 사회경제적 요인에 따른 수검률의 차이와 검진 후 관리 체계의 미비, 자비검진과 국가검진과의 역할 설정의 모호성 등을 꼽을 수 있다[8]. 자궁경부암 선별검사의 수검률을 낮추는 요인으로는 직업이 없는 여성, 본인의 건강을 나쁘다고 인식하는 여성을 들 수 있으며 반대로 기혼여성, 유방 X선 촬영을 정기적으로 시행하는 여성, 규칙적인 운동을 하는 여성, B형 바이러스성 간염 예방을 접종을 받은 여성에서 높게 나타난다고 보고된 바 있다[9].

우리 나라의 보건복지부는 국가 암 검진 사업의 일부로 자궁경부암 조기검진의 가이드라인을 2001년 발표하였다. 이의 기본적인 원칙은 주된 선별검사는 산부인과 의사 또는 검진기관의 의사가 시행하는 Pap test로 정하였고 30세 이상의 모든 여성을 대상으로 2년 간격으로 시행하도록 하였다. 이 가이드라인은 2001년 대한산부인과학회에서 발표한 자궁경부암 조기검진 권고안과 뚜렷한 차이를 보이고 있다. 특히 선별 검사의 대상을 20세 이상 성관계를 경험한 모든 여성에서 1년의 주기로 권고하고 있으며 인유두종바이러스 검사, 자궁경부촬영술, Liquid-based cytology, 컴퓨터 시스템에 대한 고려 사항에 대한 차이점을 보이고 있다[10](표 12-11).

표 12-11. National cervical cancer screening guideline in Korea[10]

	National Cervical Cancer	Cervical Cancer Screening Recommendations of Korean Society of Obstetrics and Gynecology†
Test or procedure	Pap smear	Pap smear
Frequency	Every 2 years	Every 1 year The interval is able to changed by gynecologists according to diagnosis, treatment and requirement of follow-up
Target population	30 years or more	All women after first intercourse 20 yrs or more (excluding virgins)
Medical staff	Conducted by gynecologists or representative physicians of the clinic Reported by pathologists	Conducted by gynecologists Reported by pathologists based on Bethesda system
	When collecting specimen, use a brush, not a cotton stick	Re-evaluate the role of HPV test, cervicography, liquid-based cytology, PC-based system when clinical and economic evidences are accumulated

* Estabilished in 2001 by The Ministry of Health & Walfare, † Established in 2001 by Korean Society of Obstetrics and Gynecology

선별검사로서의 유용성 이외에도 자궁경부암 세포검사는 이미 잘 알려진 몇 가지 문제점을 가지고 있다. 검사의 민감도가 임상적으로 유의미한 전암성 병변과 암을 선별하는데 상대적으로 낮은 민감도를 가지고 있으며 이는 비교적 잦은 빈도의 반복적인 선별검사가 요구되는 원인으로 꼽히고 있다. 이 외에도 시료를 수집하고 결과를 해석하는데 필요한 하부 구조를 구축하고 이에 대한 지속적인 정도 관리가 요구된다는 점도 어려운 점으로 들 수 있겠다. 이러한 낮은 민감도에서 비롯된 문제를 해결하기 위한 인유두종바이러스 검사법이 제안되었고 많은 연구를 통하여 인유두종바이러스 검사의 높은 민감도가 증명된 바 있다. 최근 인도의 시골 지역에서 수행된 한 무작위 연구에서 선별검사로 인유두종바이러스 검사와 자궁경부 세포검사를 각각 시행한 경우 인유두종바이러스 검사가 자궁경부암으로 인한 질병사망률을 감소시키는 데 더 효과적이었다는 결과로 입증된 바 있다[11].

현재까지 자궁경부암 선별검사로서의 인유두종바이러스 검사에 대한 임상적 전략은 불분명한 상태라고 할 수 있으며 이는 인유두종바이러스 검사의 선별검사로서의 한계점은 질병을 조기 발견하기 위한 양성 예측도가 너무 낮다는 데 근거한다. 즉, 인유두종바이러스 검사 양성으로 확인된 여성의 대다수가 실제 질병을 가지고 있지 않다라는 사실로 설명할 수 있다. 지속적인 고위험군 인유두종바이러스 감염 상태는 자궁경부암의 필요조건으로 볼 수 있다. 대부분의 인유두종바이러스 감염은 일시적 감염이므로 질병으로 발전하지 않고 자연 소실되는 경우가 많다. Chen 등은 최근에 반복적 인유두종바이러스 검사의 유용성에 대하여 보고한 바 있다. 연구자들은 타이완 지역의 여성 약 10,000명을 대상으로 16년 이상의 기간 동안 추적 관찰하였다[12]. 이 연구에서는 2년 간격의 인유두종바이러스 검사를 시행하고 2회 이상 연속적으로 양성을 보인 경우를 지속감염으로 정의하였는데 지속감염 상태는 1회의 인유두종바이러스 양성 소견을 보인 일시적 감염과 비교하였을 때 자궁경부암의 위험도를 210배 증가시킨다는 결과를 얻었다. 이 연구 결과는 대단위 연구집단을 대상으로 장기간의 추적 관찰을 시행하고 국가 암 등록 데이터베이스와 연동하여 그 신뢰도를 높였다는 데서 주목할 만하다. 이 연구에서 2년 간격의 인유두종바이러스 검사를 선별검사로 시행하는 것은 지속감염 상태, 자궁경부 상피내 종양, 자궁경부암의 고위험군에 속하는 여성을 알아낼 수 있다는 근거를 제시하였다. 또한 인유두종바이러스 검사 음성 소견을 보인 여성들은 저위험군으로 분류할 수 있으며 자궁경부 세포검사의 검사 주기를 연장시킬 수 있었다는 근거 역시 함께 제시하였다.

III. 결론

자궁경부암은 우리 나라에서 아직까지 악성종양으로 인한 사망의 한 원인으로 꼽히고 있으나 조기 검진 프로그램이 성공적으로 수행된 나라들에서는 75%의 질병 부담이 감소된 효과를 거두기도 한 예방이 가능한 질병이다. 우리 나라에서 시판 중인 인유두종바이러스 백신은 자궁경부암의 예방에 효과적인 것으로 증명되어 있으나 전액 자기 부담에 따른 비용 문제, 인유두종바이러스 백신에 대한 접종 대상 여성의 지식 수준과 이해도, 국가접종프로그램의 미실시와 같은 요인들로 인하여 백신의 접종률은 증가 추세임에도 아직 낮은 수준에 머물러 있다. 그러므로 현 상황에서 요구되는 것은 성인 여성을 대상으로 하는 조기검진프로그램의 확대와 완성도 있는 수행 즉, 정도관리, 사후 대책이 우선적으로 필요하며 청소년기, 초기 성인기 여성을 대상으로 한 인유두종바이러스 백신의 접종 확대가 시급히 필요하다고 사료된다. 이를 위한 공공 자금 확보와 정책 결정을 위한 정부 기관, 전문가 그룹, 이해 당사자들 간의 의사 소통과 협조가 선행되어야 할 것이다. 이러한 틀에서 우리 나라에서도 자궁경부암으로 인한 질병 부담을 소멸시킬 것으로 기대할 수 있다.

☞ 참고 문헌

1. Joo, W.D., et al., Prevalence of Human Papillomavirus Infection in Korean Women : Risks of Abnormal Pap Smear and Cervical Neoplasia. Korean J Gynecol Oncol Colposc, 2004. 15(4): p. 309-316.
2. Kim, B.G., et al., Recommendation guideline of Korean Society of Gynecologic Oncology and Colposcopy for quadrivalent human papillomavirus vaccine. Korean J Gynecol Oncol, 2007. 18(4): p. 259-283.
3. http://www.fda.gov/downloads/BiologicsBloodVaccines/Vaccines/ApprovedProducts/UCM111263.pdf; Accessed in Oct 2011.
4. http://www.fda.gov/downloads/BiologicsBloodVaccines/Vaccines/ApprovedProducts/UCM186981.pdf; Accessed in Oct 2011.
5. Ault, K.A., Cervical cancer prevention: better tests, better tools, and more equi표 12-outcomes. J Natl Cancer Inst, 2011. 103(18): p. 1352-3.
6. http://www.index.go.kr/egams/stts/jsp/potal/stts/PO_STTS_IdxMain.jsp?idx_cd=1440; Accessed in Oct 2011.
7. Kim, Y.T., Current status of cervical cancer and HPV infection in Korea. J Gynecol Oncol, 2009. 20(1): p. 1-7.
8. Cho, B. and C.M. Lee, Current situation of national health screening systems in Korea. J Korean Med Assoc AID - 10.5124/jkma.2011.54.7.666 [doi], 2011. 54(7): p. 666-669.
9. Shin, H.C., Social and behavioral predictors of cervical cancer screening practices among korean women. J Korean Acad Fam Med, 2001. 22(12): p. 1823-1837.
10. http://www.cancer.go.kr/ncic/cics_b/02/023/1253742_5876.html; Acessed in Oct 2011.
11. Sankaranarayanan, R., et al., HPV screening for cervical cancer in rural India. N Engl J Med, 2009. 360(14): p. 1385-94.
12. Chen, H.C., et al., Persistence of Type-Specific Human Papillomavirus Infection and Increased Long-term Risk of Cervical Cancer. J Natl Cancer Inst, 2011. 103(18): p. 1387-1396.

NCCN chart

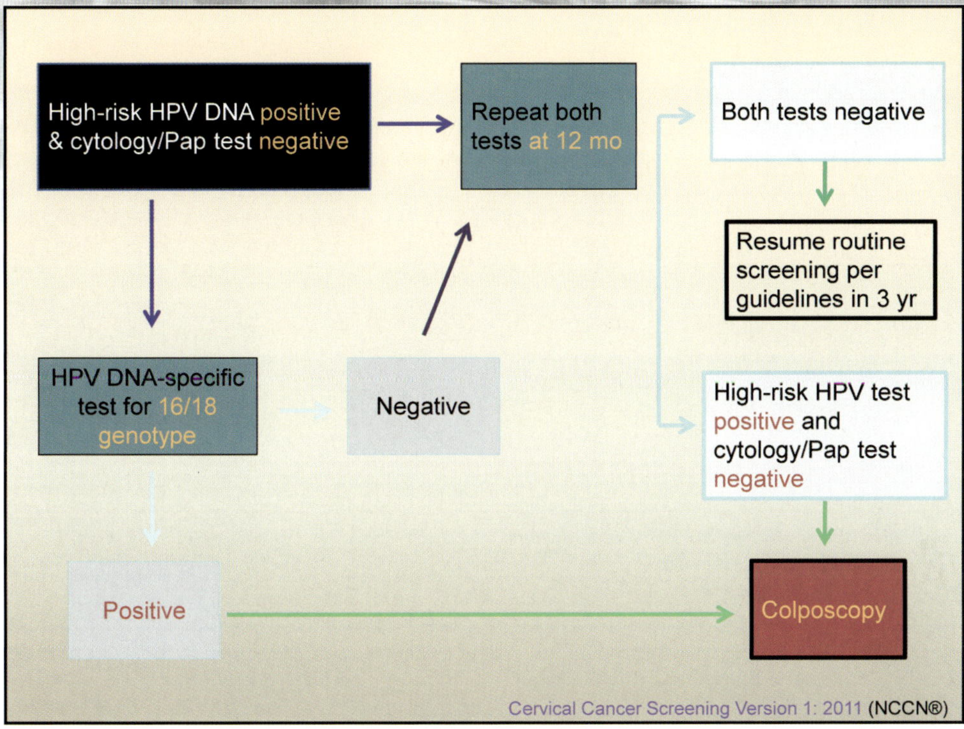
High-risk HPV DNA positive & cytology/Pap test negative
Repeat both tests at 12 mo
Both tests negative
Resume routine screening per guidelines in 3 yr
HPV DNA-specific test for 16/18 genotype
Negative
High-risk HPV test positive and cytology/Pap test negative
Positive
Colposcopy
Cervical Cancer Screening Version 1: 2011 (NCCN®)

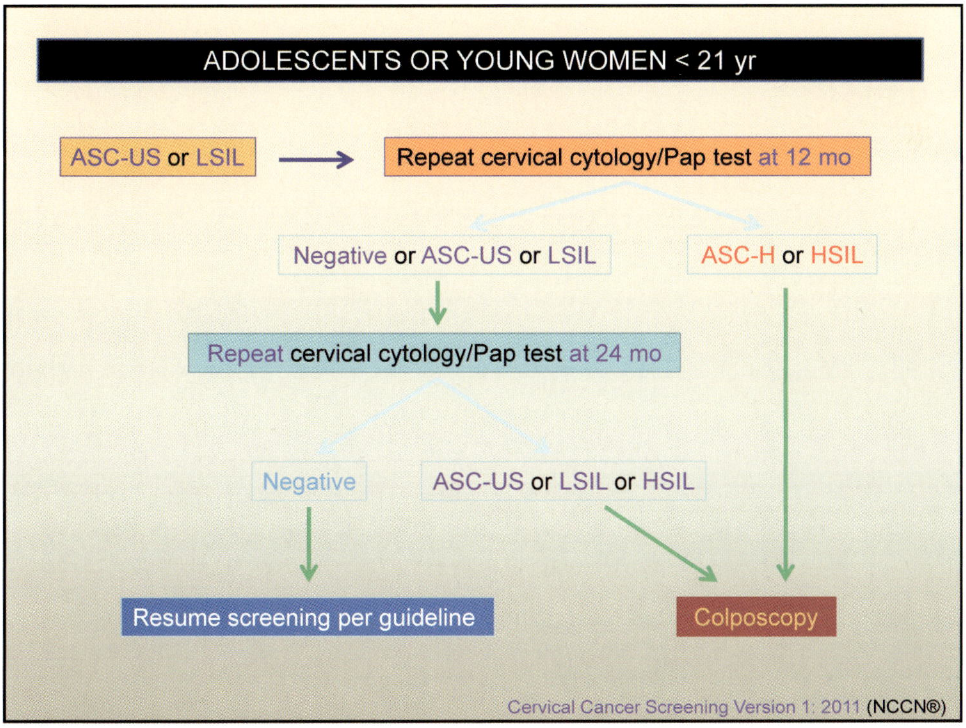
ADOLESCENTS OR YOUNG WOMEN < 21 yr
ASC-US or LSIL
Repeat cervical cytology/Pap test at 12 mo
Negative or ASC-US or LSIL
ASC-H or HSIL
Repeat cervical cytology/Pap test at 24 mo
Negative
ASC-US or LSIL or HSIL
Resume screening per guideline
Colposcopy
Cervical Cancer Screening Version 1: 2011 (NCCN®)

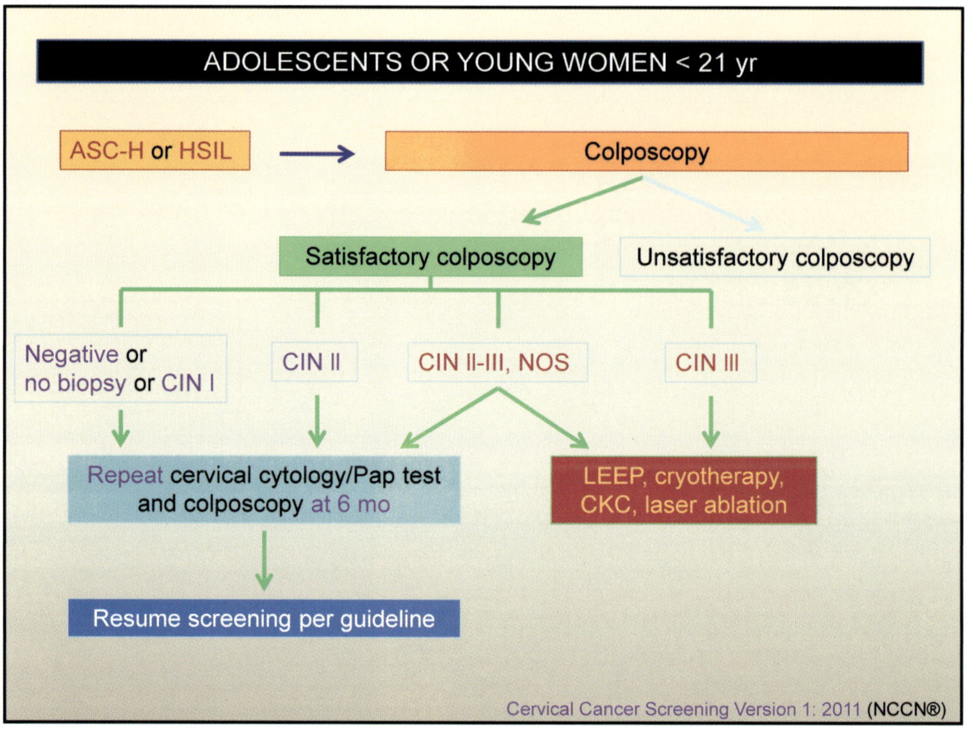
ADOLESCENTS OR YOUNG WOMEN < 21 yr
ASC-H or HSIL
Colposcopy
Satisfactory colposcopy
Unsatisfactory colposcopy
Negative or no biopsy or CIN I
CIN II
CIN II-III, NOS
CIN III
Repeat cervical cytology/Pap test and colposcopy at 6 mo
LEEP, cryotherapy, CKC, laser ablation
Resume screening per guideline
Cervical Cancer Screening Version 1: 2011 (NCCN®)

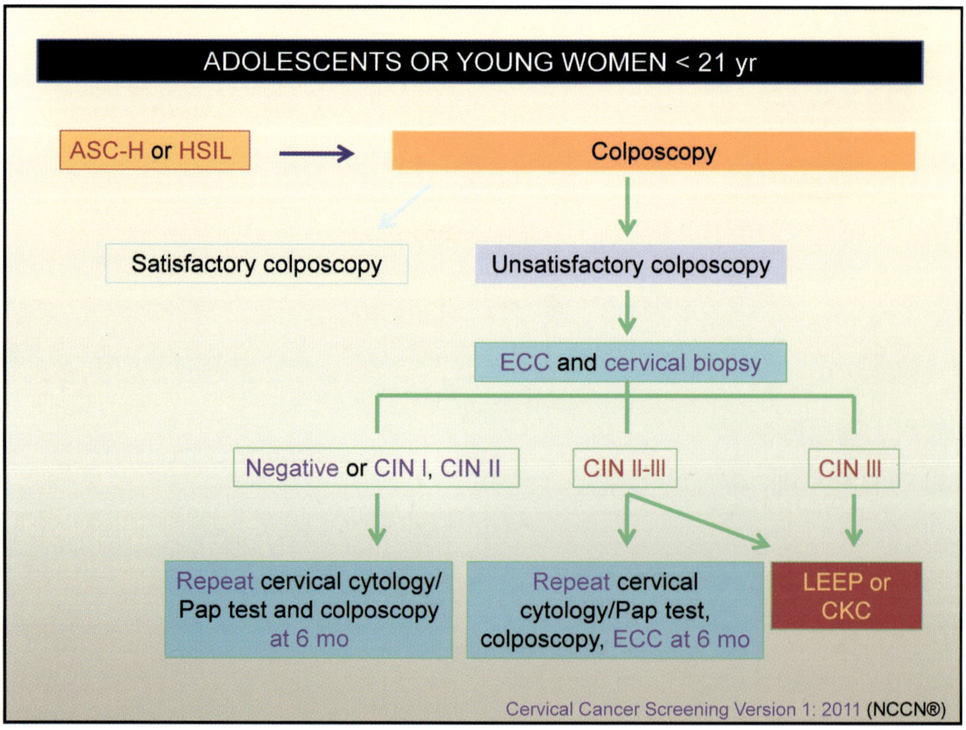
ADOLESCENTS OR YOUNG WOMEN < 21 yr
ASC-H or HSIL
Colposcopy
Satisfactory colposcopy
Unsatisfactory colposcopy
ECC and cervical biopsy
Negative or CIN I, CIN II
CIN II-III
CIN III
Repeat cervical cytology/Pap test and colposcopy at 6 mo
Repeat cervical cytology/Pap test, colposcopy, ECC at 6 mo
LEEP or CKC
Cervical Cancer Screening Version 1: 2011 (NCCN®)

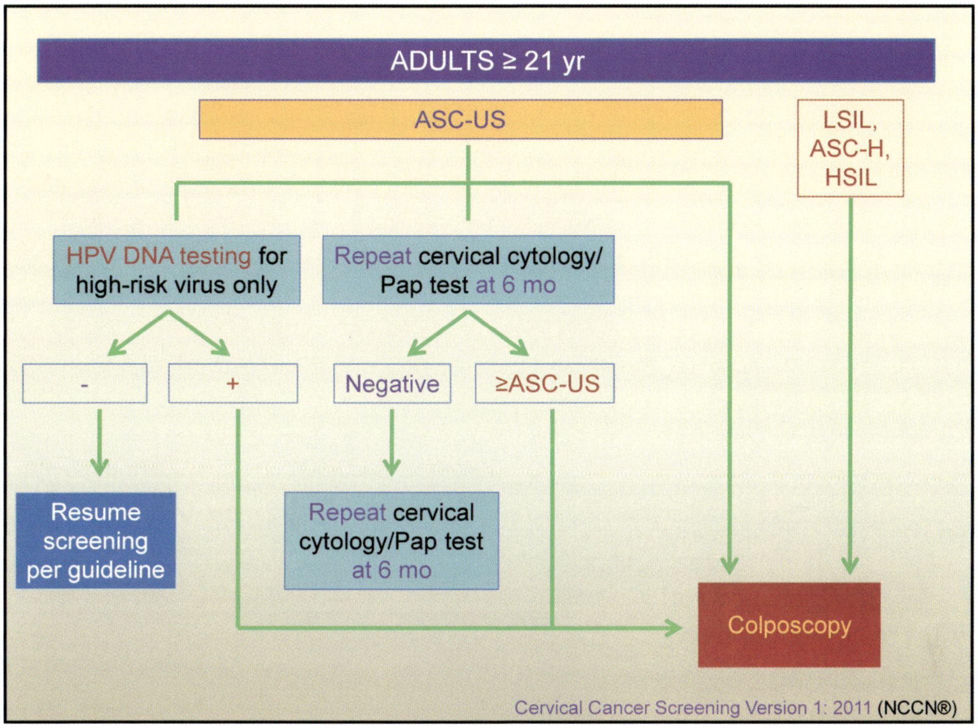
ADULTS ≥ 21 yr
ASC-US
LSIL, ASC-H, HSIL
HPV DNA testing for high-risk virus only
Repeat cervical cytology/ Pap test at 6 mo
-
+
Negative
≥ASC-US
Resume screening per guideline
Repeat cervical cytology/Pap test at 6 mo
Colposcopy
Cervical Cancer Screening Version 1: 2011 (NCCN®)

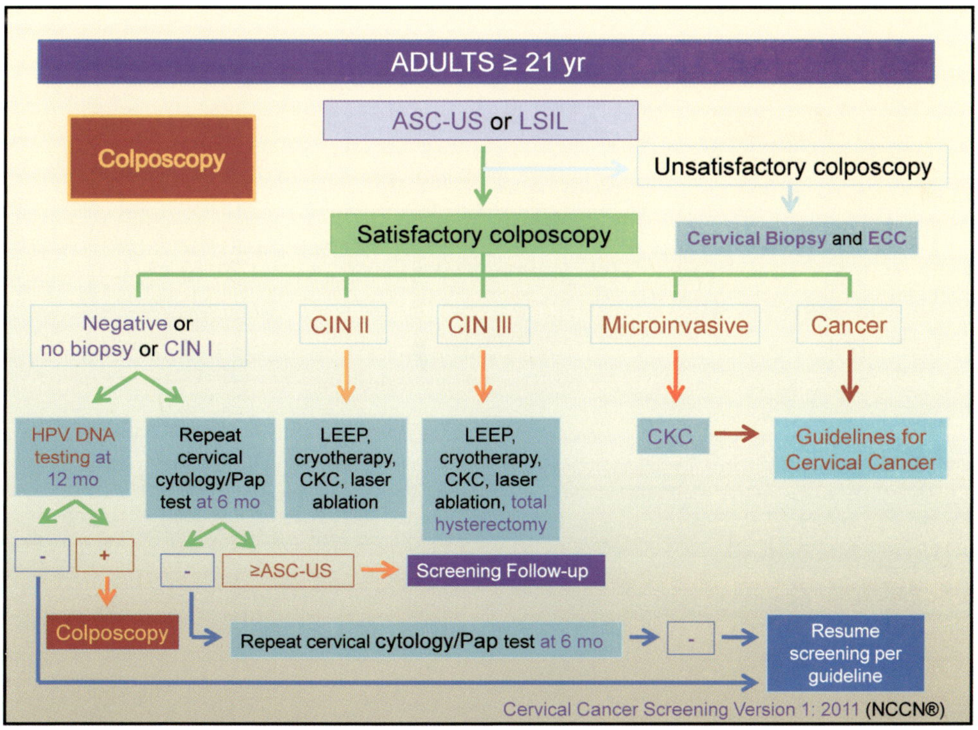
ADULTS ≥ 21 yr
Colposcopy
ASC-US or LSIL
Unsatisfactory colposcopy
Satisfactory colposcopy
Cervical Biopsy and ECC
Negative or no biopsy or CIN I
CIN II
CIN III
Microinvasive
Cancer
HPV DNA testing at 12 mo
Repeat cervical cytology/Pap test at 6 mo
LEEP, cryotherapy, CKC, laser ablation
LEEP, cryotherapy, CKC, laser ablation, total hysterectomy
CKC
Guidelines for Cervical Cancer
-
+
-
≥ASC-US
Screening Follow-up
Colposcopy
Repeat cervical cytology/Pap test at 6 mo
-
Resume screening per guideline
Cervical Cancer Screening Version 1: 2011 (NCCN®)

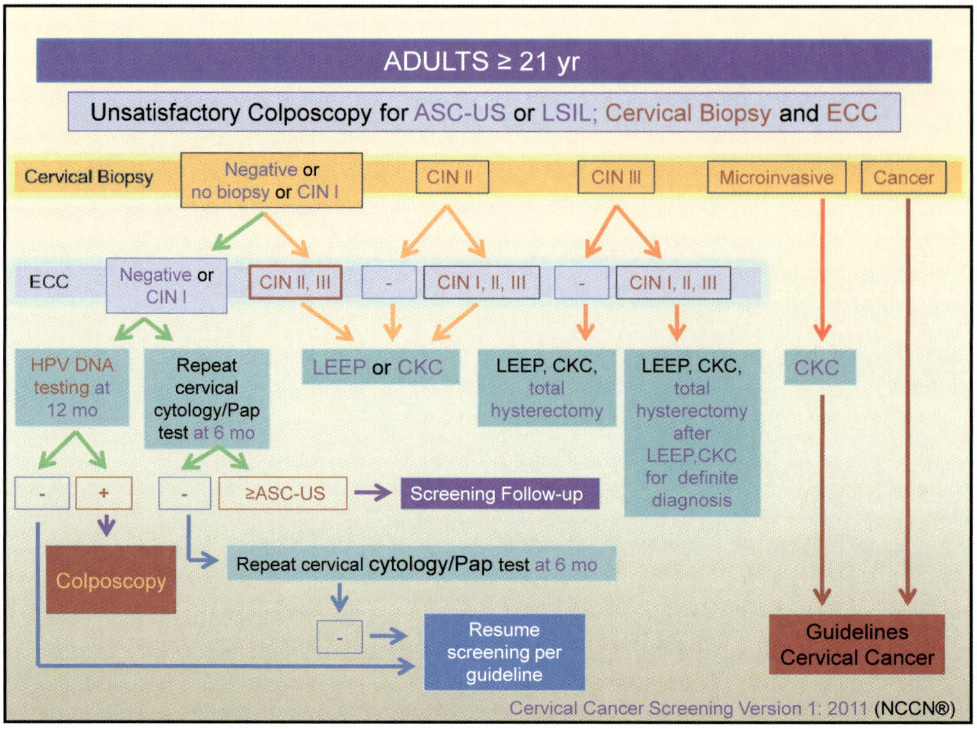
ADULTS ≥ 21 yr
Unsatisfactory Colposcopy for ASC-US or LSIL; Cervical Biopsy and ECC
Cervical Biopsy
Negative or no biopsy or CIN I
CIN II
CIN III
Microinvasive
Cancer
ECC
Negative or CIN I
CIN II, III
-
CIN I, II, III
-
CIN I, II, III
HPV DNA testing at 12 mo
Repeat cervical cytology/Pap test at 6 mo
LEEP or CKC
LEEP, CKC, total hysterectomy
LEEP, CKC, total hysterectomy after LEEP,CKC for definite diagnosis
CKC
-
+
-
≥ASC-US
Screening Follow-up
Colposcopy
Repeat cervical cytology/Pap test at 6 mo
-
Resume screening per guideline
Guidelines Cervical Cancer
Cervical Cancer Screening Version 1: 2011 (NCCN®)

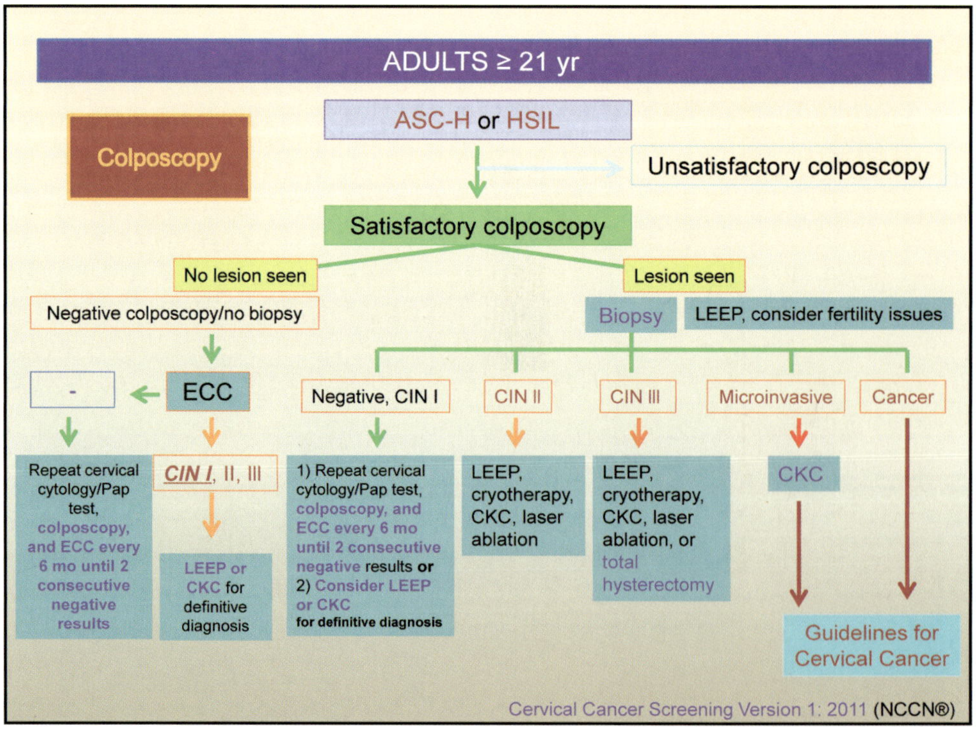
ADULTS ≥ 21 yr
Colposcopy
ASC-H or HSIL
Unsatisfactory colposcopy
Satisfactory colposcopy
No lesion seen
Lesion seen
Negative colposcopy/no biopsy
Biopsy
LEEP, consider fertility issues
-
ECC
Negative, CIN I
CIN II
CIN III
Microinvasive
Cancer
Repeat cervical cytology/Pap test, colposcopy, and ECC every 6 mo until 2 consecutive negative results
CIN I, II, III
LEEP or CKC for definitive diagnosis
1) Repeat cervical cytology/Pap test, colposcopy, and ECC every 6 mo until 2 consecutive negative results or 2) Consider LEEP or CKC for definitive diagnosis
LEEP, cryotherapy, CKC, laser ablation
LEEP, cryotherapy, CKC, laser ablation, or total hysterectomy
CKC
Guidelines for Cervical Cancer
Cervical Cancer Screening Version 1: 2011 (NCCN®)

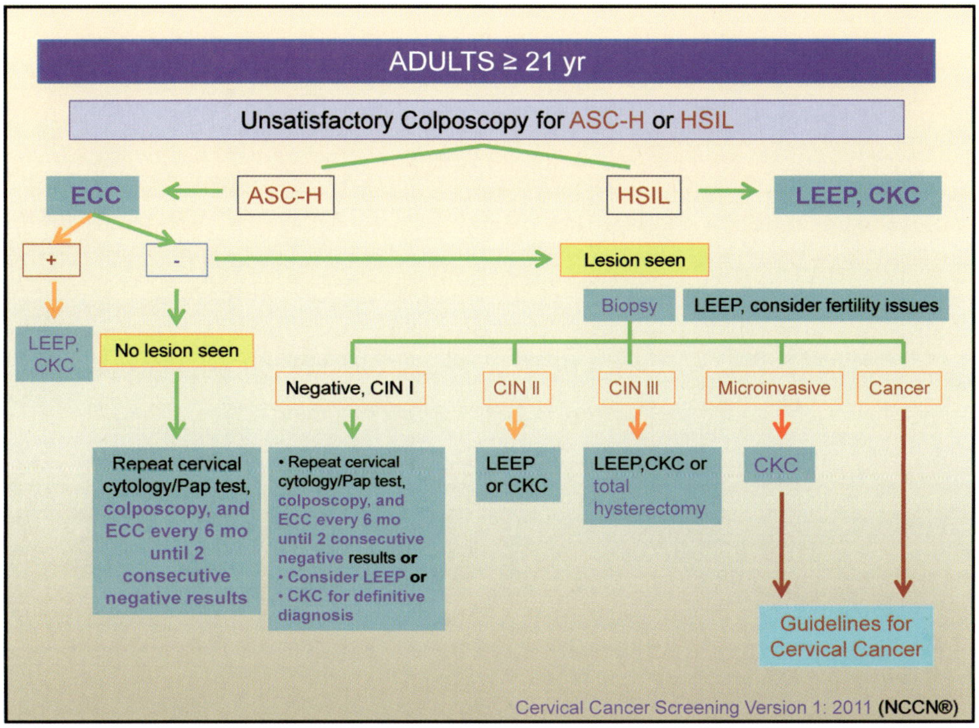
ADULTS ≥ 21 yr
Unsatisfactory Colposcopy for ASC-H or HSIL
ECC
ASC-H
HSIL
LEEP, CKC
+
-
Lesion seen
Biopsy
LEEP, consider fertility issues
LEEP, CKC
No lesion seen
Negative, CIN I
CIN II
CIN III
Microinvasive
Cancer
Repeat cervical cytology/Pap test, colposcopy, and ECC every 6 mo until 2 consecutive negative results
• Repeat cervical cytology/Pap test, colposcopy, and ECC every 6 mo until 2 consecutive negative results or
• Consider LEEP or
• CKC for definitive diagnosis
LEEP or CKC
LEEP,CKC or total hysterectomy
CKC
Guidelines for Cervical Cancer
Cervical Cancer Screening Version 1: 2011 (NCCN®)

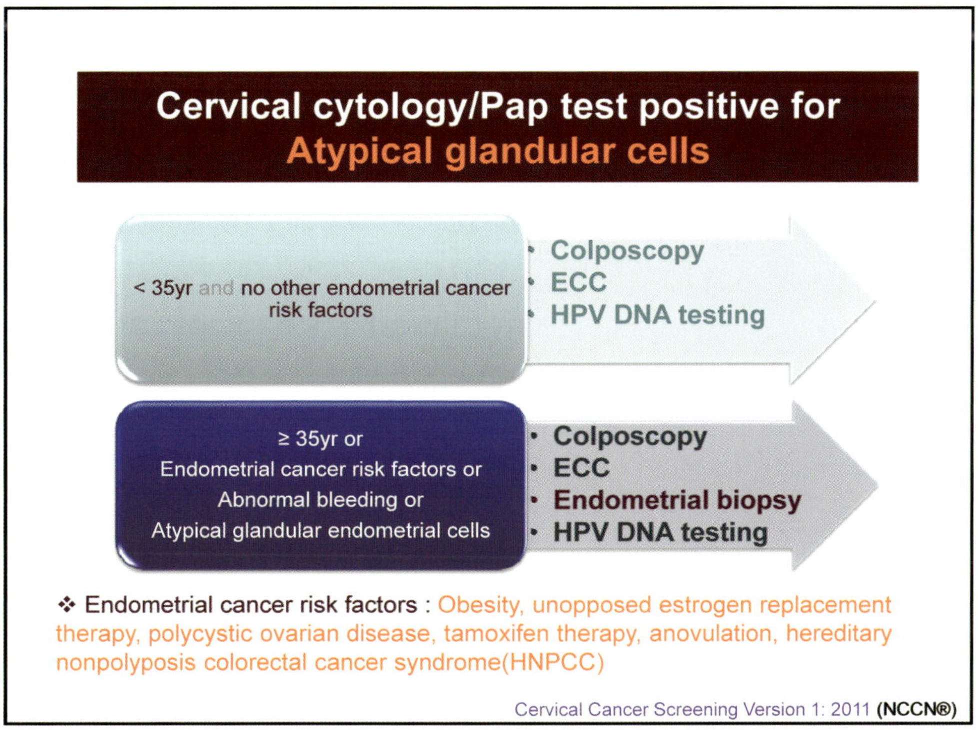
Cervical cytology/Pap test positive for
Atypical glandular cells
< 35yr and no other endometrial cancer risk factors
• Colposcopy
• ECC
• HPV DNA testing
≥ 35yr or
Endometrial cancer risk factors or
Abnormal bleeding or
Atypical glandular endometrial cells
• Colposcopy
• ECC
• Endometrial biopsy
• HPV DNA testing
❖ Endometrial cancer risk factors : Obesity, unopposed estrogen replacement therapy, polycystic ovarian disease, tamoxifen therapy, anovulation, hereditary nonpolyposis colorectal cancer syndrome(HNPCC)
Cervical Cancer Screening Version 1: 2011 (NCCN®)

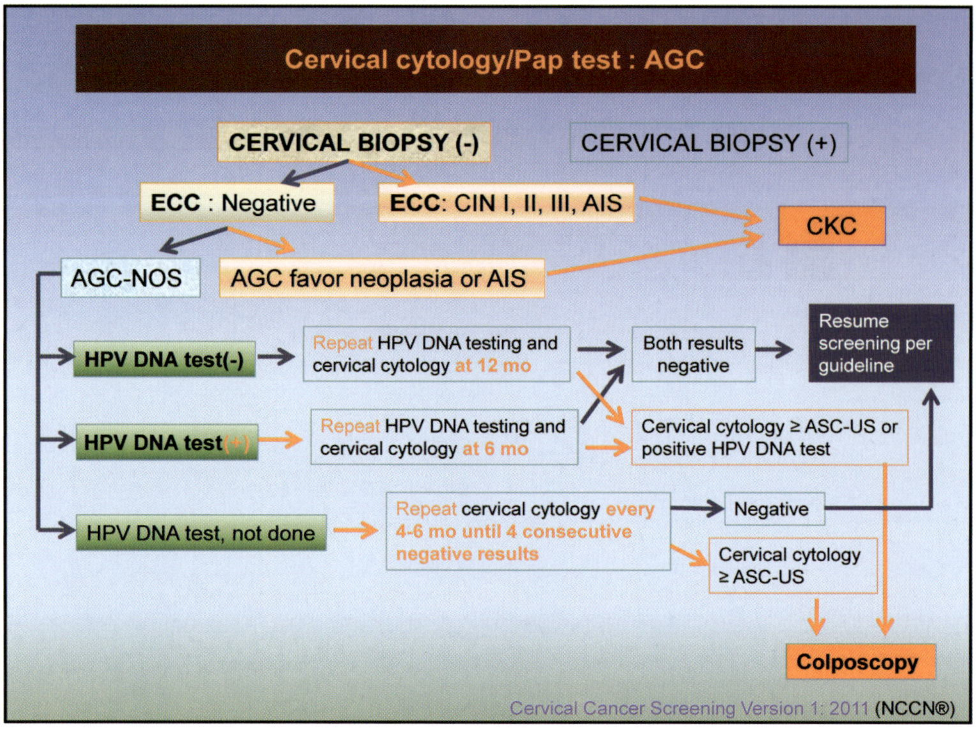
Cervical cytology/Pap test : AGC
CERVICAL BIOPSY (-)
CERVICAL BIOPSY (+)
ECC : Negative
ECC: CIN I, II, III, AIS
CKC
AGC-NOS
AGC favor neoplasia or AIS
HPV DNA test(-)
Repeat HPV DNA testing and cervical cytology at 12 mo
Both results negative
Resume screening per guideline
HPV DNA test(+)
Repeat HPV DNA testing and cervical cytology at 6 mo
Cervical cytology ≥ ASC-US or positive HPV DNA test
HPV DNA test, not done
Repeat cervical cytology every 4-6 mo until 4 consecutive negative results
Negative
Cervical cytology ≥ ASC-US
Colposcopy
Cervical Cancer Screening Version 1: 2011 (NCCN®)

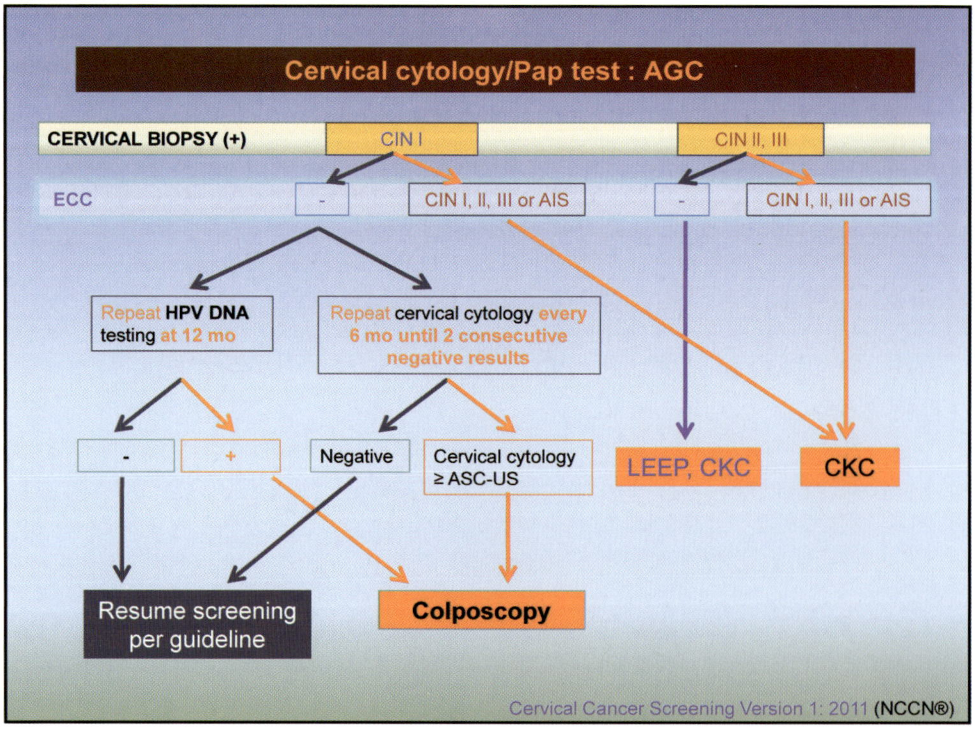
Cervical cytology/Pap test : AGC
CERVICAL BIOPSY (+)
CIN I
CIN II, III
ECC
-
CIN I, II, III or AIS
-
CIN I, II, III or AIS
Repeat HPV DNA testing at 12 mo
Repeat cervical cytology every 6 mo until 2 consecutive negative results
-
+
Negative
Cervical cytology ≥ ASC-US
LEEP, CKC
CKC
Resume screening per guideline
Colposcopy
Cervical Cancer Screening Version 1: 2011 (NCCN®)

색 인

국 문

ㅅ

ㅇ

ㅈ

ㅊ

영 문

F

G

H

I

J

L

M

O

P

R

S

T

U

V

W

자궁경부암

2012년 2월 22일 인 쇄
2012년 2월 27일 발 행

정가 30,000원

저 자 : 이규완
발행자 : 최병진

편집 : 전상희
표지 : 서상석
제작 : 이창용

발행처 : 도서출판 **고 려 의 학**
(136-821) 서울 성북구 성북동1가 115-24 보문빌딩 3층
Tel. 765-0333, 0337 Fax. 743-2288
등록번호 : 제 1-519호 1978. 6. 29.

ISBN 978-89-7043-879-5
